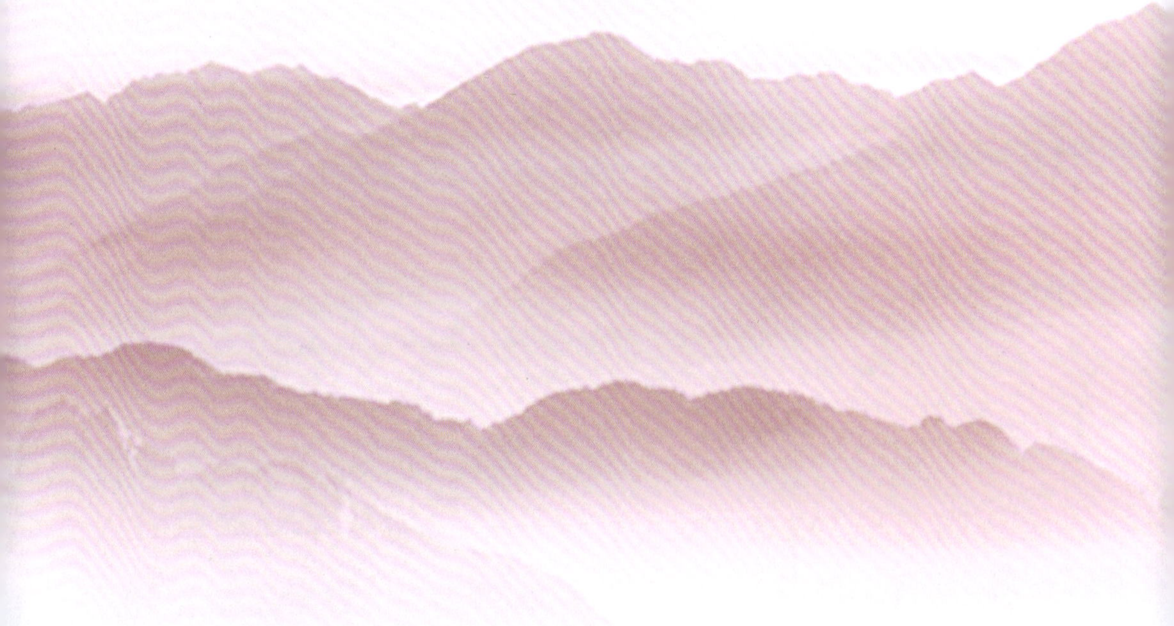

针人寻真

——一个『学院派』针灸医生的三十年临证感悟

●姜楠 著

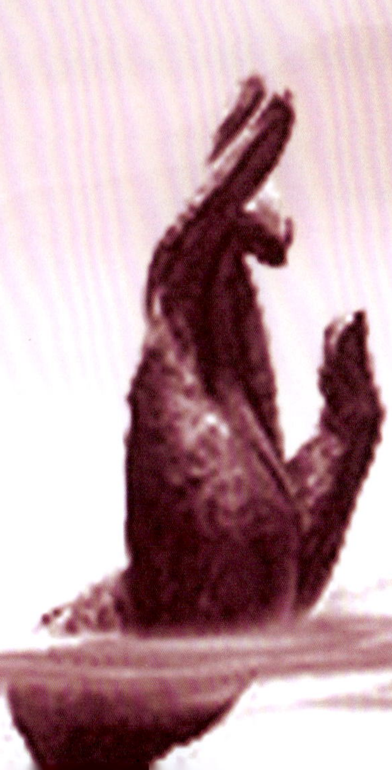

學苑出版社

图书在版编目（CIP）数据

针人寻真：一个“学院派”针灸医生的三十年临证感悟／姜楠著 .— 北京：学苑出版社，2024.1（2025.6 重印）
ISBN 978-7-5077-6885-5

Ⅰ.①针… Ⅱ.①姜… Ⅲ.①针灸疗法-中医临床-经验-中国-现代 Ⅳ.①R246

中国国家版本馆 CIP 数据核字（2024）第 038902 号

出 版 人：洪文雄
责任编辑：付国英
出版发行：学苑出版社
社　　址：北京市丰台区南方庄 2 号院 1 号楼
邮政编码：100079
网　　址：www.book001.com
电子邮箱：xueyuanpress@163.com
联系电话：010-67601101（营销部）　010-67603091（总编室）
印 刷 厂：廊坊市都印印刷有限公司
开本尺寸：787 mm × 1092 mm　1/16
印　　张：24.5
字　　数：349 千字
版　　次：2024 年 1 月第 1 版
印　　次：2025 年 6 月第 2 次印刷
定　　价：108.00 元

沈　序

“医不三世，不服其药”，《曲礼》以此谨物齐也，可知业医之良工必以师道之传承有序，谙熟经论而熏习德艺，沉淀菁华而传习教研。参天达地，验于人事，融通今古，与时俱进。

初以所学，精勤临证，治病救人，利济苍生；行医既久，理法精纯，学验俱丰，妙手回春。

勤恳精进，用心尽力，因材教人，广其学术。并言传而身教，使受者学有所成，各各利益一方；年意驰去，厚积薄发，升华凝练，吐露芬芳。遂立言而度人，令来者比肩而上，悟入杏林堂奥！

姜楠与吾初识京华，几经理证事验，知其乃医之大者也，契结同门。

其于以上三层，履践甚深，其学术渊源，传承明家，众脉汇集一身，带教传播，海内外硕果累累，今博而返约，梳理而成《针人寻真》。

将付梓，聚而听取成书之来龙去脉，实为所动，赞叹不已，真乃医道之宝筏，入门之津梁。虽书不尽言，其于医道之诊疗秘意，穿插理法验案，大有开眼点睛之妙。

如其论阴阳之变，一炁周流，四太之病，六经脉诊之至简，听针之妙，中医师的修养和师承，大量术语乃首度见闻，叹未曾有，读者必自具智慧之眼，各得所喜！

故乐为之序！

沈志刚

壬寅年癸卯月

王 序

中医药文化是中国传统优秀文化的重要组成部分，中医学是中国传统科学中沿用至今的富有中国文化特色的医学，在不断适应社会发展需求的同时，代有推陈出新，逐步发展壮大，历经数千年而不衰，老一辈与新一代之间的赓续传递是其生命力所在，“传承”是其不灭的灵魂所在。中医学具有系统完整的理论体系、独特丰富的诊疗方技、显著易见的临床疗效。其历经磨难，却在新千年更焕发出蓬勃生机。看到中医学术薪火相传、后继有人，是每一代中医人颇感欣慰的事。

医学的根本在于对生命的敬畏、对临床的热忱、对诊疗的审慎、对病机的求真。吾与姜楠相识于1994年中医药大学的神经内科课堂，在与其相识相交的数十年中，见证了她懵懂的医学入门之始，求学拜师的波折坎坷，但她矢志不悔，投身于临床而乐此不疲。观其习医之路，虽有不为人知的艰辛，亦有经年积累的成就。

《黄帝内经》作为四部经典之首，是中医人必读之典籍，古往今来对其解读、体悟之著作汗牛充栋，各有所得。《内经》中“察色按脉，先别阴阳；无问其症，以平为期”的经言，为中医学者耳熟能详。今见姜楠对此十六字深入思考、颇有领悟，为之欣喜，更喜其能以自身近三十年之经验与体悟，为中医学子展示出求学、向真、归正之历程。其将阴阳五行融入于临床诊断与治疗之中，且结合亲身实践，后学之人若能深刻领会，可少走弯路、避免蹉跎，亦是中医学习之益事。

姜楠其人慧于心、勤于思、敏于行、故常有所得，感慨之余欣然提笔而为之序。

中国针灸学会理事

北京针灸学会副秘书长

腹针专业委员会副主任委员

北京市王丽平名医工作站指导老师

王丽平

壬寅年乙巳月

自序：致敬经典　致谢吾师　致意未来

——我的中医蹉跎、归正之路

我与中医的缘分，要追溯至我的初中时代。那是1985年，我正上初中二年级，在订阅的《作文通讯》上看到一篇习作，是一位同龄人写的有关中医药的内容，但却是“坏消息”。作者文中说读到一篇新闻报道，讲的是日本一位著名的汉医，生前对弟子们说过一句话：“十年后要让中国人到日本来向我们学习汉医（中医）。”文章就此展开论述，大意是要抢救和继承我们曾经辉煌的文化遗产，很励志、很热血……但对于当时一心以“科学家”作为人生目标的我而言，这篇作文的内容挺“古董”的，我甚至以调侃的语气跟担任语文课代表的好友说：“我将来去学中医吧……”她笑着接话：“那我将来第一个采访的对象就是你（她的理想是做一名新闻记者）。”

这本是玩笑，却不想一语成谶，我最终走上了中医之路。其中的坎坷、曲折真是一言难尽……

自那次对话之后，我继续着早已设定的理科生的学习生活，按部就班地完成数、理、化、语、英等课业，课余时间则沉浸在武侠小说中。金庸和梁羽生的妙笔将我带入精彩跌宕的江湖恩仇。当虚构的故事不能满足我的好奇心时，我开始追寻历史中的真实江湖，不承想却一头扎进古代经典的“故纸堆”里。其中儒释道三家有关人与人、人与自己、人与自然关系的认识和论述令我着迷，似乎冥冥中有一种曾经的连接吸引着我陷入其中，尤其是对于三家最后殊途同归的“道统”，我虽对其知之甚少，却一见难舍。而基于对文理科的既有观念，能让我既接触传统，又可以“安身立命”的专业，在我看来就是中医了，所以在16岁时我就已经将中医确定为高考的志愿——虽然当时我对中医还一无所知。高考前填报志愿，我在拿到报名表的当晚即填写完毕，次日就上交了。我当时只填报了三个志愿，即北京本地的三所中医院校。在我高考那个年代，报考中医专业还是很“奇葩”的一件事，以我所在的班级为例，同班共有8位学生被医学院校录取，中医只我一人，以至大家对我的选择感觉不可思议。所以，当我看到大学同班同学有39人之多，其中还有9位北京同窗时，还曾追着几人问过人家为啥报考中医。

怀着无限憧憬，我踏进了北京中医学院（现北京中医药大学，后简称“北中医”）的校门。20世纪90年代初期的北中医校园里还弥漫着对传统的追寻之风，学生们自发组织的学术团体满足了我这样的中医小白对中医的好奇与新鲜感，很多老师和学长还在追忆诸如任应秋老等前辈以及一些传奇人物的往事。记得大二放寒假前，我跟随19位学长一起到西郊的中央党校拜访一位老师。在他逼仄的筒子楼宿舍里，我们听他讲述他与中医的故事，当他讲到他与一位老中医谈论对中医院校的教育观感时，一句“中医学院丢掉了中医的魂”的判语赢得了我们20个学生数分钟的掌声……但，我们仍旧要按照教学计划完成5年的本科学业，去获取毕业证书和学位证书。

我不是一个勤奋的学生，很多时候随性地吸取着自己感兴趣的内容，不过学业倒还没有掉队，5年中最用功的要算是经络学科的学习，因为我是经络学课代表。这并不是一份美差，在名目繁多的专业课程中，要求我们背诵经典原文的其实并不多，但经络学是其中分量最重的课程之一。每次上课的第一曲目，就是谷世喆老师点名三两个同学背诵上一次课学习的《灵枢·经脉第十》原条文，但凡有未能完成的，我是必然的替补……以至于，经络学成为我打起精神严阵以待的课程，那些冗长的、仅三两字差异的经脉循行和病证原文，我虽未至倒背如流的地步，但也能脱口而出。正所谓世上没有白吃的苦，当年因为“被逼”背诵，使各经脉循行的线路、分支等等内容深刻在我的脑子里，至今成为一种良好的专业储备。

大四之后的临床课程乏善可陈，与之后的实习、工作一样都是机械地按照时钟进行日常的规定动作，一如当今所有的“打工人”。无论是门诊，还是病房，交班、接诊、查体、开单、治疗……流水线式的工作模式和一眼可以望到头的职业生涯，并没有满足我自16岁起就对中医怀有的“幻想”和憧憬。我在16岁决定要学习中医时，中医成为我毕生的志愿，但是当我26岁、做了2年针灸医生之后，我突然不知道我能做什么了。我该如何去治疗我的病人？我能如何去帮助我的病人？苦无良策。我每天机械地照着课本上的处方给病人针刺，病人可能有改善，可能无好转。他好了，我不知道他为什么好的；他不好，我不知道他的问题在哪里。我知道我们一定有什么地方做错了，但是我不知道哪里错了。

在做了4年扎针匠之后，针灸专业科班出身的我对所学、所用仍心存迷茫，所以在1999年我报考了中西医结合专业的研究生，继续我的专业学习。我想要追寻能让我信服的东西；而且我要去西医院，我要去看看现在主流的西医生都在做什么，他们是怎样做的。

1999年3月，在我已经收到录取通知书、等着金秋时节转换轨道去读研时，我遇到了我的针灸启蒙老师杨震心老先生。他为我扯下了遮在眼睛上的蒙眼布，捅破了我心中对针灸认识的窗户纸。那年杨老师已经75岁，他自15岁做学徒起一直与针和艾为伴，对针灸与治病救人的热爱已至痴迷；在他体力、精力都不再能承担日常的诊治工作后，他想把自己数十年的经验和心得毫无保留地留给后辈。所以他在古稀之年倾尽所有积蓄自费出版了不掺杂一滴水分的《调控针灸学》一书，并再次进京，来到曾经工作过15年的北京市西城区卫生局赠书。我所在单位隶属西城区卫生局，所以，在我无所事事、等着开学的空档期，主任让我读杨老师的书。这是第一本让我看得泪流满面的专业书，仅仅看完了序言，我就冲上六楼找主任："我要见作者!"自此，开启了我的针灸启蒙之路。我见到杨老师，油然地想亲近他，像小尾巴一样跟着他在诊室里看他给病人针刺、艾灸，问不完的问题、解不完的困惑。甚至，在杨老师离京前的两周，我每天下班就去他的住所，在他那里吃物质与精神的小灶，切身体验针灸的奇妙。当时，北京的中医院因为各种原因，做艾灸的很少，但是杨老师只一句话就让我信服了艾灸的力量。他说："针灸二字，去掉灸就至少少一半功效啦。"尤其是亲身体验之后。杨老师的经验穴之一是内风门穴，位于风门穴内侧、脊柱正中线旁开0.8寸处，治疗内外证均效果显著且安全，治疗时针加灸疗效最佳。杨老师连续三天为我针灸内风门穴，第一天我只感觉局部有温热感，第二天两条前臂也热起来，第三天的感觉简直奇妙，就像有一大块烧红的铁板立在背后炙烤，整个肩背腰脊都是热热的。当晚9点多从杨老师住处出来，我甚至可以清楚地看清远处高楼住户家的窗格——要知道，我已有十余年的近视和"夜盲"史，我眼中的世界一直具有"朦胧的美"……

我曾跟着杨老师去他的图书责任编辑周秀春老师家中出诊，并颠覆了我对针灸的认知。周老师因为常年洗发（及腰长发）后即就寝，以致有周身痛楚不舒的症状，多年求医未能解决问题。杨老师三两次针灸即让她痛楚大减，这也是她鼎力帮助杨老师出书的缘由之一。周老师的先生是一位计算机工程师，无丝毫医学知识和实践基础。杨老师在离京前指导他为周老师针灸，以便可以继续缓解周老师的痛苦。当时针刺了风府、天柱、项夹脊等穴位，且所用针长

40 mm，但杨老师袖手不动、只是动口，全凭工程师自己下针。我惊在一旁，问杨老师：“针灸人人可以做吗?”杨老师回答我：“是的，人人可以，自己做自己的针灸医生。”自此，我信服了杨老师。是啊，针灸中的医患其实就像是一组神经反射弧，医生是传出神经和效应器，病人是传入神经和感受器，两者之间多少会有信息传递的迟滞和偏差，如果二者合一，那不是会有更精准的治疗反应吗?

那段时间，我处在一种近乎癫狂的状态中，每天完成日常工作后就埋头阅读各色书籍，手不释卷，常常学到凌晨两三点甚至通宵，第二天又亢奋地去上班。如此维持了大半年时间，养成了夜读的习惯。到 2000 年，在从业 5 年后的迷茫和挣扎中，我似乎看到一点亮光，意识到要重读经典，尤其对针灸人而言要重读《灵枢》。中医基本理论之一的“经络学说”中至少有两大部分被如我这样的从业者忽略了：经筋和皮部。但可惜，当时我正处于暂别针灸、在北京两家西医院镀金、为自己贴标签的虚荣期，所以灵光一闪的了悟被搁置了。不过说实话，以我当时的学养修为和临床经验，虽然认识到了，可能也不知如何践行之。

我花了 6 年时间，在北京最顶尖的两所西医院里学习、实践，旁观中国的西医医生如何去处理成千上万的中国病人。经过 6 年与西医最顶尖的老师、同学的朝夕相处和实践学习，我看到了西医的优势在哪里、西医的瓶颈在哪里，我成为一名铁杆的中医。我和我的西医同学曾经多次交流，我们也讨论过医学的整体发展，思考未来全人类的健康安宁。就如同一座山，中医是从东坡爬山，西医是从西坡爬山，目标都是到达顶峰，但是各有各的短板和困难，可能都无法独立登顶，最后需要两队携手、协作攀登。

2005 年，我结束了研究生学业，回归中医队伍，开始摸索之前对针灸的感悟。但此后的几年里，我仍旧像孤身行走在冰山之底，被黑暗和冰冷包围，杨震心老师为我点起的那一点光亮并不足以照耀我的针灸前行之路。在我近20年对中医的学习、实践过程中，对针灸、经络、腧穴的认识经历了一个颇为曲折的过程，从一无所知到一知半解，对于针灸学理论的认识和运用都有不少困惑之处，却一直无解，只是暗自抱定着唯经典不能丢的想法。

直到2012年8月，因为学术理念的一致，比如对经络学说的认同和对腧穴国际标准化的不以为然，我拜在王居易教授门下，成为他的学生。拜师当日，王居易老师叮嘱我们3个学生三句话：相信古人，贴近古人，理解古人。即追本溯源、认祖归宗、重视经典之意，我将此教导奉为座右铭。中国古人把自身和天地的运行作为观察对象，以天地运行的规律为法则，运用观与证的法门，通过人天合一的路径，追求天人合一的境界，并把这个过程中观察和验证所得记录下来、集结成书，成为我们今天可得的经典。所以，“读经典”是今天的我们走近古人的正确捷径；同时，读经典与做临床亦不可分割，否则很容易陷进主观与臆想的泥潭，成为“傻读书”。经典所论，道理法方术器面面俱到，是历代先人经验和智慧的汇总，我们能结合自身在临床的所遇、所惑、所感，从一些词句入门、进而登堂进奥有所得，已然不负今生对中医的选择；我们也只有在临床实践中将古人所述重新验证出来，才会变化为自己的血肉，如此再去运用，才有可能达至随心而出、自然而然、无为无不为的境界。只是，这个境界太高远，我们即便穷尽今生亦未必能达到，但知道了有这样的境界，“虽不能至，心向往之”，亦此愿足矣。

每个人的成长过程中，“前人的肩膀”至关重要。因为医学是关乎性命的学问与实践，如果一遍遍重蹈覆辙，不仅浪费了光阴，也是对病人的不负责任。所谓“假传万卷书，真传一句话”，明师的引导、指示，既避免了我们走更多的弯路，又能帮助我们攀上更高的阶梯。经过3年的跟师、侍诊、听讲、学习和自身实践，我对经络的循察、腧穴的揣定、处方的配穴等既往困惑、疑难之处有了豁然而解的体会，对针灸学有了不同以往的新认识。

王居易老师从1979年开始就在欧美给西方人讲授针灸。2008年他在德国讲课的音频由他的德国学生整理成德文出版，在德国当年的同类书籍销售中位居榜首。王居易老师深入西方的针灸学人中多年，又在中国国内做过针灸学院的院长、宣武中医院的院长，最后在中国国内最顶尖的中医杂志之一《中国针灸》的主编职位上退休。因此，他既了解西方人学习针灸的状况，又知道中国的中医教育、中医临床、中医学术发展各是什么样子，对于中外针灸的教学、临床、科研都有深入的观察和研究。2014年11月24日，这是我会记一辈子的日子，在这一天我的针灸老师王居易教授对我们几个学生说了一句话。经过这么多年深入其中的观察和实践之后，他跟我们说："现在是我们中国人引领针灸学术的最后一次机会，如果不努力抓住，我们就要到欧洲去学针灸了。"

如果2014年4月，我没有遇到我现在的老师沈志刚先生，之后又幸运地经由沈老师与王力平先生结缘的话，王居易老师所言真的可能成为我在专业追求上的现实。我自己就是一个活生生的例子，我是中国现行中医高等教育、中医临床实践的一个产品，我前20年的中医学习和实践遵循的是院校教育模式，即所谓的"学院派"，但感觉自己迷失了方向、丢失了道路。我走了弯路，不知道真正的中医是什么样子的。近8年来，终于以自己前20年中西医学习所得的眼光和思考，回归于中医传统的路途。

中医西传以针灸为先锋，在法国已经完成了针灸的本土化。比如，法国针灸界有一个拉威尔学派，由一位名叫拉威尔的老先生创立，已经有80多年历史。拉威尔先生已经过世，现在他的两位学生在主持他的诊所和学校，其中一位已经80多岁，另一位也已年逾古稀。2016年，我有幸在中国昆明结识了他们。他们到中国来教中国医生中国古针灸。据介绍，这位拉威尔先生在7岁时就开始学习甲骨文。他用甲骨文来解读《黄帝内经》，这一点包括我在内的很多中国医生都做不到。但是，我相信拉威尔先生用甲骨文读《黄帝内经》，不是像我们中国人那样去读字义“阴是什么，阳是什么，阴阳为道”，而是把甲骨文的字当作图画在看。他的两个学生给我们讲解了甲骨文的“鬼”字、“人”字，他们就是以图画来解读的。两位老先生给我们二十几个中国针灸医生上了5天课。如果这件事是发生在2014年之前的话，我有可能就追随着两位老先生到法国去学习针灸了。因为五行的概念已经融在他们的血液里，他们诊察病人的过程和治疗疗效真的让我震惊，他们的疗效可以超过很多的中国针灸医生。五行针灸应该是根源于拉威尔学派的，将五行针灸从欧洲传回中国的诺娜女士就是拉威尔学生的学生。

第二年，也就是2017年，我再次有了与法国针灸医生同场交流的机会。这次是法国针灸学会的会长安德列斯先生，他是现存最早的一部针灸学专著《针灸甲乙经》法文版的翻译者。此书翻译耗时10年时间。2018年11月18日，由联合国教科文组织主办、法国针灸学会承办，在巴黎举行了首届“世界针灸日大会”。安德列斯先生说，他们是西医出身，他自己曾是一名西医执业医师，从业过程中看到了西医学发展的瓶颈，而他在东方医学里找到了解决问题的钥匙，所以他转而进行针灸的学习和实践。但是安德列斯先生说：“我们对你们中国的‘科学针灸’不感兴趣，这条路是我们（西医）曾经走过的，我们想向你们学习古针灸。”我非常赞同安德列斯先生的这句话，中医的根、针灸的根在中国古针灸。而古针灸的经典就是《黄帝内经》，拉威尔学派的老先生们深入了古针灸的精髓之一，即阴阳五行中的五行。

非常幸运，在遇到拉威尔先生的学生和安德列斯先生之前，我遇到了王力平老师、沈志刚老师，我终于知道在我初入中医大门时，一个阳光明媚的早晨在我脑海里映现的“阴平阳秘”四个字到底是什么含义、什么意味了——在我走了20年的弯路、错路之后，我终于找到了正确的路，尤其重要的是明确了今后自身的学术发展方向和发展目标，有一种拨云见日、破茧重生的蜕变。我也希望指给大家看这条路在哪里、有怎样的风景。

经络学说一直是我的兴趣点所在，所以有相关学术活动我都会设法参加。2014年4月的最后一个周末，中华中医药学会举办了一场“国际经络论坛”。26日下午的第一位讲者是沈志刚老师。他追随道家全真教龙门派传人王力平老师学习多年，以常人难及的勤奋和毅力，花费28年时间把王力平老师出山30余年讲学的绝大部分音频资料整理成文字并出版，一直致力于道门五术中之医术向道统的归正和普化。会上，沈老师用20分钟讲解了一帧幻灯片，讲中医的精气神。待沈老师讲完、刚刚落座，我就迫不及待地跑到他面前，向他请教一直困扰我的有关精气神的问题，以一个理科生的思维请教沈老师如何看待对于“气”的现代研究……沈老师三言两语即解答了我的疑惑，他说：“中国古人对精气神的认识还各有好几个层次，现代的研究只是着重在某一个层次而已，还有很多需要深入的内容，祖先给我们留下了大道宝藏。”自此，一个我曾经追寻多年而不得的崭新天地在我眼前一点点展现，我追随着沈老师，之后再有幸遇见王力平老师，一步步深入那个神秘、神奇、神异的大道宝藏中。我最初的切身体验是在自己身上验证、感受到了经脉的循行、气机的运转，从而对经络、腧穴的存在以及气行神机的周流深信不疑，对于人体、对于疾病的认识渐渐从不知所以到知其然，甚至有了一些知其所以然的质变，对于医道的追求成为我矢志不渝的终身理想。现在，以经络理论和气机之变指导临床诊疗已经成为我的思维习惯，诊治的疾病谱和疗效亦已非昔日可比，16岁时的理想或许有了成真的可能……

幸甚！蹉跎近30年后，我今生未错过祖先留下的宝。只是，虽然“大道至简”，但向道之路崎岖而险阻，途中满布我们自设却不知的荆棘和陷阱，我早已做好长征途中打一场“湘江之战”的心理准备，甘愿为后来者做一架人梯。

中医是中国传统文化不可分割的一部分，它的理论和实践充分体现了中国传统大道文明的根本核心和思维方式，是“道用”中最贴近大众、贴合日常的一门技艺。而无论是道统、道体，还是道理、道法，对于我们而言，其价值在于“用”，所谓的道门五术都是道体之用的显现，其中的医术是大众可以亲近，且最切合自身需要的部分。在中医的各种技法中，针灸又是相对特殊的一个。2019年7月在新加坡我曾经请教过王力平老师：“针灸是什么？”王力平老师说：“针灸是医外医。”我想这大概已是《黄帝内经》所言的上医，甚至以上的层次和境界了吧。而近现代以来，随着西学东进，针灸学术的萎缩、针灸理论的匮乏，治疗疾病谱的遽减已是不争的事实，如何回归古针灸对于人体认知和实践的本源，回归对经络和腧穴的体证体验，并以之指导临床、发挥针灸疗疾的优势，是关乎于针灸复兴、引领针灸学术发展，乃至中医发展的根本问题，也是我辈中医人所肩负的历史使命和奋斗目标。我愿与志同道合者偕行，集众人之力为中医、针灸学术的复兴、繁荣共同努力。

“大道至简，小道至繁，邪道至玄。”简者，简单、简明、简易；繁者，繁复、繁多、繁杂；玄者，玄妙、深奥、神秘。客观事物或事件的真相只有一个，越是贴近真相的事实和理论越是简洁明了，故大道至简；但衍化繁多，在具体显现和运用上有千变万化的技法、技巧，故小道至繁；而旁门左道，因离真相越来越远，若要俘获人心，只能依靠故作神秘、令人莫名其妙而一时得逞。

作为一个医道途中的小学生，在这本小书里我并无什么高超的技法可以言表，只是将自己20余年的坎坷、教训和近8年来的所得所益说给大家听。而大家每个人的路仍要自己走出来，“长大成人”

这件事只能自己一步一步去完成。而且，我要声明：我所讲述的内容均是“零原创”，都来自于先贤经典和老师们，甚至师兄们的传授，如果有谬误，是我的理解和领会有误。之所以不揣浅陋，记述于此，一是感佩于中华祖先的深邃智慧，二是不敢偏私独藏，欲与有缘同道分享，若能对读者有所启发，吾之幸也。

有一句话说，“最好的思念是致敬”。今日，以这一本小书，致敬经典，致敬先贤，亦向在我成长途中传道、授业、解惑的各位老师们致谢，且致意未来，希望并祝愿我们能不负过往、不负后人，做好古今间承继的连接。

姜　楠

庚子年八月初八于北京

目　　录

引　言

万事开头难，诊疗疾病也如是。对疾病的准确诊断是医疗整体工作中的重中之重。作为临床医生，无论我们学过什么、有怎样的知识储备，无论我们是西医还是中医，我们的工作实际可以概括为两个字："诊"和"治"，即诊断和治疗。而中医诊疗的原则在经典里早已言简意赅地为我们指出了，这也是我目前医疗实践中遵循的准则，即"察色按脉，先别阴阳""无问其症，以平为期"16个字。由此可见，阴阳，是作为一个中医所要知晓和运用的基础认知。在这本小书中，我想跟大家聊的也是"察色按脉，先别阴阳""无问其症，以平为期"。

我不知道读者朋友对这16个字有多少记忆，或者在何时何地读到过而留下了印象。以我从1990年开始学习中医，到今天在临床已经做了27年医生的个人经历来看，我以为一部《黄帝内经》可以概括总结为上面这16个字，它讲的就是中医的诊断和治疗，包括针灸的诊断和治疗。

本书的读者，定位于中医初学者。我希望以我个人的成长经历作为一个反面示例，可以帮助大家找到正确的学习路径；但我更希望有如我这般已经在临床浸淫多年的同道可以来看一看，找到我们共同努力的方向和目标。

请允许我先问一个问题："您是如何认识针灸的？"或者"您是如何做针灸的？"

其实，扎针很容易，但要知道往哪里扎很难。像我本人的经历，要经过5年的大学专业学习，再经过1至3年的临床实习，最后经过执业医师考试、取得医师资格，才可以独立接诊病人。但是我知道在国外有些地方，可能经过短期的培训、拿起针就可以给病人扎针了，真的很容易。即便如我们在日常生活中，缝补衣物时不小心让缝衣针扎到自己也是很经常、很容易发生的事，针扎的动作与针刺其实并无太大区别。

任何医疗行为，包括针灸的实操过程可以概括为两大步骤，一个是诊断、一个是治疗，而对中医师、针灸师而言，对诊断的内涵可以概括为“察色按脉，先别阴阳”，对治疗的内涵可以概括为“无问其症，以平为期”。本书的内容分为五章，在这五个章节中有四个半我想讲讲如何诊断，只有半个章节讲述往哪里扎、如何去扎。

因为“真相只有一个”，病人疾病的病因、病机、演变，甚至转归，最终只呈现一个事实。判断这一事实的“真相是什么”才是整个医疗实践活动中最首要、最关键的，此即诊断。诊明，则治应手矣。而中医诊断的实质，就是判断病人当前的阴阳状态、察其阴阳之变所在，为治疗调其阴阳奇变之平打基础，这就是中医重视阴阳关系的原因。如此，“诊不失”，才能“治无过”。

第一章　中医之诊：察色按脉，先别阴阳

一、何为阴阳

中医诊断讲求的是四诊合参，就是联合运用四种诊断方法，以不同的感官收集同一个病人所显现出来的神色、声音、气味、主诉、形貌等的状态信息，把它们综合起来分析、辨别，去发现他的疾病的那个唯一真相。

在《黄帝内经》中，有这样一段话告诉我们什么是中医的诊断：

> 善诊者，察色按脉，先别阴阳；审清浊而知部分；视喘息、听音声而知所苦；观权衡规矩而知病所主；按尺寸、观浮沉滑涩而知病所生。以治无过，以诊则不失矣。

这是《素问·阴阳应象大论第五》里关于诊断的一段原文。首句即明示"善诊者，察色按脉，先别阴阳"，然后诊察这个病人的气色神的清浊、明暗，知道他的病是在哪一部分。这就是四诊，审、视都是看，是望诊的内容，看这个病人的气息、呼吸，看他的动作；听他的声音，包括说话的声音、呼吸的声音，无论他的病证是什么、哪里不舒服，我去权衡思考他哪里不对、哪里对、哪里不正常、哪里正常，判断他的病在哪里；最后用切脉诊察病人，从他的脉的浮沉滑涩知道他的病在哪里、是怎么来的。这么多的文字，说的就是"察色按脉，先别阴阳"这八个字的含义。这样我们再去诊断，才不会丢掉正确的信息，去治疗才不会

有错误。

我学了这么久的中医，最终所得，只是认识到中医治疗最核心的几个字就是“平衡阴阳”。

我认识到中医的核心是“阴阳”这两个字的过程，有一点戏剧性。我16岁时就已经决定了要学习中医、做一名中医医生，那是三十几年前的事。1990年我初入北京中医学院（现在的北京中医药大学）的校门，我们那一届的新生经过层层测试和筛选，有120人得以参加学校气功研究所的一个科研课题，其中60人是实验组，60人是对照组，我被分配在了实验组里。只要我们在学校，每天早上必须有40～60分钟的时间跟着老师在校园里练习站桩。练习了一年多时间后，我们已经完成《中医基础理论》课的学习。《中医基础理论》开篇就是阴阳五行。说实话，阴阳五行理论对于中国学生而言都是头大的内容，什么阴阳对立、阴阳互根、阴阳互生，我们纯粹是生硬地去背诵这些文字，并不深切地理解阴阳之间所具有的密切的关系。

那一天是我大学二年级春天的一个早上，我面朝东方对着太阳闭目站桩，当明媚的阳光照在我身上的时候，我突然感觉自己看到了蔚蓝的天空，脑子里清晰地蹦出来教材上写的四个字“阴平阳秘”。平、秘是阴阳两者之间交互的关系，一者敛藏平顺，一者固守密合，维持一种相互调和的动态平衡。一句话：阴阳不可分离，因为在《黄帝内经》原文中紧接在“阴平阳秘”之后的话就是“阴阳离决，精气乃绝”，人就死掉了。阴和阳绝对不可分开说，它们一定是手心手背、同一事物的两个面而已。所以，那天早上我突然明白：“哦，我学习了快两年时间了，原来中医说的就是这4个字。”只是，当时的我仍旧未能深刻地认识到这4个字在中医整个诊疗实践体系中举足轻重，甚至是终极意义之所在，之后依然外逐于各种令人眼花缭乱、心思散逸的表象，走过多年的弯路、蹉跎了岁月；幸运的是，我最终遇到了明师，也终于明白在那个阳光明媚的早晨，映现在我脑海中的这4个字到底蕴含着怎样穷极深邃的智慧和奥秘，从而归复于中医的正途。

因为阴阳的重要性，所以《黄帝内经》中有大量篇幅是阐释、说明阴阳的。下面是《素问·阴阳应象大论第五》里的原文，论述阴和阳的关系，阴阳在人体的功能、器质、结构上的关系，在天地自然里、在我们所处的环境中阴和阳的表现，论中的第一句话是中医人一定要记住的：阴阳者，天地之道也。

> 阴阳者，天地之道也，万物之纲纪，变化之父母，生杀之本始，神明之府也。治病必求于本。故积阳为天，积阴为地。阴静阳躁，阳生阴长，阳杀阴藏。阳化气，阴成形。……清阳为天，浊阴为地。地气上为云，天气下为雨；雨出地气，云出天气。故清阳出上窍，浊阴出下窍；清阳发腠理，浊阴走五藏，清阳实四支，浊阴归六府。

“阳化气，阴成形”，这是大家耳熟能详的话了，它讲的是人体的生理功能和解剖结构的关系。中医特有的“气”讲的是生命体中阳气的功能，人的形体划归于阴的作用和范畴。对阴阳二字的理解，应该从字的源头来解读。中文字是象形文字，它的造字其实很简单，对于初学者而言中文字就是图画，读中文字读图就可以了。比如，法国拉威尔学派的师生们以甲骨文来解读《黄帝内经》，中国的文字在他们眼里没有“意思”，只是图形——或许，正是这样，他们才接近了源头。这也打破了我以往对“文字相”的成见：我们是可以由文字入道的——不过，前提是看我们读的是什么经典、怎么读。因为所有的真相原本呈现在那里，天地原本呈现在那里，气机升降原本呈现在那里，我们的生老病死也原本呈现在那里，只是我们关闭了感知的眼睛、耳朵、肌肤……开启它们、运用它们，何需把技术搞得繁复纷杂，一眼所见即是，世界原本就在那里。如何开启和运用，因人而异，每个人有每个人的努力方式。我尊重每个人的努力，因为地球是圆的，一直向北终究也会到达南极。

言归正传。

（一）日月为易，其意为变

如果把阴和阳合成一个字，就是一个“易”字。从下图“易”字的演变过程看（见图1），太阳和月亮加在一起就成为“易”字。

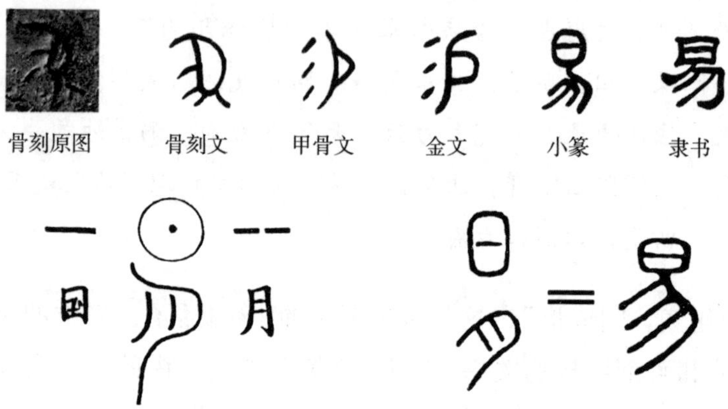

图1 “易”字演变过程

我一直很惊讶、也很莫名其妙，不知道中国古人是如何获得天地之间的智慧的。但是，他们就告诉我们了：在我们生存的这个天地之间，最大的阳和阴就是太阳和月亮。“日月为易，其意为变”，太阳、月亮合在一起，就是这个“易”字，它的意思是“变化”“变易”。日月的变化是如何展示出来的？就是一天中的白昼与黑夜、一年里的春夏与秋冬，进一步引申出阴阳的含义，即是自然界的阴晴圆缺，昨日风雨今朝霁；也是我们人类的劳作生息，日间劳作夜晚眠，还包括我们的悲欢离合，前岁悲秋今开颜……这些都是阴阳，都是自然和社会的“变”。

如果说中医整体的理论核心是一个圆的话，以法国的安德列斯先生、拉威尔先生以及他的学生们为代表的西学中医人拿到了前面半个圆中的一些东西，这半个圆的内容写在书本里、写在经典中，是展现在我们眼前的日月星辰，是我们看得到、感知得到的；除此之外，还有后面半个圆，那是我们看不到的，但是一直存在于我们的身体里、存在于天地之间，是在我们不知不觉中操控着、调整着、决定着我们的生命进程的东西，它控制着我们和天地、和自然之间的关系，甚至涵括着人和人之间、整体世界运转的秘密。我们中国人把它称为“道”，或许西方人可以把它叫作“上帝之手”。这才是中华文明最大的秘密所在，前半个圆、后半个圆合起来才是我们完整的自己。它不是一个二维平面的圆，它贯穿着时间、空间，它不是静止的，它一直在运动着、变化着，它是世界运转的核心。

我一直认为中华文明最核心的内容就集中在古贤为我们留下的太极图上。我们都知道“阴平阳秘”，那么除了圆心之外，在太极图的圆平面里哪一个点上的阴阳是平衡的、对称的、相等的？没有一个点。任何一个点上，要么是阳多、要么是阴多，没有一个地方是阴阳相等的，除了圆心。可是，当这个圆运转起来的时候，它哪里又是不平衡的？它每一个地方都是平衡的，处在一种动态的平衡中，处处不衡处处衡。所以，这个世界的秘密是什么？就是这个“道”，一阴一阳之谓道，日月为易，其意为变，连天上的太阳、月亮都时时刻刻在变动、变化，维持着一种动态平衡。这就是道、这就是易，这就是中医最核心的机密，也是我们中华文明最智慧的地方。仅此一点，我真的以自己是中国人为豪，这是我们的祖先献给全人类最大的智慧、最大的贡献。

图 2 中的装置叫“日晷”，是中国古人标记时间的计时工具，更是中国古人把日月在时间、空间中的运行轨迹和规律转画成一张太极图的设备。太阳照射在日晷上，阳光从日晷的缺口处落下，随着四季变化形成长短不一的日影变化，通过测量日影在不同时刻的长短变动来计时，

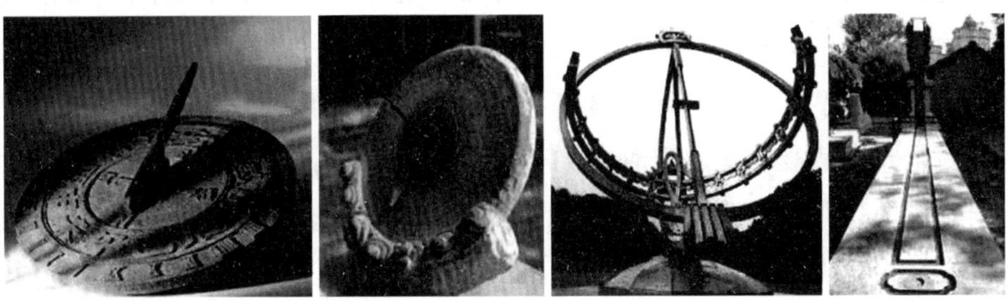

图 2　日晷

并可以依据测量所得的数据推算一年中阴阳寒暑的变化。作为一种计时工具，日晷在古代中国的各地都可见到，比如皇宫中、观星台等等。图3是日晷计时的原理图。日光在四季有各自长短不同的光影，把这些光影的长度数值记录在同一条曲线上，就得到了一年、一日之中“阳”的变动规律。但是，这个测量点是在北半球中国的中原地带，黄帝居住的地方。日影最长的点是在冬天太阳直射在南回归线上的时候，也就是冬至日；到了夏天，太阳直射在北回归线上，日影长度最短，也就是夏至日。这是北半球中国地区的测量结果，如果我们到南半球比如澳大利亚去测量，数值就反过来了。

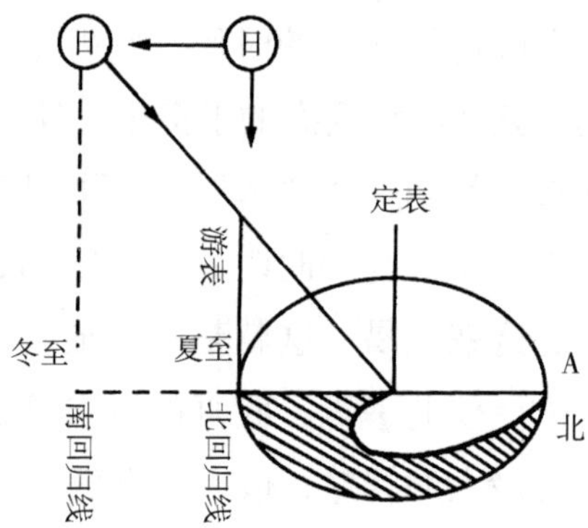

图3　日晷计时原理图

由上可知，日影长度的这条线每时每刻都在变化，每天、每月、每季度的数值都不同，这就是易。而在实际测量中，因为地球围绕太阳公转的轨迹是一个椭圆形，具有两个焦点，所以每一年即便是同一时间点的日影也是不一样的。日晷是将三维中的日光变化抽象为一条二维曲线的变化，但其实质是四维时空中一个点的变化轨迹的记录。地球围绕太阳公转，我们测量日影的变动，先把它简化为一条直线上线段的长短，再将这些线段组合成一个二维平面中的阴阳鱼，其实质是一个三维，甚至是四维时空世界的平面投影，其中蕴含阴阳两面，即昼夜、春秋、冬夏的对应。

图4其实应该在天文学课程中讲，因为这是天文学常识。地球以一个夹角围绕环日轨道运转，地球又有自身的自转，由此出现了四季和日夜的变化；而月亮作为地球的卫星，在日地之间又累加上一个因素，对地球上生存、生活的我们产生不自知的影响。这是时空中的四维世界。中国古人用日晷装置，把日地之间相互影响的寒热阴阳变化以一条线段的长短数值记录下来，再把这条线段的长短变化呈现在二维平面的圆上，得到了充满智慧的太极图，也叫“阴阳鱼”，所以中国古人说“日月为易”（其中月亮的变化暂且不论）。

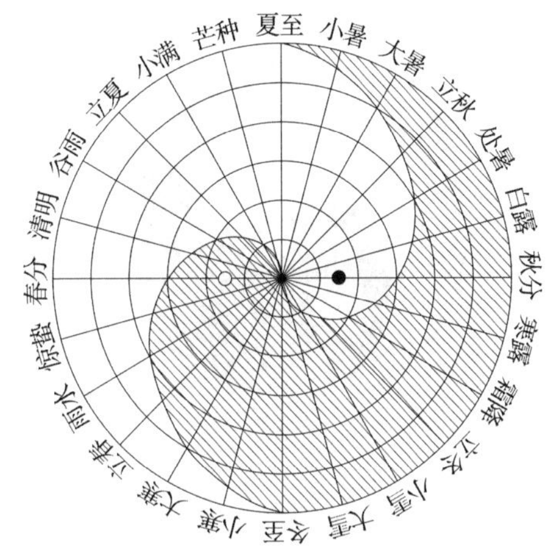

图4　日晷光影二维平面图

如此可知，《黄帝内经》是如何产生的？《黄帝内经》是中国古人坐地观天，在自身所处的观察点上抬头看天，看每日、每季太阳、月亮是如何运转的，从而得到了阴阳图，知道了天地运行的秘密，知道了这个秘密在人体上产生的影响和作用。中国古人称之为“易”，故在《易经》中把这种变化总结为一句话，即“一阴一阳之谓道”，阴与阳的共同变化才构成道的规律，所以在开篇我说“阴阳不可以分割”。

而太极图的秘密就在两条“鱼”的眼睛里。韩国人把阴阳鱼放在了他们的国旗上，却丢掉了两只鱼眼。这张图最精华处就在这两只鱼眼，是千万不可以丢掉的。

图 5 就是按照日晷测定的数据绘制出来的古太极图，这是真正按照日影的长短变化测量得出的。与现在市面上流行的太极图比较，二者的差别在“鱼头”和“鱼眼”的位置不同。这张图从圆心到纵轴的上顶点是白色长度最长、即阴影最小的一段，也就是阳最盛的时点；同样，从圆心到纵轴的下顶点黑色长度最长、即阴影最大的一段，也就是阴最盛的时点。古太极图的鱼头没有流行太极图的鱼头漂亮，它从夏至开始就慢慢变小，到了圆心两鱼头相交，两个鱼眼实际更靠近圆心，如此两条鱼抱得更紧，纠缠在了一起。

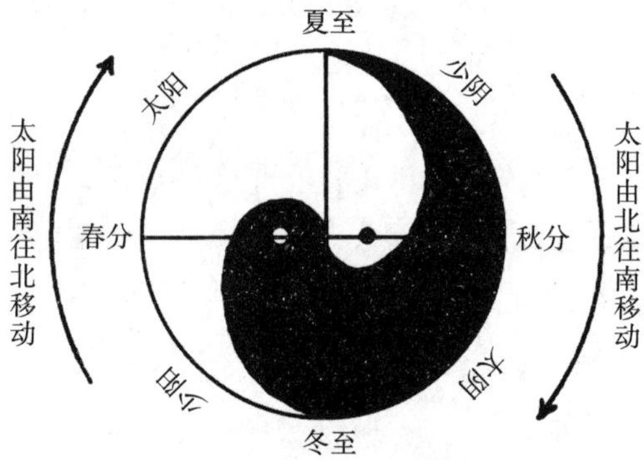

图 5　古太极图

这个圆的纵横轴构成了西方人非常熟悉的十字架，在十字架的竖线上包含阳最盛、阴最盛的时点，在它的横线上是阴阳等分的时点，这里涵盖着中国古人另一个智慧的认知，中国历法纪年中的二十四节气。

中国历法以太阳历和太阴历相合而成，能准确地判断出时间、地点、方位。中国古人没有现代的科学仪器和手段，他们依靠观象授时来定立历法。二十四节气是干支历中表示季节、物候、气候等自然节律变化以及确立“十二月建”（时令）的特定节令。它最初是以北斗七星的斗柄围绕北极星旋转的指向确定，即“斗转星移”。北斗七星循环旋转，斗柄绕东、南、西、北旋转一圈，每一旋转周期始于立春、终于大寒，斗转一周称为“岁”，此为太阳历。现行的“二十四节气”采用“定气法”划分，即根据太阳在回归黄道上的位置制定，把太阳周年运动轨迹划分为24等份，每15°为1等份，每1等份为一个节气，始于立春、终于大寒，地球围绕太阳公转一周称为“年”，此为太阴历。古人观象授时，发现月亮围绕地球转动有望朔圆缺的变化，圆缺12次正好是1年，故1年中又分12个月，将之定为阴历，其中年中又有闰月，这是为了补齐年与岁的差时。故，中国古时以岁为时间基准，年中有闰月，两三年出现一个闰月，使年与岁时间能补齐。

在《黄帝内经》中，把五天称为一候，三候称为一气、一个节气，六气为一时、一个季节，四时就是春夏秋冬四季，又称为一岁、一年。四时和五行相配构成了一岁（年）气候的主旋律，在不同的时间段中五行也递次变化，各主不同时令。次年再从始循环，如此往复。由此可知，一岁、一年有二十四气、七十二候，这是固定不变的。“二十四节气”是中华民族悠久历史文化的重要组成部分，凝聚着中华文明的精华，已于2016年11月30日被正式列入联合国教科文组织人类非物质文化遗产代表作名录，见图6。

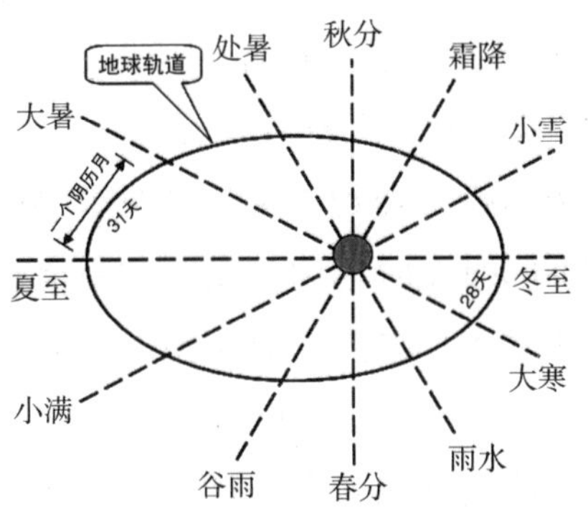

图6　地球轨道与二十四节气示意图

图7是地球围绕太阳公转的示意图，地球并不是水平环绕黄道转动的，它的中轴与黄道有一个23°26′的夹角。正因为有地轴与黄道的夹角存在，对于北半球的人而言，当地球运转到远日点时，太阳直射在北回归线上，此时是夏至点、夏季的全盛时节；当地球运转到近日点时，太阳直射在南回归线上，此时是冬至点、冬季的全盛时节；太阳直射点在

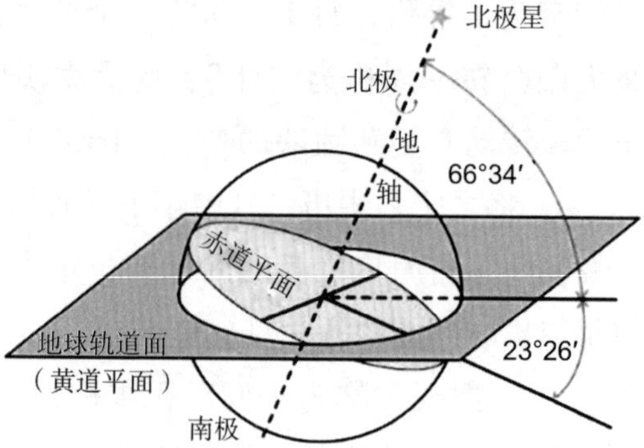

图 7　地球围绕太阳公转示意图

南北回归线间移动，有两次经过赤道的机会，这时是春分和秋分节气，南北半球昼夜均等长平分。我们把地球在黄道轨迹绕太阳公转时，太阳直射在一些重要纬度线上的时刻点划定为二十四节气的时点。地球每 365 天 5 时 48 分 46 秒围绕太阳公转一周，每天 24 小时还要自转一周。由于地球自转的轨道面与公转的赤道面不一致，而是保持一定角度的倾斜，所以一年四季中太阳光直射到地球的位置也不同。对北半球来讲，太阳直射在北纬 23.5°时，天文上称为夏至；太阳直射在南纬 23.5°时，称为冬至；夏至和冬至即指已经到了夏、冬两季的中间了。因为地球公转轨道是椭圆形，在不同时点时地球与太阳的距离有远近的不同、运行距离有长短的不同，所以运行时间也有长短的不同，为了避免使用中的混乱，在历法纪年上就设定了大月、小月。

在古太极图的横轴两端分别是春分点和秋分点，就是太阳正好直射在赤道线上的时点，是春、秋两季中白昼与黑夜等长的时日。在二十四个节气中有八个重要的节气，夏冬二至、春秋二分和春夏秋冬四立，对应于空间方位中的八正，即十字架的纵横轴和另外两条 45°斜角线的端点。四立是春夏秋冬四季的分界点，太阳照到立春点时中国大地就进入春天了，照到立夏点时开始进入夏天，立秋、立冬点类同。每一个节气的日期范围大致固定，比如夏至一般在 6 月 21～22 日间，冬至一般在 12 月 21～23 日间。至的意思是极点、顶峰，夏至时太阳直射在北回归线上，是北半球白天最长的时候；冬至时太阳直射在南回归线上，是北半球白天最短的时候。分是平分、等分之意，春分、秋分这两天的日夜时长均为 12 小时。

这些节气的准确时间可以具体计算到时、分、秒的时刻点。地球围绕太阳公转，太阳光斜射在地球上，照射点随日、地位置和时间的变化而变化，日光精确直射在北回归线上的时刻只有一瞬间，随着地球继续公转、自转，照射点就偏移了。二十四节气是立足于“太阳”的角度看地球，所以，对于地球上的所有人来说，无论我们在地球的哪个位置，当太阳直射在特定纬度线上时，大家于同一个时刻点同时进入到一个新的节气时段，可以称之为“普天同庆”。节气与时区是完全不一样的概念。时区，是我们立足于地球看太阳，由于地球的自转导致不同经度地区先后进入日夜的变化，故而出现时差；而节气，是地球围绕太阳公转，太阳对地球的影响在同一时刻对所有人同时发生。节气时刻是真正意义上的“普天同庆”的时点，只是对于南北半球而言，节气正好相反，北半球的冬天是南半球的夏天，所以在每一个节气时刻点，南北半球的昼夜时长也正好相反。只有两个点是一样的，就是春分和秋分，当太阳直射在赤道线上时，无论是在北半球、还是在南半球，日夜均等长，在悉尼与在北京白昼和夜晚都是 12 小时，但是在北京叫“春分（秋分）”，在悉尼叫“秋分（春分）”。从这个时刻开始，北京开始由春向夏、越来越热，向着阳气越来越强盛的趋势去变化；悉尼开始由秋向冬、越来越冷，向着阳气越来越衰减的趋势去变化。春分、秋分是阴阳等分之意，但是二者的趋势正好相反，一个往夏天阳盛去，一个往冬天阳衰来。

而大自然是如此偏爱我们人类、偏爱我们的地球，在我们的祖先没有任何先进的仪器去测量、计算天地运转的数据和轨迹时，它给了人类一个亘古不变的标记和参照，就是北极星。我们在地球上观察北极星的位置是“不动”的，北斗七星围绕它做四季的运转，理论上无论我们身在北半球何处，当我们抬头看到北极星时，就可以判定东西南北的方向。北极星是最靠近北天极的一颗星，与地轴北部延长线非常接近，从北半球看它的位置相对稳定、不易变化，所以给了我们定标的参照，可以靠它来辨别方向。由于地球的公转、自转，我们在地面观察到的北斗七星在四季中围绕北极星旋转，中国有“斗柄东指，天下皆春；斗柄南指，天下皆夏；斗柄西指，天下皆秋；斗柄北指，天下皆冬”的民谚。

其实，人类的智慧是一样的，中国古人以二十四节气来标示年周期的变化，西方人是用十二星座标示。在同一个轨道上，太阳也是随着不同的时间出现在十二个星座的范围内。东西方具有同样的智慧，只是运用了不同的表述。

中国的文字是非常优美的，延续应用了几千年到今天没有中断，连二十四节气的命名都是中国古人根据这一个节气中天地之间动、植物的物候特征来确定的。比如，立夏，是夏天的开始，气温开始明显升高，暑热季节来临；立夏之后，就进入小满，谷穗开始逐渐饱满起来，但尚未成熟；再后叫芒种，农耕社会的人们就进入了最繁忙的收割夏熟作物，播种秋收作物的麦收季节。所以，每一个节气的名字都是对这一个时节动、植物的物候特征的概括，是它们的象。

由上可知，二十四节气是以太阳的立场而言的，是太阳对地球的影响才出现了二十四节气的划分。而时区是以地球为立足点讲的，是地球自转造成太阳的向、背而产生了晨昏昼夜的变化，不同的地区进入的具体时间不同而产生了时区、产生了时差。所以，产生时差、时区的原因是地球的自转，而产生节气的原因是地球围绕太阳公转。

在中医理论里有一句“肺主治节”，也是节气的节字，有治理、调节之意。节气，是阳光照射在地球的不同纬度产生的；时区是照射在不同经度产生的。所以，对于身处地球上的我们而言，影响我们的最大因素是太阳，是纬度。北极圈里的因纽特人和赤道热带地区的人，他们的生活状态和生理状态都是不一样的，有很大差异。这个原因是太阳所给予的能量多少不相等。但是，在同一纬度上不同时区的人，他们同时经历一样的春夏秋冬，他们最主要的差异由所处地理环境和生活习俗的不同等因素所引发，比如因海洋、平原、高原、山区等地理环境的不同，各地人群存在生活、生理上的差异，但在一年中太阳能量对处于同经度地区人群影响的最高、最低、数值比例变化是一样的。而对于不同纬度地区的人群，比如北极圈内的和赤道线上的人而言，更大的差异取决于太阳对他们的影响，就像北欧人所面对的极夜极昼，一到极夜期间他们就会到热带地区去度假，这就是太阳对他们的影响。

中医临床运用中最重要的原则之一，是“三因制宜”，即因时因地因人制宜。太阳、地球对我们一个具体的人来说，太大了，它足以影响我，但我还体会不到在某一局部地区内它们的变化对我有多大影响。而且就像经度和纬度也是一对阴阳一样，它们是不可分割的，它们对人的影响就是他所在的这条经线和这条纬线的交点。所以，对于一个具体的人而言，他产生了一个状况、发生了一个变化，引发的原因既有经线、又有纬线的影响，还有他自己个体的原因。这就是三因制宜。

开篇所论的“察色按脉，先别阴阳”就是要判断对于一个具体的人而言，当地当下的太阳、地球，以及他的自身因素各自对他产生了多大程度或者比重的影响。地球围绕太阳公转也好，地球自转也好，个人所处的经纬度也好，这是“道”，对我“无用”；对我个人而言，“三因制宜”才是有用的，它们对我的影响导致了我如何去顺应自然之变。我们知“道”、悟“道”、守“道”、了“道”的目的，是为了“道之用”。告诉我太阳、地球是怎样来影响我的，对我来说没有用，它是我看不见的，它是“上帝之手”；但是对我个人而言，在我所处的这个时空点上，是冬天、是夏天、是白昼、是黑夜，还是在温带、热带，我在怎样的一个时空地理环境下，这些因素对我的影响是具体的、实在的。所以，“道”看不见、摸不着，一个“文盲”可以不知道这个“道理”，但是当他身处在一个具体的时空点上时，他要生存、要谋生，这个时空点的变化对他的影响是实实在在的，天冷了要加衣，天热了要减衣。

普通人是很实际的，不要跟我讲大道理，只要告诉我如何用就好。我现在生病了、不舒服，你怎样给我治疗？如何让我感觉舒服？“我头痛、我胃里不舒服，你让我舒服了就可以了，我不问别的。”但是，作为一个中医，我们要知道病人是因为上面这些时、地、人的因素变化，引发他出现现在这样的症状，我们要知道他的问题在哪里，才能够按照“以平为期”的要求去帮他调平。这就是比尔·盖茨所说的医生的价值：

999 美元的价值在于告诉他“在哪里画圈”，是哪里的问题，如何解决他的问题。所以，《易经》里最核心的一句话阐释了什么是道，“一阴一阳之谓道”。天、地、人的整体关系及其运转才是“道”。阴和阳的变化及趋势，它们的比重关系如何，是一个在最高点、一个在最低点，还是逐渐递增或递减，这种变化才是“道”。这才是一个中医去诊断病人、处理病人的核心所在，知道他在天地运转中应该是什么样子，但是他出了问题，是哪里出了问题，要如何把他恢复到正常。也因此在诸如《道德经》等几部中国最经典的古籍中都提到了三个因素，称为“三才”，即天、地、人。天对人最主要的影响实际是太阳，地是我们身处的周围的地理环境，人是我们自己，这三个因素合在一起才决定了我现在的状态是正常？还是异常？如果异常，则病变程度如何？会如何转归演变？所以，不懂天地的中医不是好中医、不是真中医。

$$\sqrt{4}=?$$

这是一道数学题，根号 4 等于几？2？对，但不完全，还有一个“-2”。这是西方一位著名的物理学家狄拉克提出来、发现的规律，他根据这个简单的事实，预测每种粒子都有其反粒子，就像 2 与 -2 一样，凡是存在一个微粒子，就会有另一个与之配对的负微粒子，正如物理学和化学中描述的：有一个质子，就存在一个电子，电荷是要平衡的。有正物质、就有暗物质，有正能量、就有负能量，这就是阴阳的内容。

所谓“大道至简”，至的本义是到达，引申为到达极点、完全达到，故有最、极、极其、极致之意，大道是极其简单的，简单到就是一个正 2、一个负 2，就是一个阴、一个阳；但是，任一物体、任一事物的阴阳都可以无限地分下去。我们看得到的最大的阴阳就是太阳和月亮，日月为易；我们看不见的小的阴阳构成了我们的人体，包括每一个元素的质子和电子。质子和电子数量、电荷必须相等、均衡，否则人就不平衡了，就会出问题了。天地的日月、四季变化也要平衡正常，我们人才可以正常地生活，极昼极夜对于我们来说是极端的，在那种情况下我们不会有正常的生理过程。

回到我们自己。我们人体的五脏属于阴，六腑属于阳，而心和肺居于上焦，心是阳中之阳，肺是阳中之阴，肝肾居于下焦，肾是阴中之阴，肝是阴中之阳。具体到某一内脏，比如心脏，心气心阳是阳，心血心阴是阴；肾里有元阴、元阳，它是水火之脏，包含阴阳。即便是一个具体的人也需要有一阴一阳才能诞生，需要有父亲的精子、母亲的卵子结合成受精卵才能发育、成长为人。比如当我们面对一个病人时，如果知道他是心脏有问题，那么知不知道他是心脏的阴有问题、还是心脏的阳有问题？心脏的阳有问题，它是从阴的地方来的，还是从阳的地方来的？比如说五行的生克，它是从生它的阳来的？还是从它生的阴来的？克，也如是。

这就是“别阴阳”，也就是审病求因。我们只有先知道他的病是怎么来的，才能给予他正确的治疗，这就是“察色按脉，先别阴阳”。所以，《黄帝内经》没有告诉我们别的内容，它只是告诉我们一个人病了，他是阴病了、还是阳病了？他的阴阳中某一个出了问题，该如何去调整，即上文中的 16 个字。这也就是中医，中医不做别的事，就是要抓取一个人阴和阳的关系及问题所在。

因此，我相信在那个明媚的春天的早晨，是天意让我明白了“阴平阳秘”这四个字。但是说实话，那个时候我真的不知道如何去分辨阴阳的变化、如何去调整阴阳的不平衡，直到 2014 年我遇到了沈志刚老师。那时我是一个只有 8 年学龄的中医，只是一个中医的小学生。中国人把深入到某一个学科的领地叫“登堂入室”，那入室之前我们一定要先找到进入的门。我的老师说他就是站在门口迎接大家的那个小门童，引导大家进入堂奥之中。那么我就是站在去往这扇门的路上玩耍的小孩，我告诉有缘人：“嗨，这条路上好玩儿，快来吧。”这条路就是医之“道”。我希望这本书取得的一个效果就是告诉大家“路在这里”，但是走到这个方向上、走到这条路上是大家自己的事。

阴阳者，易也，日和月就是阴阳、就是易。阴阳讲的不是“你是男的，你是阳”“我是女的，我是阴”，阴阳讲的是关系（relationship），讲的是一体两面，讲的是这一部分和那一部分、你和我之间的关系是如何的，是如何去变化的。所以，阴阳最大的核心就在那个“变”字，就在阴和阳之间如何去转换、如何去彼此影响。

易字在中文里有三个意思，不易、简易和变易。什么是“不易(变)”的？“阴阳永远在变”，这是不变的，这个“道”是不变的。道是什么？道是规律，是日月地球、天地人彼此影响的关系和规律，它是不变的。在东半球，是春夏秋冬的四季，是日夜的变换；在西半球，也是四季的更迭、昼夜的更替。在几千年前黄帝、老子生活的时代里，天地变化的规律是不变的；在今天我们生活的时代里，它还是如此不变。所以，“易”就是一种运动的、动态的、相互影响的平衡关系。

易用于中医，就是活动、运转的交感平衡，这是中医之根本。对于交感，我们比较熟悉的一个名词是交感神经。西医现在非常发达，它可以给我们更换器官、进行器官移植，甚至现在可以用干细胞来重塑和修复我们的组织，但是到目前为止，西医却调整不了人体的交感神经功能。交，相交。阴和阳要相交在一起才可以产生变化；阴和阳之间又需要互相感应，相互之间要有影响才能发生“易”的整体变化。两个人在一起，你不理我、我不理你，这是“死”的；只有阴和阳之间产生相互的动态感应、影响，才构成一个生命的“活”的过程，显示生命的活力。

这个“活”字，也是一对阴阳，一边是水、一边是火。心开窍于舌，舌为心之苗，心属火，所以“活”字是水加火，这才是“活”。水是阴，火是阳，水（精）是有形的、看得见的、构成身体结构的组织物质，火是无形的、看不见的、完成呼吸和循环等能量转化的生命活动；一个是有形的肉体，一个是无形的功能。而水，是一种太有意思的物质了。老子最推崇的就是水。所谓“上善若水”，最完善的人就像水一样。水是自然界中唯一一个可以天然地以固态、液态、气态三种状态存在的物质。在绝大多数的情况下，它是液态的、流动的——又是动的；在特定的情况下，比如在冬天、在北极，气温降低了，它就会变成固态的冰，有固定的形状、凝固而不再流动；太阳照耀着水面，水吸收了热量变成水蒸气，升腾到空中变成云，成为气态——注意，水是吸收了能量才由液态变成了气态。但，水这三态的变化转换过程并未结束，这只是圆的前半部分。水蒸气在空中聚集成团，再遇冷凝结变成水，以水滴的形式落下来成为雨，又回到大地。如此，水才完成了一个完整的循环，这又是一个完整的圆。

在我们的人体里，中医也是用水和火来描述人体的生理功能和生命过程。比如说心脏，心阳鼓动气血在血脉、经络中循行，体液、血浆透过血管壁进入组织间隙，再变成更微小的状态和形式透过细胞膜进入到细胞里，分解成细胞所需的各种营养物质和体液因子，也就是中医所谓的“精微物质”，供给人体完成生命功能；代谢废物又回到血液中，人体再把它们排泄出去。大家更容易理解的一个实际例子就是脾胃的功能，这在《素问·经脉别论第二十一》《灵枢·决气第三十》等篇章中均有详尽论述，比如“饮入于胃，游溢精气，上输于脾，脾气散精，上归于肺，通调水道，下输膀胱，水精四布，五经并行，合于四时五藏阴阳，揆度以为常也”“中焦受气取汁，变化而赤，是谓血”。饮食是有形的，一碗饭、一块肉、一个面包，吃到我们的胃里，经过消化系统的消化、分解，变化成可以被人体吸收的微小物质，通过肠壁吸收到身体内环境中，通过体液循环、血液循环，也就是肺气、心气、肝气等的输布、疏泄，营养我们的全身，代谢废物再回到肾脏、消化道、肺脏、皮肤等器官组织，再把它们化为液体、固体、气体形式的废物排泄出去，完成人体新陈代谢的循环。这是西医生理学简略描述的人体中以饮食、呼吸等为形式，营养物质的整体代谢过程。在数千年前的《黄帝内经》里，也已经为我们描述了同样的过程。从我们看得见的、感受得到其色香味形的食物，代谢成阳性的能够产生能量和维持功能的气，维持和满足我们日常的生理活动、却又无形而不可见，最后再代谢成我们看得到、可感知的有形的阴性废物，这个过程中就包含着阴和阳的动态的交感平衡。这是中医最基础的内容，它论述的是脏腑、经络之间阴和阳的关系。而食物对于人而言，最基本的功能是维持生命，产生让人从事各种生产、生活活动的能量和能力，是大自然对人类的滋养和馈赠。中国人说一个人很强壮，叫“有力气”，力是 power，气是 energy。

综上，何为阴阳？阴阳者，关系也。无论是对于人也好、物体也好，还是整体系统的运转也好，阴阳就是任何一个事物或系统中的两个方面，它们是一体的，不能分割开去独自运行；它们更不是对立的、互斥的，那岂不是左右互搏、自残手足嘛？阴阳一定是互相融合、互相交感、互相影响的。就像一首特别浪漫的诗所描述的一样，“打碎一个你，打碎一个我，揉在一起，你中有我，我中有你”。这也是《道德经》中所说的“道生一，一生二，二生三，三生万物”中三生万物的过程。

阴阳是在不同层面、不同维度、不同时空之下变化的。站在现在的角度，我看到的是晴天、白天，我的状态是好的，我的背面是夜晚、人们处于睡眠中，这是从我们所处的层面和视角去看。但是，我们再往上走，从天地的视角上看时就产生了经度纬度、四季节气的变化；再提升上去，超出我们现在思维的维度，真的有上帝存在吗？或许。就像蚂蚁看到的东西和我们看到的东西是不一样的，“上帝”看到的和我们看到的可能也是不一样的，但我们看到的都是阴和阳的变化。所以，阴阳的变化，无论是冬天的阳、夏天的阳，还是北极的阳、赤道的阳，无论它们在“数量”或趋势上有多么大的差异，都涵盖着我们身处不同时间下、空间下的时空含义。

时空，又是中医理念里最核心的内容之一。我们去诊断病人、治疗病人，一定要抓住时间、空间对他影响的关系。所以，如果要以一句话概括中医的治疗的话，可以称作“时空之治”，是关乎时间和空间的治疗，也就是三因制宜。

（二）阴阳之变

阴阳是我们应该反复深入学习和领会的内容。简言之，阴阳就是自然界中万事万物的演变、变动趋势和过程中的彼此关系，典型实例即自然界阳气的盛衰变化。阴阳是中国古典哲学对物质世界运动中对立统一关系的认同和概括，且阴阳的统一是居于首位的。

阴阳的关系为何？不仅仅是如教科书上所述的“对立”“互根”“消长”“转化”那么死板的，尤其重要的是：阴阳是活的，是活动中的交感平衡，阴阳之用灵动活泼、不拘一格。阴阳的变化是动态的，在变化的“定量比例”上时刻有差异，因此，中国古人总结出阴阳的“三三之变”。$3\times3=9$，在中国的术数概念中9是最大的阳数。阴阳的三三之变内容很多，也是学习的重点和难点。

阴阳概念的起源久远，不是落在典籍上的才是阴阳学说的肇始。《道德经》中说“道生一，一生二，二生三，三生万物”，这是中国古人对阴阳开始由相对抽象的表述过渡到具象、实像的描述。自三而始，诞生了我们可以感知、可以认识的大千世界。而这个“三”，是由阴（⚋）和阳（⚊）组合演化而来，成三三之变：两阴一阳，因阳的位置不同而有三变（震☳，坎☵，艮☶）；两阳一阴，因阴的位置不同而有三变（巽☴，离☲，兑☱）；阴阳未分（太极☯）、或三阴（坤☷）三阳（乾☰），再有三变。如此，一个事物的发生、发展、衰落的全过程都可以用阴阳的三三之变来概括。如果我们能在当时当下准确判定一个事物三三之变的状态，并对应采取因应措施，我想这就是《黄帝内经》开篇所描述的上古真人之“法于阴阳，和于术数”的境界了吧。

众所周知，道家是中华文明特有的主要思想学派，以“道”为其学术核心，认为大道无为，主张道法自然、无为自化、应物而变。道家以阴阳辨证思维（太极）为指针，这绝不等同于“道教”，这也就是今日之我们要“剥离其‘宗教色彩’”的含义之一。所以，对于与诸子百家相对的“道家”的称谓，我们可以把它看作是集“阴阳辨证思维”之大成的枝干，其根底是诸子百家大多依傍的中华文明“阴阳理论”之根系。也就是说，诸子百家都是中华文明同一根蒂上发展起来的枝桠（包括后世称谓的“道家”），但以老子《道德经》集阴阳辨证学说之大成，由此衍生出后世眼中的“道家”。而中医的理论核心是阴阳学说，因此，我们学习以中医为代表的中华文化，也就要对道家的学说和修炼方法有所了解，甚至深入学习；而对于具有“阴阳辨证思维”者，我们都该视为同道中人。

中国道家在对宇宙、生命的起源、发展、转化过程的认识中，认为“道”贯穿于宇宙和生命的生成、生长、盛衰的全过程，并以“四变”理论对阴阳整体变化的认识进行概括，归纳为事物演进的四种变化进程。

"四变"，即太易、太初、太始、太素，是"道生一"至"三生万物"的宇宙及生命的生成全过程的总括。太者，至大、最大、最早、最初之意。

> 夫有形生于无形，乾坤安从生？故曰有太易、有太初、有太始、有太素也。太易者未见气也。太初者，气之始也；太始者，形之始也；太素者，质之始也。气形质具而未离，故曰浑沦。(《周易·乾凿度》)

故太素者，本也，质也。素问者，是关乎太素之问、关乎本质之问，本于阴阳，所以《黄帝内经》上部是从有形有质的"太素"论起的，是有关"质"成之后的后天之变了，阐述的是人出生之后的后天变化的诊治。如果想深入人出生之前，就需要"超越"《黄帝内经》。

而阴阳，就是"道"之用的显化，在不同层次里各有体用，又可以相互转化。道家全真教龙门派传人王力平老师通过对老子之"道"的深入研究和深切体悟，把"道"分成三层四种状态：宇宙中下三界人、事、物，中三界天、地、人，上三界时间、空间、宇宙三层；三层事物之间转化时有无形无质、有形无质、有质无形、有形有质等四种状态，并用图解说明了老子之"道"的升华过程和运动方向（见图 8）。

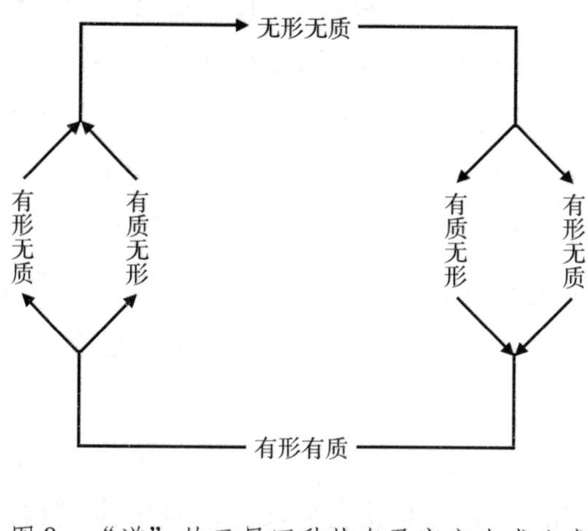

图 8　"道"的三层四种状态及宇宙生成公式

“无”是天地的本始，“有”是万物的根源。“道”由“有形有质”向“无形无质”运动，又由“无形无质”向“有形有质”运动，周行复始，有规律不等量，难以预定。“三界”的存在形式和状态一层高于一层，“三界”总论为道大，是老子对万物（包括人类）从精神、思维、思想、品格、人格、性格上的划分，人的完善的存在应该是从“下三界”上升到“上三界”，再由“上三界”回到“下三界”，周而复始地变化而不断地求得新生①。

“四变”者，是万事万物之所由生，无中生有，由未见气，而气始、形始、质始。一部《黄帝内经》是从讲述太素之“质变”开始的，在此之前，还有太易、太初、太始，《黄帝内经》只是对太素之后的阴阳变化进行解读而已。这才是中华文明的超绝之处，也是她对人类进步的贡献。

天地之间，生而为人，不过就是气、形、质的混合物。我们现在只知最末的“太素”之病，却对于太始之病、太始之治，太初之病、太初之治，太易之病、太易之治尚一无所知。如果我们闭目塞听，只是纠结于形而下的“质”之变，那么岂不是不知太始、太初、太易之变，而离本万里吗？

从气形质的层面、“太素”的层面，我们可以知道的是：八卦不是古人想象出来、思考出来的，它是古人在自己身上观察到、记录下来的。道家的金丹秘法修习就是要我们把自身清空漏尽之后，感应身体和周遭阴阳的三三之变，进而以相应策略因应生活、工作、世事中的人事物和问题，如此即是道家所求的“和合”状态。当我们把自身清空漏尽之后，返观自身，可能会看到自身有三层光色，最内层是内腔、中间层是肉身、最外层是肉身外的辉光。我们看到这三层光色之变时会发现有八种不同的明暗变化，某一时刻看到的光色之变就是当时当下我们的身心状态，分别对应于乾坤坎离震巽艮兑八卦，故也称为“八卦在身”（见

① 王力平，司国安. 初论老子之“道”与世界观. 西安交通大学学报，2009（6）：80-83.

图 9)，我们要观、察的就是自己身心所对应的卦象的形、神、色之变。这也是阴阳的三三之变，它不是凭空想象而来，而是源自上古道家修炼中的体证自观。

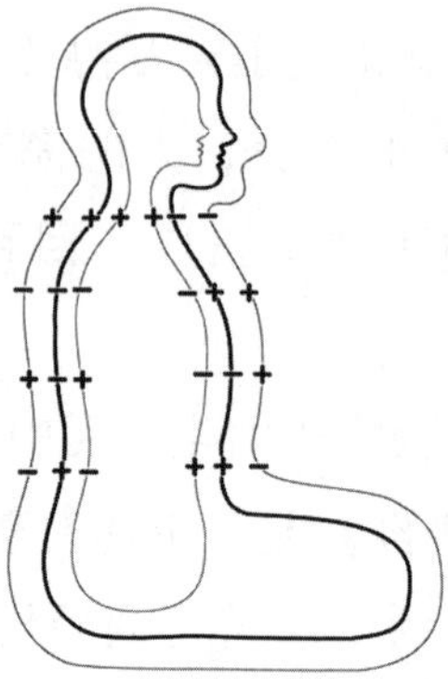

图 9　三三之变与八卦在身示意图

“八卦在身”是我们的祖先对自身的认知之一。八卦没有好坏、高低的差异，它们只是表明我现在的身心状态是什么样的。我要按照现在显现的身心状态去言谈举止、待人接物，这样就顺应了人我交往中关系的现状，不会出现错误或者不和谐。比如，我现在显现出乾卦的状态、内外都是明亮的，说明我现在内脏功能很强盛，肉身体力很充沛，精神状态也很饱满，我就可以集中精力去做最困难的事情、最艰巨的工作；如果这时我退缩了、安静下来了，不去做事了，可能就错失掉了最佳的机会。如果这时我感受到自己三层都是暗的、是坤卦的状态，但我非要去做最艰巨的工作、最困难的事情，那很可能身体条件、心理耐受都不足以胜任，最终完成不了任务。这种感受、这种体察同样可以用到病人身上。我看到他的这种变化，判断他现在的阴阳状态、阴阳之变，用所对应的卦象特性去应对他、调整他，这样才会有最佳效果。

八卦在身也是我们自己在当下时空、身心状态下显现出来的“象”，再继续观内中外“三空”之变是这个“形”中更精细、更多层次的差异。除了上、中、下三空，还有表中里三空，这也可以作为我们对自己在具体时空下的状态的一种认知，是卦象在人身上的具体应用。这种

"用"就是道用——道家五术之用，在医术上就是医道之体、用。西方的科技是一种外证方法，其实也是道在外部世界的外用法；而中国古人向内证，是基于对天、地、人三才的认知，认为人是天地宇宙的缩影和投射，所以才向内观、以身验证之。中医是道用无疑，只是现代教育体制下的中医教育已经逐渐丧失了内观、内证的方法。内证更接近于本质，但确实非常难取得进展。对于高级中医、上工而言，内证修炼是达到顶峰的唯一途径；对于中下级中医而言，会道术之用也就够了。修炼，是个人的事；修行，是人与人之间的事。但个人的成就再大，终究是不究竟的。中医教育、中医队伍建设总体上是一座金字塔，塔尖上的顶尖人才一定是学贯中西的通才，而且不可少的，要有修炼教育，这是中医自信和立足的底气所在。

言归正传。实际上，阴阳也是中医之根本。中医人不知阴阳、不懂阴阳、不会用阴阳，那就不能说自己已进入中医之门。2500年前，中国古人把面对生命的医者分为上、中、下三工。道家对上工、中工、下工赋予了确切含义：

上工以灵性认知、认识生命和自然宇宙，有通天地、知天地、懂天地三个层次；

中工以元神认知、认识生命和自然宇宙，有通鬼神、知鬼神、懂鬼神三个层次；

下工以识神认知、认识生命和自然宇宙，有通阴阳、知阴阳、懂阴阳三个层次。

知，知道理、法、术，而不会用。懂，会用法、术。通，会变化而质变。

中医讲究"精气神"，那么在精的层面论阴阳，就是物质性人体生理、病理过程中的器质与功能、腹与背、脏与腑、血与气（此为狭义之气）、里与表等；在气的层面论阴阳，就是逆物而归和导物而生的"鬼神之术"；在神的层面论阴阳，就是通天达地、"知三而神明"了。由此分出了三工的不同层次。

而所谓鬼神者，也是阴阳之名。在东汉王充所著的《论衡·论死篇》中记载："鬼神，阴阳之名也。阴气逆物而归，故谓之鬼；阳气导物而生，故谓之神。"所谓逆物，指反向、违背、阻止、回归，称为"鬼术"；导物，是把一种东西转到另一种东西里（物质、能量或空间的转变、转换），生物也，称为"神法"。两者统称为"鬼神之术"。鬼神之术，可以用在日常，比如看病诊疗，针灸就是"逆物"的：想要治病（阻止、反向），先要制人；之后，导物才可生新。医道者，"知四变之所由、调四变之所奇"而已。所谓四诊者，"一物而四象"，六识通感罢了。

所以，阴阳是总括，但在不同层面，却有狭义、广义之分，所谓中医之上中下三工的阴阳、鬼神、天地都涵括在广义的"大阴阳"的范畴里；而下工之"阴阳"，是狭义的"小阴阳"。因为阴阳一词已广为传播，大家对阴阳的基本含义都已经有一定认知，故借用名词以利表述而已。

（三）阴阳之用（道法自然）

阴阳理论的实际意义，在于"阴阳之用"，其中，阴阳的交感转化才是核心。"负阴而抱阳，冲气以为和"，这是"生生"的造化之机所在，没有"阳抱阴"向"阴抱阳"的转换，就没有"生"的造化。自然界里最基本、最普遍的动物繁衍中阴阳交媾、精卵相交就是最真实、最直接的证明。精卵结合必须由"阳抱阴"向"阴抱阳"的转换，才可以造化生命。精子入卵之前，为"阳抱阴"，此时精为阳、起主动作用（可否受精）；精子入卵之后，为"阴抱阳"，此时卵为阳、起主动作用（可否营养、着床以使受精卵孕育生长）。在我们的父母孕育我们的时候，同样有"四变"的过程。孕育之初，他们有爱有情、没有意识，在不知不觉中无意地孕育了胎儿；怀孕之后，他们开始有意了，从无意到有意，就是从"无"到"有"的过程。

其他阴阳之用的例子还可以举很多。比如，师徒授受，师父讲授时，师为阳、徒为阴，这样才能传教；徒弟提问时，师为阴、徒为阳，这样才能接受疑问而解惑。

再如，疾病的转化。我们体内可能都有病，病也有四种变化：未见气时，无论什么诊断方法都能证明我们很健康。气开始动时叫“未病”，就是无病之前。中医使用“四变”理论框架来诊断，要比西医方法好很多，西医分不出气动的不同阶段。只要气一动，就说明身体上有不舒服的地方或者身上有痛楚，这就是“气动”。若气动而滞，那局部肯定出问题了。气动，还不能叫“病”，因为它没有成形。如果它成形了，“形变而常”，即变成一个常态了，此时人就生病了。如果它不成形的话，不能完全把它叫“病”，可以称为“亚健康”。如果质开始变了，“质变而生患”，这时质一变，就开始出现隐患，这时是真正“生病”了。在“未病”和“有病”之间到底如何划分？未病先治，无病治什么？而且，未病是治？还是调养？这都是需要中医业者深入探究的问题。

又如，在针法里，行针前，医为阴，患为阳，病人肌肤、腠理、筋膜等的异常（“独处藏奸”之奸处）为阳，医者要以手、眼、心去探寻、揣摩；行针时，针为阳，被调整的奸处为阴，针引气行、还原归正。这才是针法的高明之处，包含太极之意，也正如太极拳里顺势而为为阴，借力发力为阳，攻守之间有多少阴阳已经交感互化了？所谓奸处，即是异常处，是疾病表现于外的“象”。

还如，医与患，谁是主体？谁是客体？谁为阳，谁为阴？有句话挺有道理：“世上先有了病，才有了医。”没有病人，医生如何自处？病，生在病人身上，病因在他、病痛在他、病之修复也在他（人体的自愈能力，远远超出我们现有的想象）。医生做什么？医者所做，不过就是发现其病因、纠正其紊乱、帮助其还原回和合、平衡罢了。医者任一处置技法的应用，都要遵从于患者身体的反应和变化，所以医者应该自处于客位、为主体服务，依据主体的阴阳角力、脏腑虚实、气血盛衰及其外在形色、神气、动态姿势等的变动，察寻到异常所在（独藏之奸），制定相应的处置方略，如治则、选穴、手法、刺激强度、治疗时长等的确定。此时，病人为阳。

虽然病家是治疗过程的主体，所有的评估、处置、康复都要围绕他而动，甚至从人与环境的关系而言，“走出治疗室，治疗才开始”，考虑因素可能远远超出“医疗”范畴，还包括医疗之外的细节，比如衣着、色彩、职业、情绪、性格、地域、物候等因素，但在整个诊疗过程中，医生却要有“我是君主”的气概：你病了，但你却不知因何而病，更不知如何疗愈；我，是帮助你的那个人，我知道你的问题所在，我能解决你的问题，所以你要遵从我的指示和号令。这是“君主”之责，主体不过是治疗过程的执行者罢了，此时医者就是阳。

在整个的医治过程中，医患的交感呼应是关键，医患阴阳的灵巧转换才彰显一个医者的高明。或许，这就是“医者，意”之谓吧？医者手下感觉的敏锐、专注力的集中是提高效果的必要条件；而无论医者，还是患者，对自己、对对方的感知和呼应，是更高层次上的医治艺术。不少有丰富临床经验的医生每每在被问及某一具体病例如何处置时，大多会说“看情况”，看具体个体的五行体质、生活环境、个性情志、动作习惯等等，这不是打太极，这是源自实战，明白“眼前的人”与治疗密切相关才能说出的切身体悟。把某一具体的病证罗列出标准的治疗步骤，规范出统一的操作规程，这只是“循证医学”的标准化，丧失了人的活泼、人的活力，这时的人在标准的眼中只是机械的组合罢了，所以处置起来沿用机械的程序就可以了；而把病人、把人从流水线的诊疗程序上回归于个体、异质的手艺人的技法上，这是现代的进步，还是对传统的回归？

由上可知，关于对人体和自然的认知，我们的先贤已经以身家性命为代价，探索至生命的源头、宇宙的源头了。个人以为，当今所有关于生命认识的“新”，都只是各自不同的新的验证而已，不会再有更多新的发现或发明了。中医，是一个早熟的、超前的医学体系，是不会被低于其已至水平的研究者所“创新”的。对于今天的中医业者而言，所有所谓的“创新”，都只是立足于自我现有的认知层面和角度、对已有理论和体系的再解读罢了，如六位摸象的盲人一般，得到的其实是自己的见地，而非“全象”“真象”。

图 10 中的金字塔是拉威尔古针灸学派的两位老先生所画，讲述术数之 1～9。我非常赞同。在中医的术数理论中，有从 1 至 9 的变化，他们认为从金字塔尖向下的 1～3 应该是空的、虚的，我们所见的应该是一个平顶的金字塔，就像中美洲的玛雅文化中的平顶金字塔一样。他们这种

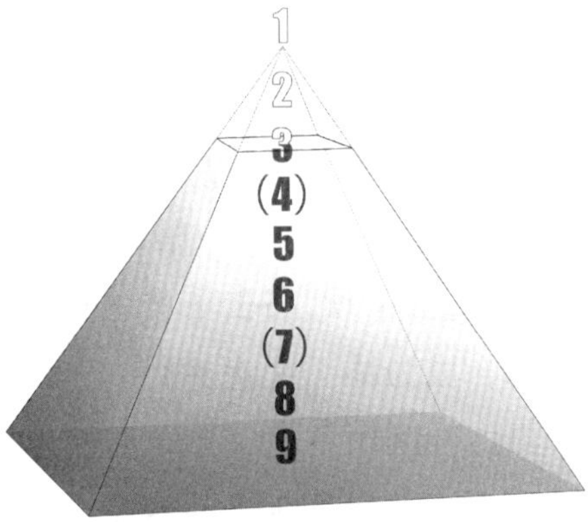

图 10　金字塔形术数图

说法、这种解释，我认为是对的，符合《道德经》中所说的“道生一，一生二，二生三，三生万物”的论述。世界上的万物我们是看得见、摸得着的，它们实实在在存在，是这个金字塔的实体部分；而形成这个物质世界的本源是我们看不见、摸不到的，就像经文中说的“一”“二”“三”。其中这个“三”又非常特殊，它是虚和实之间、无和有之间、无形和有形之间，也就是所谓形而上与形而下之间的过渡、交界、界面。无不是没有，无是不能感知。所以，“一”和“二”是我们把握不住的，我们能把握的是“三”之下的事物。一个阴、一个阳，当它们合而成为“三”的时候，就产生了九种变化。阴和阳也就是“二”，从定义上说，阴、阳是分开的两个，在它们之上没有分开时叫“混沌”，就是“一”，即阴阳未分时。“一”上面是什么？不知道。老子说是“道”，佛陀说是“如来”，基督教说是“上帝”，伊斯兰教说是“安拉”。它们其实是同一个东西的不同名字，那个太高了，我们够不着，也不是我们讨论的内容。我们来说“三”下面的东西。

“三”的实际意义是阴、阳、阴阳，是一个阴、一个阳和结合之后产生了一个新的“阴阳”，就像我们的父亲、母亲结合，生出了一个“我”，我就是三。阴阳相合产生了 9 种组合变化，当三者都是阳时就是乾，都是阴时就是坤，阴阳未分时就是太极。在第一组“三”的变化中，乾坤的中文含义就是天地，乾是阳、是天，男性属于乾；坤是阴、是地，女性属于坤。自阴阳混沌而成阴阳二分，从三阳之乾转变出一个阴（两阳一阴组合）时，因为阴的位置不同，出现了巽（☴）、离（☲）、兑（☱）的变化；当阳减到一（一阳两阴组合）时，也因为阳的位置不同，又出现了震（☳）、坎（☵）、艮（☶）的变化；之后阳衰减至极，出现三阴的状态，成为坤。这就是从一到九的演变，由混沌而始，自纯阳而至纯阴，再由纯阴回复至纯阳，周而复始，变化无穷。在这之间，随着阴和阳的逐渐减少、增加，显现出 9 种变化、9 种性能的象，也就是一个事物从无到有的过程，或从萌芽、生长、壮大、衰弱到灭亡的过程。而如果我们能够对于事物发生、发展过程中呈现的这九种不同性质、状态、性能的变化进行准确判断，那么就医学而言，在诊断上我们对病人的辨别就是正确的。

但是，在《易经》中还有一句话，叫“阴阳不测谓之神”，阴阳的变化是不可能被测定的，它的变化是不会按照我们设定的路线进行的，它具有自身变化的规律，是不可揣度、不可测算的。测的意思也就是固定的、人为的、设置的。因为如果我们可以计算它、设定它、测定它，它的运行轨迹就是固定的，它的变化就是按照一定的套路来走的，而阴阳的变化不是这样进行的。阴阳的变动是不拘的，它的整体的运动变化就称之为“神”。如果分开讲，阴阳具有 9 种性质变化，而阴阳实际是一体的、是一回事，九就是一、一就是九。婴儿时的我、儿童时的我、少年时的我、成年时的我、老年时的我，都是我。所以，这 9 种性能都是阴阳的变化罢了，它们不过就是阴、阳二者在太极图中变化、更替时所处的不同状态罢了。这种变化始终存在，中国古人以太极图来简而概之，以阴、阳变化的不同数级来描述；而任一事物从发生、发展，到鼎盛、衰落、终结的完整变化过程和各个状态的演变规律是不变的。这就是《易经》之“易”字的 3 种含义，不易、简易、变易。就像精子和卵子结合成受精卵，诞生了地球上 70 亿的人口，每一个人都是独特的，但我们都是一阴一阳、精卵结合而生成的人。除我自己之外的其他 70 亿人，相对于“我”而言都属于万物，有成千上万种变化、成千上万种面目，但是我们的根本、根源都是从阴阳变化中由一而二、由二而三的发生、演化而来，再由三诞生了亿万种变化、物质、生物。

这个“万”有定数吗？没有，所以它是不测的。又是谁产生了这个物、产生了这个人？就是这个神，神是对阴阳关系的概括。这也就是中国古人在对世界、对自己的认知上获得的至简至繁的智慧。简单，是因为都是由一、二所生；繁复，是因为出现了千万种、无以计数的变化，万物所生都是由此而来。所以，我们就可以执简御繁，运用阴阳的变化来面对世界、面对自己、面对他人。当我们知道了这个至简的秘密，我们就可以判断、处理、掌握世界上万物的纷繁、万物的复杂。

因为阴阳的至简至繁，所以中医即是最简单的医学，也是最复杂的医学。阴阳无限可分，诚如《素问·阴阳离合论第六》所说：“阴阳者，数之可十，推之可百，数之可千，推之可万，万之大不可胜数，然其要一也。”一个病人来了，面对他的症候，我们先分出阴阳，阴或阳中还可以再分阴阳，一直分下去，最终我们可以找到他的病证的阴阳分属；找到病证的阴阳归属，并不是我要处理的问题，我还要继续回溯，最后找到导致这样一种阴阳之变的根源的“一”，这才是我们要处理的问题的 10 环所在。也就是说，病人表现出来的症候是非常多的，我执简御繁，从每一个症状向上回溯，向上找阴阳、找阴阳……最后归结到产生疾病的阴阳之变的原因。我要处理他的症状，从最末端的这个点往前推寻，一个环节、一个环节连续地推寻，最后找到第一环、把他的问题处理掉。

疾病就像一根链条，病人表述的、我们首先看到的往往是这根链条上的最后一环，医生的工作就是由最后一环向前追溯，找到这根链条的第一环，再由第一环向下逐一解决每一个环节的问题。这也像侦探破案一样。以病案带教记录中的第一例病人为例（详见本书第 330 页），他有那么多的症状，我们从他的症状一个一个往上推，最后发现造成这个病证的原因是这样子的；但是我们如何去处理它？我们去查，查他的头、查他的背、查他的腰、查他的腿，一步一步往下走，解决他的每一个问题，最后让他回复到阴阳的平衡。

这就是中医的思维，中医就是这样去面对一个问题，这样去思考这个问题、解决这个问题的。对于一位高明的中医师而言，满足和驻足于现在和既往仍然是不够的，他还需要依据阴阳变化的规律——阴阳之道，预测、预见到病人在未来可能出现的问题，在当下就将其消弭于无形。这就是《黄帝内经》中所谓的“不治已病治未病”的上工了。而在对于疾病之源的寻求中，实际还含有把人回归于天地的时空之下去追寻源头的含义，因为中医之治是时空之治。这才是完整的中医思维。

八卦，是三的变化，是一阳两阴、一阴两阳、三阴三阳的组合演变。三生万物，由三而生出各种变化，所谓“范围天地之化而不过，曲成万物而不遗”（《周易・系辞》）。这个“曲成”二字微妙而玄奥，与哲学观念中事物发展呈“螺旋式上升”及“螺旋动力系统”的论述有异曲同工之妙。就像太极图中的S曲线，“曲”之奥秘在于阴阳二气的运动，而阴阳运动的三三之变构成万物曲成的万千气象。故，八卦是中国古人对事物发生、发展、演变的抽象认知。而九，还包含一个阴阳未分时的太极，是从阴阳未分的混沌时开始的，它表述的是整个事物由无到有发生、发展、衰落的变化过程，肇始于“道生一”。而我们能够看到的是“三”之后的变化，八表述的就是从“三”出现以后万物所呈现的不同性质和状态，这些是我们能感知到、实实在在存在的事物和现象。所以，三的变化是八，这就是八卦的产生。八卦就是下文中要讲到的阴阳对我们的实际意义，即阴阳之用。我们对阴阳的运用是用的八卦。太极是阴阳未分的混沌状态，阴阳分开了，就有了“二”、出现了阴阳的相互作用，阴阳相应、相交、相合，进而又出现了“三”而化生万物。这里还有一个“神（阴阳之变）得一以灵”的内容，“一”注进阴阳之后衍化出万物，形成了我们存在的这个真实、实在的物质世界。

所以，“三”是九个数字中非常重要和特殊的一个，它是界，是无和有的界、虚与实的界。虚无，我们看不到、摸不到、感知不到；实有，这是桌子、这是椅子，我看到它、我触摸到它、我感觉到它，它实实在在存在着。这些实体物质是从三以后出现的，三之上没有这些实体形态、我们感知不到它的存在。

什么是这张桌子的虚？就是原子、质子和电子这些组成它的微粒子。

在物理学和化学的认识上，所有的物质是同样的电子、质子组成的，但是这些微粒子组成“三”的实体之后就显现了万事万物的表征，而它们的本质就是电子和质子的结合，就是这个“一”和“二”。所以，最后科学和中医走到了一起。科学是对的，它是人类对客观事物的认知；中医也是对的，也是我们对外在世界和自己的认知；只是科学用英语在说，中医用中文在说，说的都是这张桌子，我们用质子和电子能解释这张桌子的存在，用阴阳也可以解释这张桌子的存在，科学和中医之间需要一个很好的翻译。实际上，东西、古今的所有认知都是我们人类生而为人对外在世界、内在自身的认识，都各有所长，也都各有局限。正是这样，这个“万有”世界才精彩纷呈。所以，不管是科学也好、阴阳也好、中医也好，它们存在的意义就是我们要运用它，中医的重点就是阴阳之用。

阴阳是什么？阴阳就是“道”。我们怎样感受阴阳？从我们看到的、听到的、感知到的，它显示出来的各种信息，我们去认识阴阳、认识道。所以，道体——质子和电子、阴和阳，是无处不在的，无论是有生命的、无生命的，还是有机的、无机的，它们的存在不过都是阴阳的组合，都是电子、质子结合在一起，构成我们可以看到的、感知到的物质；但是它们显示出来、表现出来的样子是千差万别、千姿百态的。所以，我们说“道体无处不在，道用千变万化”。阴阳的组合变化是谁都有的，但是表现出来的样子却是千人千面的。我们学阴阳就是要从这些千千万万里面去发现如何运用阴阳之变。最典型的阴阳之用的例子就是生命。生命的存在就是因为阴和阳相遇，相依相抱，交感交媾，诞生了新生命，产生了从单细胞生物到高级哺乳动物人的演变进化，出现了如此多样的物种的存在和变化。所以，我们用阴阳的时候也是灵动的、活泼的，不是固定的、程式化的。

我们通过四诊收集到的信息，对这个病人现在是处于阴阳三三之变的哪个状态（乾、坤、坎、离、震、巽、艮、兑）进行判断，对应他所处的不同状态采取不同的措施，这就是阴阳之用。比如乾坤坎离四卦，其中乾、坎是阳，坤、离是阴。《易传》中说乾卦是“天行健，君子以自强不息”，乾是天，特性是强健、中正、光明、兴盛，就像父亲，具有雄性的特征和属性；坤卦是大地，表现为“地势坤，君子以厚德载物”，特性是宽厚、和顺、柔静、承受，就像母亲，具有雌性的特征和气质；坎卦是阴中一点阳，外柔而内刚，这点阳是灵动的，在性质为向下的两阴中具有上行、上扬的属性，具有中男（青年）朝气蓬勃的气质；离卦是阳中一点阴，内空而外明，在对光明、中正的坚守中又具柔顺、蓄养之德，表现为中女（成年未婚）温柔附丽的气质。所以，当我们观察到一个人属阳、处于乾的状态，具有向外的、亢奋的、孔武的特性，那我们不要招惹他、离他远一点，否则可能会爆发冲突；而从积极的方面说，阳具有强势的、主导的、控制欲强的性质，那么我们就顺应他、顺从他，服从他的领导。坤，是沉静的、敦厚的、顺受的，那么面对呈现出坤的状态的人，我们就采用温和的、包容的、主动的态度对待他。这正如俗语所谓，“见人说人话，见鬼说鬼话”，这句话并非贬义，其中包含有深邃的智慧，只是被世人误会曲解了。我们依据对一个人状态的判断，采取因应的策略去与之相处、与之交流，就会是和谐、和平、和睦的关系。

也因此，在《黄帝内经·素问》开篇的《上古天真论第一》中就有如此八个字，“法于阴阳，和于术数”，以阴阳变化的三三之变作为我们应对事物的法则，用123456789这九个数字去处理问题，使它回复到阴阳和合的状态。而这八个字，在我们日常的为人处世、待人接物，甚至是自我自处的应对中，都是适用的。所以，学习中医一定会熟悉这八个字，法于阴阳者，效法、遵守、仿照、模仿阴阳的变化，而面对阴阳三三之变所呈现出来的不同状态，以相应的数字特性去因应、处理这些事物和问题。他表现出乾的状态，我就用乾的方法去面对他；他表现出坤的状态，我就用坤的方法去面对他，不仅是我与他之间和谐，我还与天地之间和谐，和合、整合、联合而成一个和谐的整体。和合，是中医、中国人所追求的境界。中国上古真人的智慧深不能窥，术数只是其中精华的浓缩之用罢了。这种智慧是超越思想的，超越了我们现有的维度。

但是，“法于阴阳，和于术数”这八个字是总的原则，我们针对具体的一个人、一件事时，阴阳是一种偏正结构，或者偏于用阴，或者偏于用阳，或者用阴中的太阴、少阴、厥阴，或者用阳中的太阳、少阳、阳明。面对一个特质的个体，在具体时间、空间中，他刻下只显现一种状态，我们先要辨别他正处于哪种状态，之后施以相应的应对方法。比如，第四章“病案带教记录”中病例一（详见本书第330页）的那位老先生，按照脉象提示，我判断他正处于少阳的状态，他当下的问题是半表半里枢机转枢不利，我就取其少阳经腧穴来调整他的气机的枢转。

阴阳之用，没有固定的套路，针对具体的人或事用三三之变的方法去应对，这叫作“神用无方”；没有固定的、死板的套路或公式，此谓之“圣”，即“神用无方谓之圣”，用到极致可达圣人神圣之境界。神者，阴阳之变，用者，运用使用，阴阳变化的应用没有固定套路，到了这样境界的人可以称之为圣人。

最简单的例子，比如感冒，治疗不同人的感冒是该处以不同的处方的，因为他们的阴阳三三状态是不一样的，我们不能用固定的处方去治疗患同一种病证的不同的人。至少在具体应用时，感冒的方剂需要做加减吧？众所周知的几个治疗感冒的方子，比如麻黄汤、桂枝汤、银翘散、桑菊饮等，运用时以某个方剂为主，但是实际处方还要做加减，不是固定的。我们用药如此，用针更是如此，绝无一个固定的针灸处方、腧穴组合去治疗一种病证的。就像第一例老先生的腰痛、行走无力，我们如果用固定的针方去治疗，可能当时症状也会有一定的缓解，但这不是治疗他的病证。我们一定是依据他随时随地的变化来处置的，一年半之前和一年半后的现在，二者的治疗肯定是不一样的，我今天给予他的治疗与下一次复诊时的治疗也会是不一样的。这就叫“神用无方”。某个具体的人的现实状态随时随地在变化，所谓易也，我们要按照他随时变化的阴阳三三状态采用对应的方法和处方，这就是阴阳之用。

有个小故事。印度的释迦摩尼佛驻世讲法49年，他最后涅槃之前说了一句话“我讲法49年未说着一字”。我讲这个故事的意思是，不论我在这本小书中说了多少内容，其实我并不希望大家记住它，因为这些都是“无用”的，比如，当我们能把阴阳的概念用在自己身上了，那么不再需要我们去想，一个病人来到我们面前就能反映出他是阴、他是阳，成为一种直观的印象和感觉的时候，这才是“拿到了”“得到了”。也就是中国武术中的“无招胜有招”，当我们忘掉所有的招式，在实战中对这一个对手就是打拳、对那一个对手就是用剑，在我们可以因人制宜的时候，这些内容才成为我们自己的。就像拉威尔学派的那两位老先生留给我的印象，五行的概念对于他们而言已经不是去背诵、强记的了，已经融在他们的血液里、拿来就用了，比如对于一位火行偏弱的人，他们会自然而然地告诉他可以穿一件红色的衣服、用一些热性上扬的物品，这就是“用”。

有一句话说“读书要把书读薄”。我不是要让读者去看我提到的这些书，当然经典是必须读的，否则不知道道之理，实际上我自己现在都不太看别的书了，我只看《黄帝内经》《道德经》，其他的书很少再看。我反复在说，当我们有疑问的时候，就遵循两句话：向大自然学习、向生活学习。所谓“法天则地，合以天光”，大自然和生活是我们最好的老师，带着经典、走出书斋，在天地之间读无字之书，当我们着眼于精的层面，我们能看到的即便纤如毫毛、不过就是一堆有形之物而已；当我们着眼于人，我们能看到活体气机和能量的流动；当我们着眼于天地之间，我们能看到的是生命的生长化收藏。当我们有了任何疑惑，不必去问其他人，去看看太阳的升落、月亮的圆缺，看看四季寒暑的更迭，就会豁然开朗；再去看看我们每天如何起居、如何工作饮食、如何休息睡眠，在这样的状态中会发现很多的疑惑自然就解开了。因为最好的老师就是大自然，就是生活本身。

上述有关阴阳的理论，是为了给后面讲脉法准备的，这是我所用脉法的基础。我所用的脉法来源于我的师兄对自然现象的观察，他看了四年多日升日落、月圆月缺、花开花谢，每天都去看，然后他观察到太阳升起的方位在夏天与在冬天的不同，月亮的圆缺对我们的生活、生命的影响，由此，中医的阴阳概念直观地展现在他眼前，他说“哦，我知道阴阳是怎么回事了”，所以才有了这次我想写下来的脉法。当你真的知道了太阳是如此起落的时候，你不用去理会别人告诉你如何诊治病人，你自己去感受，一看到病人、一摸到病人，你就知道他是怎样的了。

如果说让我总结的话，全书的内容我可以用一句话概括：中医的治疗是要把这个人身上的“四季”“昼夜”调整、协调为他现在所处的具体时空之下的四季和昼夜的时点。这就叫“天人合一”，如此这个人就无病了。再说回第四章“病案带教记录”中病例一（详见本书第 330 页）那位老先生，在初夏时节，他的身体还处于冬春交季，所以我们对他的治疗就是要让他进入到当下的春夏之际，这样他就与当下的天地相合了，就无病痛困扰了。我们之所以有病，就是因为我们身体中阳气的运行与外部天之阳气的运行不一致、不相合了。我们的身体中也是有四季、有昼夜的，把我们自身的四季与所处的天地环境的四季调整相谐，这就是中医的治疗。一句话以概之，即是把人的四季协调为天地的四季。这就是中医之治，也是这本书中要讲述的内容。

（四）如何别阴阳

在医术之用中，阴阳的意义之一就在于“察色按脉，先别阴阳”，《黄帝内经》所论述的诊断过程就是要“别阴阳”。如何别阴阳？全书的五章中，有四个半的内容都是在讲如何诊断、别阴阳。

怎样在有形有质的人体上直接找到阴阳？气形质混而为人，人体气形质及其相互转换就是人体的阴阳之变。阴阳不是物质性的、或者说不仅仅是物质性的，阴阳的本质是“关系”、是变动，别阴阳首先是察阴阳之变。搞清楚阴阳之变，中医得之矣。

阴阳就是关系，就是一体中相对的两面。对一个人而言，其左为阳、其右为阴，其上为阳、其下为阴，其背为阳、其腹为阴，所以只要找到这个人的正中线，我们就可以判定他的阴阳。一般而言，人体正中间的纵行线称之为中正线。我们从前后看冠状面、从上下看横切面，都可以找到一条中间的线，但人体最主要的中正线是在矢状面上的中心线，它的顶点与百会穴重合，它的最低点与会阴穴重合。理论上，人是造物主最完美的一个作品，我们的身体应该是左右对称的，这是最优美、最完美的形态。但是现实中我们找不到一个左右完全对称的人，比如很多人的脸一边大一边小，我们的手也基本是一边大一边小，即所谓的“利手”要大一些，我们走路时左右旋转、摇摆也不对称，有一边幅度大、另一边幅度小。这些都是“形变”，是诊察中需要注意的地方，后面我会详述。

如果一位中医医生找不到自己身上的那条中正线，想去找病人身上的线是非常困难的。因为我们首先要以自己的中正线作为参照。我们如果不找自己的中正线，在病人身上找有时也可以找到，但这条线仅仅是“形”上的线而已。像第四章“病案带教记录”中病例一（详见本书第330页）那位腰腿痛的老先生走路，我们也能判断他的双侧姿态不一样，一个人形态上左右不对称也可以用肉眼发现，但是我们很难察觉他的不对称，尤其是无形之阴阳的不对称产生的原因来自何处。这是中医与西医不太一样的地方。中医强调的是一位医生自身的感受和觉知，“我”作为参照物、参照标准，再以此去衡量、判断患者的偏或正、异常或正常。所以，在古时强调医生的自身修炼，目的就是把医生作为一面镜子，病人来就诊，映照在我的感知里，我觉察到病人的影“象”，看看他的衣服正不正、头面正不正……但是，如果这面镜子本身不洁净、不平整，就无法映照出镜中人的清晰影像。所以，所谓修炼或者练功，就是让我们医者清理自身的“镜面”。

在中医八纲理论的论述中，阴阳统领寒热虚实表里，八纲以阴阳为基本，这八者属于病性范畴，是对病情性质的辨别。所谓“病”，实质就是超出正常值范围的生理变动，或者亢奋或者抑制。相对于正常值范围，我们需要判断患者的状态是超出正常阈值、还是低于正常阈值。人的正常生理状态不是一条一成不变的直线，中西医在这一点上的认识是相同的，比如，一天之中人的生理活动具有节律，有高峰、有低谷，这种波动在一个正常范围内、符合正常节律就是正常的。我们最熟知的生命节律是心律、血压、体温等在一天中的波动，更接近于一条正弦曲线。如果这种波动超出了正常值范围，就成为“异”、成为“奇”，属于病理状态了。比如我们的心率，正常是60～90次/分，高于90次、或低于60次都是异常心率。不过，这是西医学的量化数值，中医观察的不是如此这般的具体数值，中医观察的是病人疾病的“象”——唯象思维的象字。

相比较而言，容易被观察到“象”的人是小孩子、婴幼儿，他们是最天然纯粹的状态。小孩子没有生病时是非常活泼的。我们观察一个孩子有无疾病、病情轻重，最主要是看孩子的精神状态好不好，如果孩子一打蔫儿、没精神了，那么基本可以判定孩子的病情比较严重了。再比如，在春夏交季的五月，正常应该开什么花？如果当年气候反常，春夏本该开放的花未开、花期延后了，我们去观察自然中的现象就会发现当前是正常、还是异常。成年人会掩盖、会假装，但有一些信息也还是藏不住的，比如说神。直观的例子是一个抑郁的人，他可以装得很高兴、很欣快，但总有某个时段他会显现出很沉郁、很缄默的样子，有一种自我封闭的趋向，我们就会发现他的神有或阴、或阳的改变，也就知道他有问题了。也就是说，成年人再会伪装，总有一些东西是他伪装不了的，比如一些下意识的小动作、眼神的变化、神态的改变等。所以，在刑侦学中有些动作专家可以通过观察一个人的小动作、姿态等的变化，看出他的心理、情绪，甚至个性等内在的情况。这与中医望诊中所说的“望而知之谓之神”是一样的道理。中医认为对一个人内在神气的把握是最首要的一步，称之为望神。

在中国经典《列子·说符》中有一个九方皋相马的故事，很好地阐释了“望神”在实际生活、生产中的运用。春秋时代秦国的国君秦穆王请相马高手伯乐推荐一位继承人。伯乐推荐了九方皋，在找寻了三个月后，九方皋为秦穆王寻到一匹良驹，他在向秦穆王描述这匹马的特征时说它是一匹黄色的母马，但是派去接马的人接回来的却是一匹黑色的公马。秦穆王很不高兴，向推荐人伯乐问责。伯乐惊叹道：“九方皋相马竟然达到了如此境界！比我高千万倍！他看到的是马的天赋灵性和内在神机，深得马的内在精妙，而忘记了它外在的粗糙表象。”这个故事可以用来描述望诊的不同层次，从望外在的形色、到望内里的气血、再到最核心的精神，抓住本质而不为表面征象所迷惑。

这里没有特别的技巧，看得多了就有感觉了，就“会看”了，也就是卖油翁所谓的“无他，但手熟尔”，如此而已，由量变到质变的提升过程。但对于一个医生而言，量的积累不是简单的数量的重复和重叠，它是需要总结、提炼的。比如，疼痛的病人看得多了之后，我们就会发现他的某个姿态正是提示他的问题所在，或者是他下意识保护的部位、即所谓“护处必痛”，或者是为了缓解疼痛采取的保护性姿势，再或者一瞬间的痛苦表情提示他的病痛正在发作等。这就是“望”，就是我们的经验积累过程，是我们对于各种病证的共性总结得出的经验，如此逐渐提高自身的业务能力，所谓细节决定水平。

1. 病性

辨别疾病的阴阳，首先要从病性上分析。病证性质有表里、寒热、虚实之分，比如发热、咳嗽，常见的是因感寒引起的表证，但有些可以因内因导致，比如癌性发热、咳嗽因为肺部占位引起，一些免疫性疾病也可以出现发热、咳嗽等症状，诚如经言“五脏六腑皆令人咳”。这样，从咳嗽一症上就可以分出病因是外邪引发，还是内因所致，这就分出第一层的阴阳，表里的阴阳。

再如寒热，相同气温下一个人要穿短袖、一个人要穿羽绒服，这也分出阴阳了，前者为阳、后者为阴。虚实，一个很亢奋、“弃衣而走，登高而歌”，这是阳性实证；一个很虚衰，话不过三句、行不过数步就气短乏力了，这是阴性虚证。

从病程上看，疾病初起、病情轻浅的，属于阳证。第四章“病案带教记录”中病例一（详见本书第 330 页）中的老先生病程一年半了，如果他是昨天游泳、今天出现了腰腿疼痛，从病程上分就是属于阳性的；但他就诊时病程已年余，在病程上病证可能多已入里，属于阴性的了。

阴阳无限可分，在诊疗中运用就像剥洋葱，阴（阳）中再分阴阳，直至找到“因”，即审证求因、治病求本之意。就表里、寒热、虚实而言，我们从表里先分出阴阳，表为阳、里为阴，再由此或表或里往前分，比如里证咳嗽，是因有形的占位引发、还是为阴虚燥咳？一者阴、一者阳，分出第二层阴阳。我们一步一步往前推导，最后会找到病性最初的、最根本的阴阳属性（见图 11）。

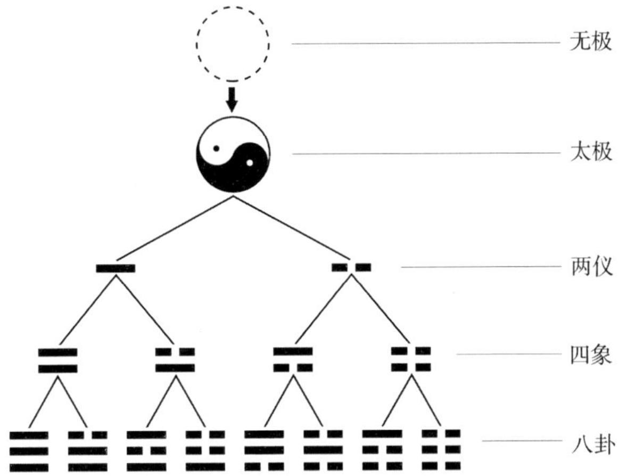

图 11　阴阳分层图

我们看到的第一个症状往往是最末的一组阴或阳，病人可能有很多症状，每一症都有其或阴或阳的属性，我们抽丝剥茧一层层回溯，沿着一条线索推导，最后可以推导出最初的阴或阳，这就是“真相”，而真相只有一个。我们一步一步分辨阴阳，向其源头回溯，最后找到本源的阴阳之分，这就是“别阴阳”的答案。

“阴阳无限可分”“阴阳是一种相对关系”在诊断中的具体运用如上所述，当我们找到一个具体病人整体病证的偏阴、偏阳性质时，就找到了他的“病之本”。

2. 病位

在病位的辨别上也如此。比如，脏与腑是一组相对应的阴阳，背与腹相对、上与下相对、经与络相对——经脉行于内、络脉行于表，也有阴阳，这样我们从病变部位、组织结构也可以分出病证的阴阳。

以上是对病人展示出的病证之“象”的阴阳辨别，而最本质上还有这个病人本身的阴阳偏性对病证的影响。比如，同是感冒，小孩的感冒与体虚老人的感冒是不一样的；同一疾病，男性表现与女性表现也可能有不同。所以，病人本身因素，如年龄、性别、体质等也会影响阴阳的性质。女为阴、男为阳，体质有阴阳二十五人之分，每个人本身有五行阴阳的偏属。这是主观因素对病位阴阳的影响。

客观因素，如时节地理，也对病位阴阳有影响。夏天出现发热、汗出，可能是中暑，冬天出现发热、恶寒，可能是感寒，二者一为阳、一为阴；北极的人与赤道的人所处地理条件上寒热的差异在致病原因和病证表现上也会有阴阳的不同，也会对其病证的阴阳产生影响。所以，一个人所处的时节、地理条件等外在因素也会影响其病证表现的阴阳。这些都是我们在诊察病人时要考虑的内容。

在病情表现上，有人在晨起时病证比较明显，有人到了黄昏病情较前加重，这也是阴阳性质的不同。早上太阳升起，天地阳气正是升腾之时，人体的春天也在早晨阳气升发，此时病证发作，是人体阳气升发不及，这是阳；到了午后、太阳要落山了，人体阳气也要收敛、闭藏了，此时病证发作，是在阳气入阴的环节出现问题、入不进去，这是阴。以上是从时空分辨阴阳，仍然是遵照三因制宜的原则。我们也由此可知，没有一个病证可以用现成的套路去套用，没有一个病人是按照教科书来得病的，一定是在这个时间、这个地点对于这个人而言他的病证是阴？是阳？我们从他所表现出的众多病证一层一层深入，发现其阴阳真相。

3. 病机

前面所述之表里、寒热、虚实、脏腑、腹背、晨昏、春秋、冬夏、北极热带等，都是比较明显的、可以一眼看出的阴和阳，但是最重要的阴阳是中医所说的阳气的升降出入，这是病人病证的病机所在。所谓升降者，是内在气机的上下左右之圆运动；出入者，是内里气机达于体表、再复归于内的周流运动，而表里之间尚有一“息”。息者，内外气机的交通交互。

举例而言，一个人主诉头痛、发热，我们要知道他的病证是因为阳气向外升发不及所致，还是向内敛降不能所致，是在向上升的过程中出现的，还是在向下降的过程里导致的；而且，进一步细分，在一气周流、左升右降的圆运动中，升中亦有阴阳、降中还有阴阳。这就是气机升降中的阴和阳，它无关乎是以升降、内外、上下、左右何者命名，其关键是气机运动的趋势、趋向，医者要把握的是病家气机是升、是降、是出、是入的趋势，至于上下、内外的“箭头”名称不重要。

而在这个“趋势”之前，还有一个“序”。病人的气行趋势不对了，我们要知道它是首发的？还是继发的？是因为什么原因造成的？这就牵涉到“序”的问题，谁在先？谁在后？谁是因？谁是果？这是关于时间的问题，但凡与序有关就会涉及时间。我反复强调中医是时空医学，中医之治是时空之治，所以时间先后的判定非常关键。《黄帝内经》中以奇、恒表述异常和正常，奇者，奇变，异常的变化、异常的情况；恒者，恒常，正常的变化、正常的状态。正常人体原本存在气机的升、降、出、入，但此过程中如果气机的运行超出了正常升降出入的范围，或者太过，或者不及，或者升降反作等，就成为“奇”。彼此相互联系、相互影响，又可相互转化、相互错杂，临床诊治时需辨明主次因果，即阴阳所在。

阴阳实质就是阴阳为易的变字、活字，阴和阳的相互关系是变化不拘的。所以，我们看一个人，不只要看他现在的样子，还要看之所以导致了他现在这个样子的过去的原因和将来他会向哪个方向发展变化的趋势。诊断疾病亦如是。正如日有冬夏的照射纬度，月有望朔的圆缺盈亏，连太阳、月亮都一直在变，人怎么可能是一成不变的？所以，我们一定要用活的、变动的观点去辨别现下、现刻这个具体的人的变动趋势。这就是中医，还是这个“易”字、阴阳易也。只有一种情况是不变的，那就是死亡；但死亡之后，遗骸还是会变，它会腐败、分解，最后成为小分子，甚至元素，土归土、尘归尘，再次回归于大自然中的物质循环，它所丧失的是生命的“活”的变化，其组成元素的变化是时时刻刻存在的，从来没有停止过。我的身体上有氮氢氧，一张桌子里也有氮氢氧，只是我是有机的、活体的，它是无机的、非生物的，如此而已。这就是人和自然。

4. 别阴阳实例

上面的概念和理论是抽象的，未及实用。阴阳的实际意义是阴阳之用。我们要学会如何运用阴阳之变来把握事物、解决问题。如何看到病人的阴阳?

首先看其形，最简单的是看外形和形态，左右是否对称、体格是否强壮、动作是否协调灵活等。这个形及其变（形变）是我们需要格外重视的内容，后面还会详述有关形及其显露的“象”的内容，因为形变是人体气机变化所引发的一个有形的、可以觉察的表征，最明显、也最简易，它是象变反映于外的样子，可以帮助我们去抓住象的特征，就像九方皋相马一样。所谓象，其内涵之一类似于一个有形事物引起的我们对它的无形的感受、感觉，例如蓝绿色的冷光、红橙色的暖色。

病人之疾的病性、病位、病因、病机及其体质等就像拼图似的，最后拼成我们一眼所见的这个人，即通过我们多种感官收集的多种信息，我们形成对于这个病人之疾的“印象”。比如，一个人左边大、右边小，行走往左侧偏旋，都说明他左侧气机偏盛、右侧偏衰，左偏阳、右偏阴，他整体的阴阳向左侧偏移了。我们要对他进行调整，就需要向右侧进行偏重；反之，则需要向左侧调整。所有的线索和信息最后形成一个人表现在外的外形，所以但凡有“形”上的异常改变，其根本一定是因为有阴阳平衡、阴阳之常的改变。我们要诊察的就是这个阴阳之变的偏奇所在。

仍以第四章“病案带教记录”中病例一（详见本书第 330 页）老先生为例。他走路时的姿态是左右不对称的，触诊所得他背部两侧肌肉的厚度、紧张度也不同，头部两侧头皮的厚度触摸之下也不同。我们诊察中要注意的最主要的形变就是局部的肿胀或者凹陷（即萎缩、变细、变小)，这是我们一眼即可发觉的形变。这样的形变一旦出现，他一定已经发生了内里的阴阳奇变。所以，我们抓住病人整体或者局部形状的改变，以此为起始点，一步一步向前推导，就可能找到他疾病的阴阳之变的源头。这是我们要去察的最重要的内容。

我们说“阴阳无处不在”，是因为关系无处不在。阴阳者，一体两面或两者之间的关系罢了，它不仅存在于疾病的诊疗中，也存在于我们日常的生活中。比如，讲课，老师讲、学生听，讲时老师为阳、学生为阴；期间，有学生提问，老师必须听他的问题、然后才能够回答，此时学生为阳、老师为阴。中国古人把这样的过程称之为“师徒授受”，说的是阴阳的转换、阴阳的关系，一问一答就是阴阳。

再比如，我们做针灸治疗时，下针之前医生要察经、揣穴、找到10环靶心，此时针尚未入穴中、还在“瞄准”阶段，手中的这根针为阴，在治疗中处于从动位置；一旦扣动扳机，进针入穴，针即为阳，在治疗中处于引气导气的主导地位。这个过程中也包含一阴一阳的转换。前面我们提到，在医疗过程中，医患也是一对阴阳，诊断时病人是主体、为阳，我们要治疗的是病人、察的是病人的体征，医生要以病人为主去因应，像地球围着太阳转、月亮围着地球转；而在治疗时，病人不知自己为什么会生病、不知如何治疗疾病，医生知道、要帮病人治疗，此时即医为阳、患为阴；但一旦治疗开始，疗愈、修复的过程是启动了病人的自愈系统，在取效的过程中又是病人为主、为阳了。即便是手术治疗，术前、术中、术后的完整过程亦如是。所以，医患的阴阳关系也是随时转换的。

《黄帝内经》中说“谨守阴阳，无与众谋”，可以作为我们“别阴阳”的守则。重点是要抓住阴阳关系的转换、变化，不必理会其他因素的干扰，不用管它风吹浪打，均是浮云遮望眼，我们自是身在最高层，抓住这对阴阳关系的变换转化，就抓住了最关键的核心了。就像体育竞技中，一队的主攻直冲目标时，对手会在旁边给予各种花招、干扰，此时不必理会、只要盯住目标直接冲锋就好。我反复强调阴阳的关系和转化，是希望阴阳的观念能融入我们每一个中医人的血液里，当我们在面对一个病人、一件事物时，对其阴阳关系的把握能成为我们一种不自觉的下意识的印象、感受、判断。

阴阳对于中医而言，实在太重要了。中医如果归结为两个字，就是阴阳。阴阳是自然之道，而道就是自然的变化规律。我们如何去用道？根据时空、个体之变，因时因地因人而用。三因制宜是中医诊疗中要遵循的、放之四海而皆准的原则。

我费了这么多笔墨讲解阴阳，实际《黄帝内经》只用两句话就说明白了：阴平阳秘，精神乃治；阴阳离决，精气乃绝。原文见《素问·生气通天论第三》：

> 凡阴阳之要，阳密乃固，两者不和，若春无秋，若冬无夏。因而和之，是谓圣度。故阳强不能密，阴气乃绝。阴平阳秘，精神乃治；阴阳离决，精气乃绝。

中国古代道家经典的写作有一个文法，就是第一章和后面任一章都可以合在一起，首篇和后面任一篇章合起来都可以通畅地读下去，都有完整的文意，不同组合具有不一样的内涵，也就是我们读经典可以以1+N的形式进行，第一章与后面的篇章随意组合都可以通读。这是因为首篇是最重要的，记述的是全书的主旨；后面的篇章都是对第一篇的具体阐述。说一句或许会误导大家的话，你可以根据你的喜好去读后面的篇章。也因此，第一篇是我们必须精读、深研的，要抓住其精髓；后面的内容可以根据我们的需要、我们的兴趣选择要读的部分。以《黄帝内经》为例，《素问》和《灵枢》两部，各自的第一篇《素问·上古天真论第一》和《灵枢·九针十二原第一》是我们必须精读的章节，后面章节的论述实际是由大到小，从总的概论向具体的分部的细则、细节去阐述。所以我们可以看到《素问·生气通天论第三》讲的仍旧是阴阳之间重要的原则性关系。

前面我们已经讲过，在阴阳的实际运用中我们用的是一种偏正结构，对于我们人体的生理、病理而言哪一个是更主要的方面？就是这个“阳”。《黄帝内经》里用这样一句话来说明阴阳的主从关系：“凡阴阳之要，阳密乃固。”密者，指阳气的正常功能，是充足、致密、稳固的，同时阳气又不可太外露，在内里运行时要适当敛藏，即所谓深藏若虚、不露锋芒，实力不能显露于外。人身中的阳气是我们所有生理机能、病理变化中最主要的方面，阴的变化是依从阳的变化而来。阴阳的偏正结构更偏重于主动的、活泼的、向上的阳的主导作用。我们后面讲脉诊、讲针刺，都是要抓住人身中阳气的变化。

《黄帝内经》中对阴阳的主从关系还有一种说法："阴在内，阳之守也；阳在外，阴之使也"（《素问·阴阳应象大论第五》）。阴镇守于内，阳使动于外，各司其职、互相依存，构成了人体生命中物质与功能、有形与无形的对立统一。这是从阴阳各自的功能特征而言。同样的，在社会生活中，也存在阴阳的对立统一关系，比如中国人有一句俗语："男主外，女主内"，男性在外工作、谋生养家，女性居内持家、养育子女，也是阴阳谐和的一种体现。当然在现代社会，这句话的社会基础已经改变，今天的女性一样可以外出工作。阴阳是平等的，并无高下之别、贵贱之分，这与现代社会倡导的男女平等是一致的。

在我们人类当中，谁是最阴平阳秘、最阳密乃固的？就是婴儿。《道德经》中描述婴儿："骨弱筋柔而握固，未知牝牡之合而朘作，精之至也；终日号而不嗄，和之至也。"小婴儿可以啼哭一天而嗓子不嘶哑，可以长时间阳举而不泄。这就是阳密乃固。阳气充足、守护于内、未散在外，是含德之厚的常明之态，是最自然、最好的。成年人做不到这样，一天工作、人际交往，阳气发散于外，因烦琐的事务而耗损掉了。

除了《黄帝内经》之外，我还读一本书，就是《道德经》。作者老子在书中最推崇的是水和婴儿。为什么？因为婴儿是人最自然的状态。我们去抚摸小婴儿，会发现它最大的特点是柔软、柔嫩，它可以抱着自己的脚丫吃脚趾头。成人为什么做不到了？因为我们的形体已经变了，变得固化了、僵硬了，这就是阴阳出现奇变了、有病了。后面我们讲治疗，一个重要目标和指针就是要"复归于婴儿"，把我们身上僵硬的地方还原为柔软。我们的身心就无疾了。我们可以在自己身上体会，比如我头痛，可以自己摸一摸头部两侧，疼痛一侧的皮肤会出现紧硬。但凡有疼痛，痛处基本都是紧张的，如果痛处紧张不明显，一定有另一处被牵扯的部位是紧张的。我们把病人紧张的部位松解、柔软下来，他的疼痛就会改善、减轻。这是治疗的一个要点。

在现代医学的发展中，现在有一个比较流行和受欢迎的理论与技术，称为"动态神经肌肉稳定功能训练（DNS，dynamic neuromuscular stabilization）"（见图 12），阐述动作控制系统中神经生理学原则的重要性，

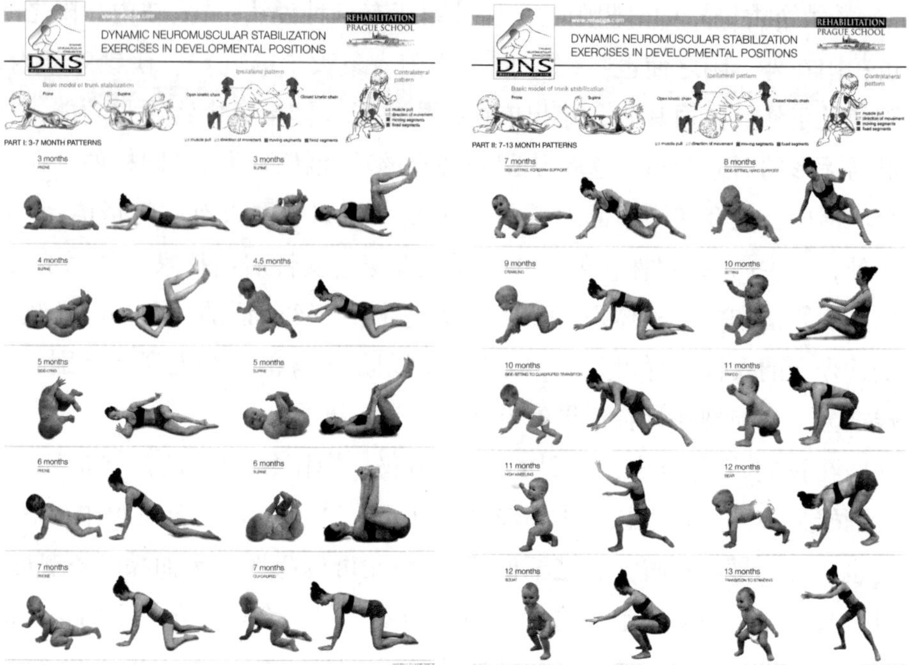

图 12　DNS 训练图

特别强调肌肉骨骼系统治疗中与神经发育相关的内容。这个理论、理念与中医的观点相吻合。一个刚刚诞生的小婴儿从脖子都立不起来开始，到它学会和掌握翻身、起坐、爬行、行走的动作，它的神经系统的发育、对肌肉骨骼动作的控制机制是最自然、最天然的发育过程，中国民间所谓的“三抬四翻六坐七滚八爬九立十二走”是对这一发育过程简明确切的总结。尤其对于 1 岁以内的婴儿而言，如果我们观察它们的动作发育经过，用它的发育过程作为模板、作为教材去指导成年病人动作的康复训练和再学习，对病人绝对有好处。他的疼痛会减轻、错误动作模式会得到纠正。比如，我们观察婴儿是如何翻身的、成年人又是如何翻身的，婴儿翻身时是一侧身体（躯干、肢体）整体翻滚过来，成年人是直接以腰臀部转动，仅翻身一个动作中成年人腰椎所承受力量的比重就远远大于婴幼儿，损伤也就远大于他们。所以，我们要向孩子学习，翻、坐、立、行都应该像小孩子那样做，这是最自然、最高效保护我们的肌肉关节的动作。也因此，我认为DNS是现代医学在发展过程中回归自然的一个理念和学科方向，是很好的内容。我经常跟我的年轻同事，特别是那些新爸爸、新妈妈说："你们一定要把孩子翻身、起坐、爬行、行走的过程录下来，可以照着去练习。"

大家发现上两张图的分界在哪里吗？在直立和行走，1岁左右婴儿学会直立，之后又学会了行走。从爬行到直立，直立行走把人类从动物界分离出来，也把我们从与自然的连接中断裂开来。1岁以内的小婴儿其实更像小动物一样天真自然，饿了会哭、困了会睡，不理会外部环境如何，所以，我对它们用了"它"字。而我们成年人自成长之后，出现的很多问题都是由直立行走的错误模式引起的。如何治疗？复归于婴儿，回复于天然，学习婴儿的翻、坐、爬、行，让我们身体动作的记忆和习惯回复像婴儿一样的自然状态。这也就叫"道法自然"。

二、一气周流，气机炁化

中医对人体认知中最有特色的一个概念，或者说名词就是"气"。中医认为人是由精气神构成的，气是人对自身"三调"的调整、控制过程中最核心的内容，我们只要抓住气的变动，就可以直接影响其形——精的层面，还能影响其神，神的安定、宁静的变动。所以，中医对于气的运行的把握是其所有理念的内核。一言以蔽之，就是一气周流，气机的炁化、运转，也就是气机在人体上下、左右、内外的升降出入。我们要抓气的运行，只此四字足矣。升降者，指气行的上升与下降，是气在人体内部的运动形式；出入者，则是内外气的交换形式。因此，升降出入是气机运动的基本形式，亦是生命存在的根本保证。

《黄帝内经》把人体气机的升降出入高度概括为我们在一年中的生长化收藏、一生中的生长壮老已，这些过程中均蕴含着阳气的升降出入，甚至还说"升降出入无器不有"，所有事物的发生、发展都是因为气的升降出入所造成的。而最大的气机升降就是天地之间天气、地气的升降、交流、运转，即所谓的“气之升降，天地之更用也”。所以，形变是怎么来的？就是一身之气的升降出入出了问题，才发生了形质之变。那么我们要改变其形变，就去抓住他的气机升降，哪里有问题，就去干预哪里的气机升降，就可以改变他的形变。就像《素问·六微旨大论第六十八》中所说：

> 出入废则神机化灭，升降息则气立孤危。故，非出入则无以生长壮老已，非升降则无以生长化收藏。是以升降出入，无器不有。故器者，生化之宇，器散则分之，生化息矣。

由此可知，《黄帝内经》所言气的运行就是升降出入，升降出入只不过是气在跑道上跑而已。这个跑的动力在哪里？它的发动机在哪里？就是这个炁化，炁化才是整个气机运转的最核心。气的运动具有普遍性，生命活动是在气的不断运动过程中产生的，因此气的运动是产生炁化过程的根本。气的升降出入运动以及气的阴阳双方之间相互作用，是炁化过程发生和赖以进行的前提与条件。气动运行不息，炁化过程自然也始终存在。从另一方面说，炁化过程中寓有气的升降出入运动，气的各种运动形式正是从炁化过程中体现出来。“物生谓之化，物极谓之变”，气的升降出入运动及其炁化变易维系了人体内新陈代谢的协调稳定和生命过程的有序发展，一旦气机升降、出入停息，则生命活动也即终结。所谓生长化收藏，生长者，升也、出也；收藏者，降也、入也；不降则无以升，不入则无以出，所以“藏”是蓄势，是太极拳出拳之前的收敛，反之亦然；而化者乃炁化，后文我们会详解炁化，讲气机的升降出入如何影响我们的生理、病理，如何抓住病人的气机升降去治疗疾病。

在中医的认识里，中国古人认为天地之间就是一气的运转，它的升降出入是天地之间所有事物运行、存在的最基本的运动方式。我们先不管天地如何运行，我们先看这一气在人体中是如何运行的。

古代的中医认为，我们生命存在的最基本的活动及特征就是气机的升降、出入，其中还包含了开阖枢。升和降是我们身体里气机的主要运动方式和趋向，出和入是我们与外界环境之间最主要的交流方式。作为一个个体的生命，从我们的出生、成长、强壮、衰老到死亡，从我们每一天的新陈代谢来说，都是由气机的升降出入所决定的。在我们这一生的各个阶段，在我们每一时、每一刻、每一天的生存中，都是气的运动在决定着我们生命的过程、生命的活动，即气机的升降出入贯穿每一生命体“生长壮老已”的生命全过程及新陈代谢的各个环节。当气机的运行是和谐的、有秩序的，我们就是健康的、正常的；当其中的某一个环节出现了异常，或者太过、不及、出入的时段相反了，我们就发生了疾病。而一旦出现疾病，因为气机的运动是从无停止或间歇的，它的运动是逐渐趋于正常，还是越来越反常，决定我们的疾病是趋向痊愈，还是进展恶化。一旦气机运动停止，结局就是死亡。所以，《黄帝内经》十分明确地告诉我们“百病皆生于（阳）气”。

这里我特意标出这个气是阳气，因为我们强调要“别阴阳”，气相对于我们的形体而言属于阳，阳的特点就是“活的”“运动不居的”。一旦气的活动出问题了，即是秩序被打乱了。当我们判定一个人是有病的、是某某气病了，无论是经气，还是脏气（心气、肝气、肺气、脾气、肾气等），一旦有“气”字就要知道一定是在气的运行、转化过程中某一个环节出问题了。我们要找的就是这个问题环节所在。所以，人身的阳气周流也是有“四季”的。中医治疗的“以平为期”，就是要把人身之四季与天地四季相谐和。

（一）天阳升降

中国字就是图画，其实我们可以把经典中所述都归纳在一张图画上。图 13 说的就是天的阳气、自然界中的阳气的运行图，实质就是一个圆，一个气的运行的圆。在这个圆里，一半包含了气行的升发，一半包含了气行的敛降。这张图的主体是天地阳气、人体阳气，标示的是阳气的周流运动，图中的“阴”是阳气之敛降、“阳”是阳气之升发。我们知道阴阳无处不在、阴阳无限可分，就阳气而言，它的升降也是一对阴阳。

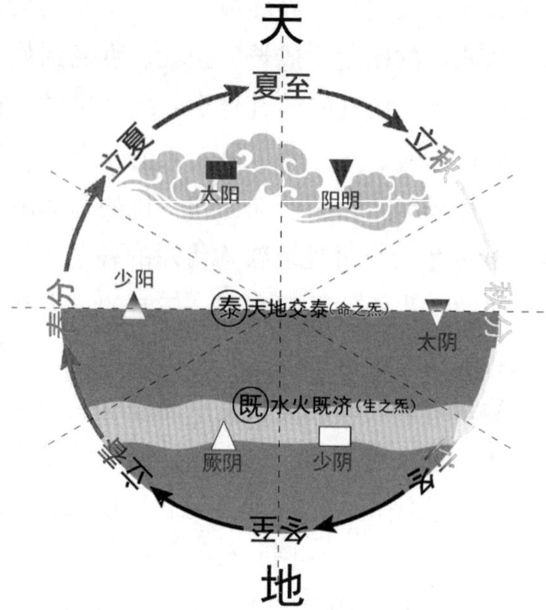

图 13　天之元阳升降图

中国古人经由对天地日月的运行和自身生理病理现象的观察，获得了对气机周流的认识，所以，自然和天地是我们学习中医最好的老师，通过观察日月的运行、四季的变化，可以从中明阴阳。地球的自转、公转引起昼夜、四季的更迭，图 13 中的纵横十字标示东西南北四正位，水平横线左下至右上的斜线是阴阳分界。在天地、人体各自的阴阳气转换上存在一个延时效应，这也是先天（四正）与后天（四隅）的差别所在。

图 13 中的水平线标示的是地平线，是人站在天地之间看到的天与地的交界、阴阳的交界、有形与无形的分野，也是阳气升降转换、力量交争的节点。我们最直观地看到天地间气机升降的标志就是太阳的升落，从太阳的升落中我们看到了阳气的升降。当我们看到太阳从地平线下跃出来，这是一天的开始；看到太阳从地平线上落下去，这是一夜的开始。但实际，在太阳跃出地平线之前的寅时（凌晨 3～5 时）已经是阳气开始升发的起始阶段，即黎明时分（立春节气，春之始）；在太阳即将落

山前的申时（午后3～5时）已经是阳气开始敛降的起始阶段，即黄昏时分（立秋节气，秋之始）。人体与之相应，寅时也是人气始生之时，有胎熟出生之意，亦是在起居上由寐转寤的时候；申时正好相反。

图中的三角形提示的是阳气运行的升降状态，尖向上表示阳气向上升发，尖向下表示阳气向下肃降，四季之阳气、昼夜之阳气、人身之阳气均如是。其中，厥阴、阳明分别是阴阳二气主事之始，是阴阳交替、由开转阖（收）、由阖（收）转开的节点（详见后文“厥阴与阳明”）。因为阳气升降方向的不同，即便是相同的气温、湿度、风力等气候条件，对人体气机运行和生理功能的影响也是相异的。比如相同温度下，在早晨和在黄昏、在春季和在秋季，人体气机的感受正好相反；同样是降水，夏季因为阳气向上蒸腾的气势盛，所以地面的水以蒸发为主要散失方式，而冬季则以渗下为主要方式。另一个例子，像清晨或春季的雾气是朦朦胧胧、上下模糊的，傍晚或秋冬的雾气是下部浓厚、上部清冷的，这是因为各自时点的阳气升降方向不同所致。

太阳是地球上一切生命活动的能量之源。而“太阳属寒水”，高空之上虽阳光灿烂，却高处不胜寒，气温低、大气遇冷要下行。对应于后天生理，与天相应，人体的太阳是心之火，太阳始终存在，心气心阳推运鼓动气血运行也昼夜不息；但太阳提供的能量是“外来能量（宇宙能量）”，对应人体的后天动力系统，还包括太阴脾、肺的功能，合四隅之行。而对应于先天孕育，地球上生命的原动力是地核的地热之火，没有地火，不但没有生命的诞生，地球也很快就会冷却，生命丧失活力，这就是人体肾阳之火，属君火，合四正之行。又，心火亦为君火，此“君”为气机运行主宰之意，相对应的相火是三焦之火，主通调水道、运行原气（原气之别使）。而与肾对应时，心火是相火、应日之象，肾火为君火、应地之象。

关于心肾之君相关系，可以做如下比喻。我们想象“一粒草籽的一生”：在冬季，蛰眠于冻土之下。春来了，地气向上蒸腾的力量增强，万物就像朱自清《春》中描写的那样“像刚睡醒的样子，欣欣然张开了眼”，草籽里的芽苗也开始伸懒腰、舒展了，接着破芽、出土、吐绿了，两片小小的嫩叶伸展开来。夏天了，幼苗也茁壮、鼎盛了。秋季，阳气向下收敛、肃降，叶子们也开始佝偻、蜷缩、掉落了。冬天，阳气藏于地表之下，种子也蛰伏在地下冬眠了，等着下一个春天的来临。可以用这粒草籽对应一天、一年、一生中阳气的运行，阳气的升降出入开合就如同这样一个过程。对于生命而言，生命的动力来源，后天的来自心阳（火）驱动，先天的来自肾阳（火）孕育。所以，肾火是君火。太阳的能量是万物生长的外部来源，故对应相火，心为人体内的太阳，是后天生命活动的发动机，对应的是“象”，故为相火。而心主神明，主导后天生命活动的动力驱动，是君主之官，从生命运转的角度而言它又是君，故是“君火”——只是这个君火与肾之君火意义不同，肾之君火是“真火”。地火的循环也如是，只是影响地火的是太阳而已：地球在黄道围绕太阳公转，椭圆轨道产生了近日点、远日点，也就造成了地球大气层温度的变化，引发大气层的升降开合……夏季，大气温度高、向上蒸腾，地表压力减小，地气可以充分舒展，万物应着这股向上的地气也充分生长；冬季，大气因冷而凝、向下沉降，地表压力增大，地气难以突破冰冻的地表，未及升腾已经开始收敛下行，此时即便种下种子，在自然状态下也不会发芽（向上）生长。所以，太阳是生命能量之源，但生命的生长化收藏却是地气所主。天地日月，就是如此影响人体，人体与之相合（天人合一），则谓之“法于阴阳、和于术数”，可尽天年而去。

地球上的生物，“先天”凭依的是地心之热，好比是天癸；“后天”依靠的是太阳天气的长养。心为君，指的是“后天之用”——人一生的生命活动要依靠心气、心阳的推动温煦之力，故称为“君”。肾为君，指的是“先天之体”——人之生命力的强弱，在于肾中一点真阳的盛衰，故人有寿夭、壮羸的不同。心肾之君火称谓，不过是一身阳气的体用不同罢了。体用之别是先后天之别，一个站在“地”的角度说、一个站在“日”的角度说。心为阳气之用，用为后天；肾为阳气之体，体为先天。太阳是后天，不生人它无法影响你；地球是先天，所有“生”的能量种子都在地里。日地、先后天之间，由命门所系，命门是日地、体用、先后天转换的枢机。

由上可知，所谓的“病”或“疾”，不过就是人体与天地相应的气机之升降、出入、开合出现障碍和异常。因此，治疗不过就是把紊乱的升降出入开合调平（常）罢了，即“以平为期”。古人云：“有一分阳气，便有一分生机”，行医以治病救人为首务，如果不知人体阳气运行的机理，必也不能顾护病人身体的阳气，施针用药之间也就难免戕人性命了，所以怎可不慎之又慎。

地球沿黄道围绕太阳公转的轨道是椭圆形的，对于身处不同半球的人而言，太阳在距离地球最近（近日点）和最远（远日点）的位置时，太阳光照射地表的角度存在差异，太阳给予地球的能量多少也就出现了差异，地球上就出现了春夏秋冬四季的更迭。对于身处北半球的我们而言，太阳直射北回归线时的最高点称之为“午”（午时正点为12时），是我们目之所及太阳运行中达到的最高点，自此点开始阳气升至极点而始降；太阳直射南回归线时的最低点称之为“子”（子时正点为0时），是我们目之所及太阳运行中所至的最低点，自此点开始阳气降至极点而始升。图中子、午两点间的连线称为“子午线”，是天之阳气盛衰的变动线，子、午两点也是天地阳气能量的极点，还是我们感受到的最热和最冷的时点。

而对于天地间阳气的升、降而言，春夏为阳生阳长、对应阳升阶段；秋冬为阳收阳藏、对应阳降阶段。图中以立春-立秋连线为春夏与秋冬的交界，连线左下点是立春节气的始点，是一年之中阴阳的分界点，由立春开始阳气升发向上，进入到春夏的阳升的时段；连线右上点是立秋节气的始点，是一年之中阴阳的另一个分界点，从立秋开始阳气逐渐敛藏，进入到秋冬的阳降的时段。在春夏的阳升过程中，到达阴阳平分的春分节气是春之极，到达阳气隆盛的夏至节气是夏之极；在秋冬的阳降过程中，到达阴阳平分的秋分节气是秋之极，到达阳气弱小的冬至节气是冬之极。

因为人体是被动地顺应、依据天地阳气的运转而运转的，所以在人体气机运行与天地气机运行之间存在一定角度的延迟效应，在形而下的视觉上以地平线为分野，在形而上的阳气升降上以寅时为分界，又因每年五运六气的胜复、太过、不及、同化、兼化或非其时有其气等变动，这个延迟角度也会有变化，大约在15°～30°之间。比如，2020年8月底已是处暑节末、很快就到白露节气了，但当年气候反常，以北京为例，立秋、处暑之后并未见秋气，反倒比之前更觉暑热，甚至坐着不动也会汗自流，其间也曾有过几次疾风骤雨，但全无“一场秋雨一场寒”的意思，仍旧是暑热难挡。但是，8月31日夜间一场狂风暴雨，我次日上午门诊，发现这场秋雨后有三分之二病人的脉象转为阳明或太阴脉，之前即便在立秋、处暑后仍以太阳、少阳居多。当时我就感叹：一是古人智慧，通天彻地，二是天时之变，人力不可违，只周日一场秋雨即秋气已起，人与之应，在脉上也见了秋降之象了。而自那一周始，从我自身已经明显感到秋之燥、连风中都有金之肃杀之气了，我的皮肤明显干燥起来，与不到一周之前的多汗潮润显著不同。当然，这一现象是以少量病人脉象的变化为观察样本，不是观察大量健康人群所得，故不具代表性，亦未必有说服力，只是提示我们可能有如此的变动及现象存在。而所谓的“角差”，一个原因是因为地球并不是垂直，或平行于黄道平面围绕太阳公转的，地轴与黄道平面有一个约23°26′的夹角，这也造成地球公转的速度、角度变化，对人体产生影响；另外就是地球围绕太阳公转的轨道是椭圆形的，有两个焦点，太阳居其一，这也是存在岁差的原因之一。

如图13所示，在这个阳气周流图的划分上，垂直线右下方弧线范围内是少阴，是阳气敛降过程中阳气收藏、显露于外的能量最弱小的阶段，以矩形表示；在达到阳降的极点（冬至点）后，阳气开始进入敛降过程中的一阳生阶段，即厥阴阖的阶段。在少阴之前，是阳气始降、向下收敛的太阴阶段，箭头向下；在少阴之后，是阳气收藏后向外萌发的厥阴阶段，箭头向上。

垂直线左上方弧线范围内是太阳，是阳气升发过程中阳气生长、显露于外的能量最强盛的阶段，以矩形表示；在达到阳升的极点（夏至点）后，阳气开始进入升发过程中的一阴生阶段，即阳明阖的阶段。在太阳之前，是阳气始升、向外升发的少阳阶段，箭头向上；在太阳之后，是阳气盛极而降、向下收降的阳明阶段，箭头向下。

在阳升的半圆里再细分，又包含了阳升、阳盛、阳降的阶段。从少阳到太阳，阳气由初萌壮大到最强盛，之后又开始下降、进入阳明，阳明主降。这是阳升的半圆里所包含的阳气的萌动——少阳、强盛——太阳、衰减——阳明。这里有一个概念容易混淆，图中的“三阴三阳”描述的是阳气的状态，少阳是阳气萌动，像春天的幼苗要向外向上萌发；太阳是阳气强盛，像夏天树木的枝叶最繁茂；阳明是阳气始降，像秋天树叶要往下掉落了。所以，三阳指的是阳气的这几种状态，与开阖枢里说的少阳主枢、太阳主开、阳明主阖不是一个意思。开阖枢是指阳气运动的趋势，三阳是阳气在某时空点下所处的状态。三阴与三阳是相似的，只是表述的阳气状态正好相反。因此，从阳明开始，接续太阴，太阴是阳气由升发、外展状态转向收降，进入敛降、收藏过程的起始阶段；到了少阴，阳气处于闭藏阶段，显露在外的阳气是最微弱的时候；到了厥阴，阳气从冬藏状态要逐渐复苏、苏醒，由冬眠向春生转换，这是在阳气敛降过程中，从收降、到敛藏、再到为第二年的萌生积蓄动力的过程。

中医讲求“和于术数”，我们如果把一天中的二十四小时标注在这个圆上，阳气的升降就是一天中昼夜阴阳的变化，合于十二时辰；如果把一月中的三十日标注在这个圆上，就是一个月中月亮望朔两弦的转换；如果把一年中的二十四个节气标注在这个圆上，就是一年中四季寒暑温凉的更替。比如，某时某刻是某一节气的开始，则自此时此刻起地球上的所有地区均进入了这个节气时令（只不过有南北半球的差异）。从各地人们当下的立足点来说，大家均处于同一个时节点上，这就是我们现在所处的时空点。我们如果把六十甲子的点标注在这个圆上，就是五运六气变动的周期变化，可以阐释更多生命与自然、与气候的关联规律。

在物理学上，我们判断一个物体的运动需要有一个参照物，同样，中国古人观察天地之间太阳、月亮的运动时也有一个参照，就是面对正南而立，以此为参照看太阳的升落。所以，古人说太阳是从我们的左边升起、右边降落，称之为“天左旋，地右转”。由此也推演出人体的气机运转是左升右降。天地间所有日月星辰的运转是直接影响人体气机运转的最根本因素。人体中的任何元素都可以在自然界中找到，没有任何元素是人所独有的，人来自自然、是自然中的一分子。中国古人认为人是天地所生，“天地生人”，天地造化生出了人，如《素问·宝命全形论第二十五》中说“人以天地之气生，四时之法成”“天地合气，命之曰人”。故阴阳之间、地平线上，莫贵于人，作为三才之一，且以中医为业，如果我们不立足于天地之间以自知知人，岂不辜负了？

所谓“至大无内，至小无外”，阴阳可以大到宇宙之间、小到人体中最精微之处，无论大小都含着同样的气机运行规律、同样的阴阳关系。天地间阴阳二气相合而成人，人体的气机自然也就是阴阳二气的运行，因此，中国人以“人体小宇宙，宇宙大人体”这一句话来总结人与自然的关系。人体内的元素自然界中都存在，我们是从自然界所汲取的，自然界中物质循环和代谢的过程就是人体内物质循环和代谢的过程，典型例子就是自然界中水的循环和人体内水的循环过程是一样的，所谓“宇宙在乎手，万化生乎身”。

所以，中医不仅是治病的，还是保养我们身体健康最重要的依靠之一。中医养生，大原则就是顺天应时、遵循五行规律，善用五味、五气、五色、五声等条件因素，保养真气。例如，二十四节气对于中国人而言，是我们进行养生、起居、养护的重要依据。所谓“春夏养阳，秋冬养阴”，从立夏开始，我们要保护的是我们的心脏，夏属火，心也属火，所以我们要顾护一身之阳气，保护身中的心神；我们还可以在头部按照经脉循行做按摩，以手指敲打、发梳梳理；在饮食上，可以适当进食苦味的食物，但尽量避免进食寒凉之品，寒凉之物会伤损我们内在阳气。夏季气温炎热，人容易浮躁、烦急，此时就我们自身的保养而言，就需要稍稍克制自己，不要怒火太盛，遇到不平之事，吸口气、转下身，让它过去。这也是养生调畅情志的方面。

在季节与五行的对应中，有一个长夏是比较特殊的。第一种说法是长夏寄于四时，与土相应，即脾主长夏，“脾者土也，治中央，常以四时长四脏，各十八日寄治，不得独主于时也”。第二种说法是长夏即季夏，对应农历六月。还有一种是一年五季，长夏居其一。我个人倾向于第一种说法，土合四象，主后天之本，化生五脏。这与人的胎儿期先天四象转为出生后后天五行的实际情况相符。脾土，是四季均要养护的，所以在中医医嘱中会有一条饮食宜忌，要患者忌生冷，生冷之物损伤脾胃阳气，这是一年四季都要注意的。其他四季依据各自的五行特征、阳气升发肃降的不同各有侧重。

在中国的历法纪年里，春天始于立春日，当太阳运转到立春的时点时是时间上的划分点，立春和立秋连线为阴阳分界，立春后是春夏，属阳，立秋后是秋冬，属阴。除了时间上的划分，在空间上，春属木，夏属火，秋属金，冬属水，而居于中央的土统领四时，长夏寄于四时，处于中央位置。这个“中央”，即是时间的中点、也是空间的中点。由此就引申出中医理论里很复杂，但很重要的理论，即五运六气理论，也称运气学说。它涵盖了天文、气象、物候、地理和人体生理病理等内容。五运者，五行配天干，六气者，三阴三阳配地支，由年干推算一年的五运，年支推算一年的六气，并从二者的生克承制中判断当年气候变化与疾病发生的特点，用于对疾病治疗、养生保健的指导。这实际是对阴阳五行理论的发展，能更丰富地阐释自然和生命现象及规律，尤其是其中的周期性。

阴阳由一而二、再分为三，三阴三阳与六气相应，从前述的太阳的升降可知，三阴三阳对应于一年中的时间，三阳主春夏之升、三阴主秋冬之降。五运是春夏秋冬在空间属性上的象。所以，五运六气是关于人存在于天地时空里，相应的时间因素、空间因素作用在人身上产生的影响。五运六气的产生不仅仅是太阳、地球之间的影响，它还包括了太阳之外、二十八星宿对我们的影响。中国古人把日月星称为“天之三宝”。在日月地之外，中国古人还观察到二十八星宿，就是我们现在观测到的太阳系之外的恒星星座。如果我们把天体看作一个球体的话，人居于圆心，二十八星宿固定在我们观察到的东南西北方向的天幕上。在观察这些星宿的过程中，古人发现了星宿的象，称之为“四象”，即青龙、白虎、朱雀、玄武，代表四方，对应于四行中的木、金、火、水。土居中，为后天，在我们出生之后对我们产生影响。所以，五运六气理论的实质是中医核心“阴阳五行，天人合一”理论之用，对于当今而言该理论在疫病预测和防治上确实显示出独特的优势和无可比拟的先进性，在内科慢病防治上也有用武之地，但能真正用好不容易。

五运六气的实质就是人天合一。人天合一的一个标志或者说境界就是我们自己身中的“日月”运行合于自然天地之日月的运行。此时此人是不存在“时差”反应的，因为他身中的日月运行与天地日月运行始终同步、昼夜一致，何来时差呢？中医之魂，是“阴阳之易”。五运六气是日月星辰之间相互作用、影响的规律，我们所运用的只是其中极小的对人之生理、病理的作用部分，其中，因为星体运行存在偏倚，故在实际运用中还需要校正，所谓“岁差”只是其中之一，人天之间也存在角度差。会计算这个差值或许就称得上“和于术数”了吧。所以，易经也好、五运六气也好，推测的都是一种事物发展的趋势规律，可以看作是中医的统计学结论，在个案运用中仍旧要强调“具体情况具体分析”、要“三因制宜”，这是中医学放之四海而皆准的原则。如果诊断和治疗不着眼于“当下、当地的这一个人”，可能我们最多也就能治治“症”而已。虽然日升日落之昼夜、月圆月缺之潮汐、花开花谢之四季对生命的影响或许我们尚未感知，却绝不能被抹杀和忽视。

当今世人的生活节奏和习惯已经不可能完全遵循经言的时空规律，所谓“日出而作，日入而息”只是古人的理想状态了，今天的诊疗一定是要把握当今时空下活生生个体的“时空节律”，所以，不以一个具体的个体特征为依据，而是机械套用经言来思考和应对，恐怕离经旨远矣，那只是书蠹的照本宣科而已。正因为如此，现在热门的循证医学和“标准化”未必适用于临床所有的个体，自然造物连两片一样的叶子都不存在，如何能有适用于所有人的“诊治套路”？有的，只是大家都逃避不掉，需要遵行不悖的“道理”规律。如此，医者才可以“以不变应万变”而见招拆招，不会有面对病人“无方可用”“无计可施”的局面。

一部《黄帝内经》，是中华祖先立足于北半球中原之经纬所著，故其道、理可作共用，但其法、术恐怕只限于当地当时之用了。所以，道理放之四海而皆准，技术只可因便治宜了。比如，经言“天不足西北，地不满东南”，如果脱离中华大地西北高、东南低的地理地势去谈，难免有鹦鹉学舌之嫌，恐失其原旨、谬之远矣。就像五运六气理论，恐怕南北半球之用相差就很大。

而我个人以为，西北高、东南低固然是中华地势的特点，并由此产生气象、地候等的特异性，但在实际运用中总归是“阴阳”二字，借天地冷暖、燥湿、高低喻人体阴阳的变化转换之理。人所具有的一切，其实都是外在天地的显化而已，人身上并无什么是其所独有而天地间所无的东西。所以，天地的不对称性也必然反映在人体上，这或许就是人之左利、右利的由来吧。由此，在理论上人体及生命运转应该完美对称，但实际却极难找到一个完全对称的人。不过，这并不是说人就“不平”了，人体具有“不平衡中的平衡”。最好的例子就是太极图：阴阳鱼除了圆心，其他没有一处是平衡的，但阴阳鱼又无时无处不处于“动态的平衡”中。所以，“不平之平”用于临床、用于人体，不过就是在当时当地把与刻下阴阳“不平之平（恒）”相左的人体之奇调至和那个场一致的“不平之平（恒）”罢了。这就是《黄帝内经·素问》开篇《上古天真论第一》说的“提携天地，把握阴阳”。至于如何去调至这“不平之平（恒）”，就是《灵枢》开篇《九针十二原第一》所论的法则了。

不过，我们对人体内脏形态和功能的认识应该不是这般死板。在解剖上，固然有解剖位置影响内脏功能的一面，但人是活体、也不会总是“面南背北”而立，人身之东南、西北恐怕是一个动态“易”的状态；而四诊就是探察人体真实东南（阳）、西北（阴）的手段。“天不足西北”，西北者，阴盛阳衰之地，在人体应该是有形积聚、阳气不足的脏或经，可以是常，可以是病，常者，可能是该人体质易患阴盛阳衰之疾；病者，就应该是阴盛阳衰之疾了。“地不满东南”与之类似而反之罢了。

所以，读经典，我以为对于天地、西北、东南等词句未必就真得从字面上去理解和解读，其后面或许还有第二层、第三层的意思。比如，不说天地、东西，代之以“太极”可否？从太极图看，哪里不足？哪里不满？又哪里足？哪里满？当那两条鱼儿转动起来的时候，处处不足、处处足，处处不满、处处满，中医论治要抓的就是“当下”鱼的不满和不足、满和足。“人秉天地之气生，四时之法成”，与自然息息相通，是自然的全息产物，也是自然的缩影，因此，人的结构、生理、病理皆与自然相似。

（二）先后天四象五行

四象与人体的关系又有先天、后天之分，这种认识符合人之孕育、出生、生长过程。

这里的四象，是指青龙、白虎、朱雀、玄武四者，是我们胎儿时期的肝、肺、心、肾四脏。胎儿时此四脏既已开始工作，胎儿在妈妈体内孕育时通过脐带与母体连接，由妈妈为它供养，包括氧气、营养物质。而同时，它自己的循环系统（朱雀——心）、泌尿生殖系统（玄武——肾）、内呼吸系统（白虎——肺）、代谢转化系统（青龙——肝）都是自我独立运行的，只有脾胃消化系统不工作，由妈妈帮助胎儿完成，胎儿至多就是吞两口羊水、排点胎粪，实习一下、训练训练肠道的蠕动而已，消化系统的受盛消谷和分清泌浊的代谢吸收功能并未启动。而当我们一出生，脐带剪断的刹那，一声啼哭、肺泡张开，我们的给养方式发生质变，开始自主的口鼻进食和呼吸了，自此时起我们就作为独立的个体开始人生的生长壮老已了，脾胃开工、五行主事了，正如《黄帝内经》中所描述的“食气入胃，散精于肝，浊气归心，肺朝百脉，行气于腑，腑精神明，留于四脏”“饮入于胃，游溢精气，脾气散精，上归于肺，通调水道，下输膀胱，水精四布，五经并行，和于四时，五脏阴阳，揆度以为常。”

消化系统和完整的内外呼吸功能的独立运行都始自出生之后，所以脾肺都属于太阴。太阴属土，主四时，我们更是把脾称为后天之本，历代医家都非常重视保护脾胃正气，这是生命活动的能量来源。正是有了先天之本与后天之本的差异，也才有了五行的生克乘侮制化，才有了我们临诊要精准定位、定性的病机病性。

有人问：五行为什么是五，不是三或者七？这要涉及中医理论中的术数概念。在中医的术数体系里，至少有两个系列。

在第一个系列里，包含一、二、三、四、五、六、七、八、九、十、十二……是一生二、二生三、三生万物系列，涵盖了我们生命的先天、生成、孕育和后天过程。古贤谓“道法自然”，诚哉斯言！我们生命的生成、孕育、诞生、成长、衰老、逝去的全过程没有一样是自然界所没有的，故有“人法地、地法天、天法道、道法自然”之说。那么道法自然所生者何？一也。一生二、二生三，这里的“一”“二”“三”是什么？一者，由无所生之有，从无形无质的状态到有质无形的状态；二者，一体之二、阴与阳罢了；三，为何？道德经曰“昔之得一者，天得一以清，地得一以宁，神得一以灵，浴得一以盈，侯王得一而以为正。”神得一以灵，这个“三”是父精母卵媾和的刹那入于其中的“一点灵气”。现代医学已有实验证实：在受精卵形成的瞬间，有一点“蓝光”发生。若无这点光亮，受精卵就不可能成活；且蓝光的质量决定了胚胎的质量。

所以，“一”指的是天地给我们的一个东西。“二”，是父母。“三”，对于我们个人来讲，精子卵子一交合就形成了“三”，即“我”，先天的三已经是胎元之气。我们能不能从三上再认识到二、认识到一？这就是我们后天要修炼的。“四”，是四象，青龙、白虎、朱雀、玄武。“五”，是五行。我们的先天有四象、五行，后天也有四象、五行，但先天和后天是截然不同的。先天是四象含着五行，我们有脾胃，但未用脾胃；后天是脾胃之气供养着四象。这两者的先后天关系有点类似于“阳抱阴”与“阴抱阳”。“六”，是六经，即三阴三阳，它们关乎人体生命功能中气机运行的升降出入、开阖枢，亦有谓六合者。“七”，是七政。“八”，是八卦。“九”，是九宫。后三者均与人天关系有关，含有与天地星辰的能量连接，非本书所论，故略过。只是一点，“八”里有个不一样的，就是它带上脉，含有奇经八脉之意。从先天来讲，是以任督两脉统领着十二经络，属于先天气机的运行过程，在八卦图上为乾坤统领的先天八卦；我们从娘胎里出来之后，脐带一剪断，就转为后天气机的运行，任督二脉旁落，转为由坎离两卦统领的经络体系为主导，先天八卦转为后天八卦。这在先天八卦图和后天八卦图中说得很清楚，先天和后天的卦象体系不一样。由上可知，五行为五，而不是其他三或七之类。

中医术数的另一个系列是一、二、四、八、三十二、六十四……这是“太极生两仪，两仪生四象，四象生八卦”的系列，与空间八方关系有关。

术数，不落在人体生理、病理上解读，则无根本。如果脱离人体生理、病理去谈四、五，美则美矣，于事何补？

（三）天人相应

天地的运转是自然而然的，时刻在按照自身的规律运行，人没有干预它、改变它的能力，所以中医讲的“天人合一”是一种理想的状态。但人又具有主观能动性，可以让自己去顺应、符合、模仿天地的运行，使自己去与天合一，这是我们可以自我做主的。在《素问·四气调神大论第二》中就写明人如何去顺应天地，有一段关于四时养生的著名的论述：

> 春三月，此谓发陈，天地俱生，万物以荣，夜卧早起，广步于庭，被发缓形，以使志生，生而勿杀，予而勿夺，赏而勿罚，此春气之应，养生之道也。逆之则伤肝，夏为寒变，奉长者少。夏三月，此谓蕃秀，天地气交，万物华实，夜卧早起，无厌于日，使志无怒，使华英成秀，使气得泄，若所爱在外，此夏气之应，养长之道也。逆之则伤心，秋为痎虐，奉收者少，冬至重病。秋三月，此谓容平，天气以急，地气以明，早卧早起，与鸡俱兴，使志安宁，以缓秋刑，收敛神气，使秋气平，无外其志，使肺气清，此秋气之应，养收之道也。逆之则伤肺，冬为飧泄，奉藏者少。冬三月，此谓闭藏，水冰地坼，无扰乎阳，早卧晚起，必待日光，使志若伏若匿，若有私意，若已有得，去寒就温，无泄皮肤，使气亟夺，此冬气之应，养藏之道也。逆之则伤肾，春为痿厥，奉生者少。

但不幸的是，我们现代人都在“逆天而行”，典型的例子就是贪凉饮冷、晚睡熬夜，而中国古人是日出而作、日入而息，起居饮食均顺天应时而为。从我们自己个人的养生角度而言，还是建议顺应天时。因为天体对我们人体的影响虽然看不见、也不易感知到，却是巨大不可抗拒的。

就像近两年的天气对我们的影响。2018 年是戊戌年，2019 年是己亥年，戊戌年是太阳寒水司天，火运太过，太阴湿土在泉；己亥年是厥阴风木司天，土运不及，少阳相火在泉。风木克土，土运不及则风相对强盛，又寒水不退、水的力量强，土克不住水，水反侮于土。反映在天气上，2019 年的春天寒冷多风、多阴雨，立夏前后，天时虽已入夏，但当时的气温宛若春初之料峭，特点是寒冷——水的特性是寒凉，而且当时北京的风比往年明显增多。北京在 20 年前春天会有沙尘暴，近 10 余年已经很难遇到了，但 2019 年曾在一周内出现过两次大的沙尘暴，这是风引起的。北方风大、气温低，而在中国南方是连阴雨，一个月见不到太阳，人们甚至开玩笑说“太阳去流浪”了。这就是五运六气对气候的影响，进而影响到人的生理、病理、生产和生活。老天怎样去变，我们是无法控制的，但是我们可以根据它的变化去看我们的病人。2019 年临床观察我的病人，上半年出现风证的比例比往年增高，到下半年，初期以心肾、皮肤病证为多，后期尤其是岁末年初则更多出现相火妄动、毁土烁金的呼吸系统病证（与新冠疫情亦吻合）。

题外话，如何理解人的行为对自然的影响？其实，人类社会发展至今的所有生产、生活活动和行为仅仅只对地球表面的部分区域产生了影响而已，从未影响到地球之外的天体，比如太阳、月亮，更未影响过如二十八星宿之类的其他天体。我们甚至对太阳系之外的宇宙都知之甚少。我们只对自己的生存环境产生了一些影响、进行了一定程度的改造，这是人的主观能动性，但超过限度就叫“作”，只会给自己带来恶性后果。按照《素问·上古天真论》所述，人的寿命应该是 120 岁，但目前即便是平均寿命最长的日本也只达到了 80 多岁而已，尚有近 1/3 的差距。如果我们能顺应自然的进程生活、劳作，就有可能活到终年，“尽天年而去”。这是我们现代人需要自我检讨的地方。我以为中国古人已经教给了我们应该遵循的原则，具体方法需要我们自己去实践、自己救自己。

社会问题也是我们无能为力的，我们还是继续说我们的人体吧。

天地之间有日月，人与天地相应，人也是小天地，人身体里也有我们自己的日月。中国古人把它叫“日月”，现代西医学把它叫交感、副交感。比如，我们从亚洲的北京去到欧洲的巴黎，两地之间有6个小时的时差，我们身中的“日月”本来是按照北京当地日月运行的节律在运转的，到巴黎之后，我们要被动地把身中“日月”的运行顺应巴黎当地的日月运行节律。这就是时间、空间对我们的影响，我们把它称之为“时差”。而在《上古天真论》中说上古的真人是“提携天地，把握阴阳，呼吸精气，独立守神”的，所以能够“寿敝天地，无有终时，此其道生”。王力平老师没有时差反应，因为他身中日月的运行随时随地与天地日月的节律相符合，所以到任何一地都能与当地的昼夜相谐。很多人应该都有过时差的体验，感受如何？是很容易，还是很困难地克服时差？我们的身体会告诉我们：自己的身体与天地之间的契合度是好的，还是不好的。

而这套理论用在临床的诊疗上，是我们去判断一个病人身内四季的运行、日月的运行与他当下所处的时空点的四季、昼夜是否一致，相差多少，我们帮他调正过来。唐朝诗仙李白有一首《把酒问月》诗，其中两句“今人不见古时月，今月曾经照古人”，古时明月照今人，虽然现在照耀着我们的太阳、月亮仍是古人所见过的日月，但是我们围绕星辰运转的时空点已经改变了，因此“古方不治今病”，因为古今的时空点是有差异的，我们不能拿一个固定的处方来套用现在的病人。

我的老师沈志刚先生用一张图（见图14）概括了一整部《黄帝内经》。我们不去管天外的二十八星宿，影响我们地球人最主要的三个星体就是太阳、地球、月亮。地球是我们的母亲，她是我们所有生命之根，地心的热量是维持地球上生命活动的源泉。这就像我们人体中最根本的元气，贮存在下焦、藏在肾中的先天元气、元精。月亮是阴，它每月的圆缺盈亏影响我们体内血气运行的盛衰，就像地球上的潮汐、女性的月经一样，如同我们体内的五脏，是身体血气的生化之源，是维持基础生命活动的能量来源。太阳光给予的能量是我们后天整个社会、人体运转的动能来源。地球的自转与公转引起昼夜和四季的变化，它引动了我们

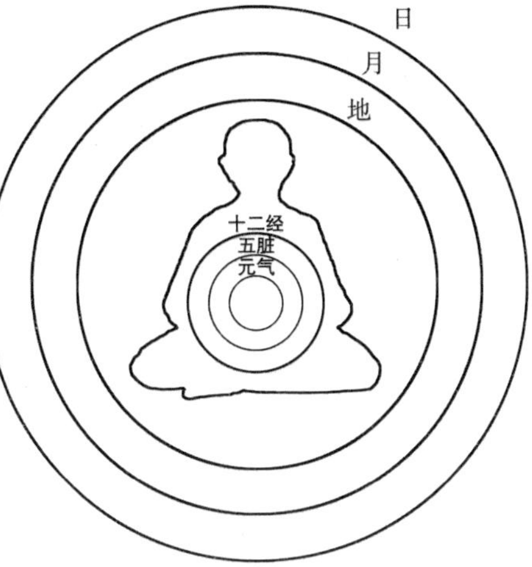

图 14　沈志刚概括《黄帝内经》图

体内经气运行的变化，对应于人体十二经脉气血流注的变动。地球、太阳、月亮实际也是有生命的，它们各自的运转具有自身的节律。当图 14 中的六个同心圆——人体内的三个和人体外的三个，它们的运行是同频、同步的，我们就称之为“天人合一”。天地自然的运转是无为的、自然的，我们看动植物的生长是顺应自然节律自然而然发生的。只有人类，因为主观的意识、情绪、欲望使然，造成我们身体的运转与天地运转产生了偏离；而人具有能动性，当我们把自己拉回到天地运转的频率之中，与之和谐一致的时候，我们自己以及我们周围的环境都会重新回复美好、和谐的状态，这就是“人天合一”，我去与天地相应和、相顺应。人天合一是自下而上的，体现了人类的主观能动性，让我们身中日月的运行合于天地日月的运行；而天人合一是自上而下的，体现的是天地造化的客观性。

（四）气机升降、出入与炁化

气机运行的形式为升降出入。在升降的过程中含着内里与外部的交流、交换，在内外的交流交换过程中也含着气机的升降变化，即升降中含出入，出入中有升降。所以，升降出入是一体的、同时发生的。《黄帝内经》说要“法于阴阳，和于术数”，从一到九这些数字中对出生之后的人体影响最大的是五、六。天以太阳升落表现出的升降之“六”的变化来影响人，即天之六气；地以五行不同空间、地域的属性和趋向变化来影响人，即地之五行。这就是人所具有的时空性质。在疾病的症候上就表现为疾病的发作有时间、地域的特点，疾病的转归也有时间、空间的特性。

这种变化最根本的特点，就像天地、升降、出入等概念两两成组，各有相对一面，根于阴阳的变化。五行的生克是一个圆，彼此之间成两两或生或克的关联；气机的升降出入也各成一对，没有单方向的，都是阴阳的变化。五和六的变化又相互交织，构成 5×6×2＝60 的甲子之数。另有一个四，与四象相应，在五脏的气机运转中构成升降出入的大循环。

当我们说一个病人的气机升出现问题，他必定同时伴随或引发出气机降的问题；同样，出的问题也伴随着入的问题，不会存在升或出异常、而降或入正常的状态。这就是阴阳的思想。图 15 是测日影与一年中二十四节气划分重合的示意图。我们看到随着阳气日渐增长到最高点，由微到小、到大、到最大，再到逐渐衰减变小，回到最初的起始变化，转成阴气最盛的时点。这就是中国古人对于天地运转、阴阳变化的认识。就

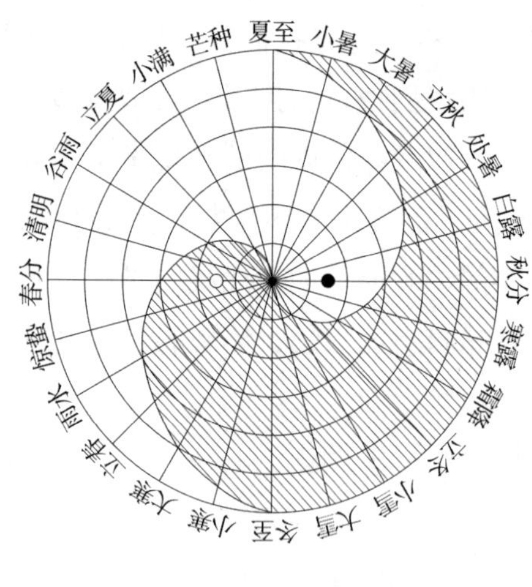

图 15　日影与二十四节气划分重合示意图

像上面的六个同心圆一样，天地有阴阳消长的变化，人体同样有相似的气血阴阳的变化。

从正常而言，我们养生是要使生命节律与天地节律和谐一致；从治疗而言，我们是要把人体偏移的节律回复至与天地的节律和谐一致。下面这张图（图16）是十二消息卦与二十四节气、阴阳变化重叠在一起，从中可以看出阴阳此消彼长的变化。所谓“消”是指阳（爻）去阴（爻）来，所谓“息”是指阴（爻）去阳（爻）来，十二消息卦又称十二辟卦，有主宰之意，与十二个月相配。

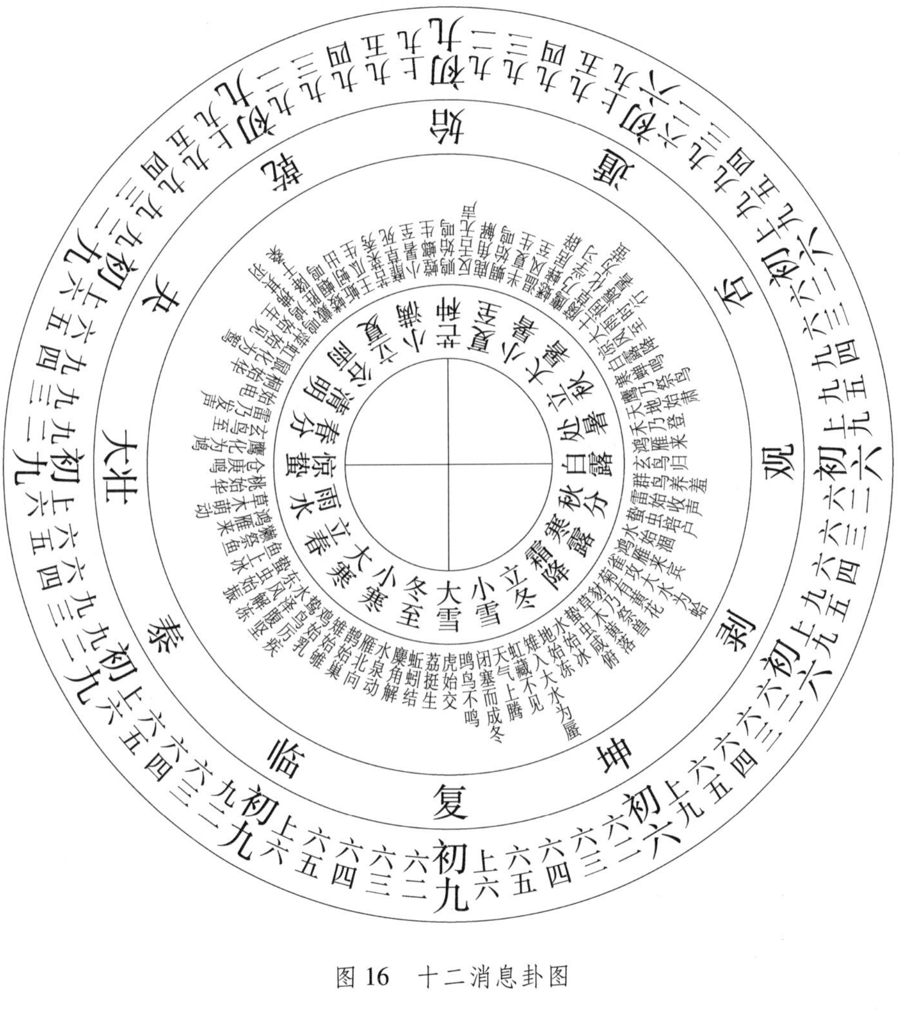

图16　十二消息卦图

气机升降，是人体气行的基本形式。所谓左升右降就是常说的气机运动的基本模式，针对人体我们如何来理解？后天八卦图所标注出的左为震、右为兑，是否与人体的左右相对应呢？我以为不是机械的对应，仍旧要以“易”为主旨，即是变化的、灵活的。我们面对的是具体的、活生生的人，如何来定某一具体病人的左右升降？还是要遵循因时因地因人制宜的原则，这是放之四海而皆准的真理。所谓的“活”，就是当时当地——这个时空下的这个人。因此，个体的差异导致了同样的道理法之下具体的个人的异。当然，这个异是在天地之间具体的时空、经度纬度四季时间之下的异，并不能脱离具体时空、普遍规律而任意发挥。

人体的气机运行包括升降出入，如果细分的话可以分为三组，即左右肝木肺金之升降、中央脾胃之斡旋（如沤）和上下三焦之炁化（如雾渎）。由“四变”理论可知，气中含阴阳，故有气机之变；而气有清浊，清气左升、浊气右降而生肝木之升、肺金之降，木升极而化火（心），金降极而成水（肾），一阴一阳之间的升降枢轴以中气脾土为主。这就是一气周流之左右升降浮沉、上下表里出入、中央枢机斡旋，还含有炁液转化的水土合德、水火既济，其中，心肾又是水火，应之于日月。心应日、肾应月，这里有一个关乎针刺治疗的机密，后文详述。

对气机升降出入的判断，是以脉为准，是以经络诊察为准，还是以舌诊为准？各家各有所宜，只要有助于判断就好，倒无孰高孰低的差别。对于我而言，目前是以脉诊判断为准，辅助以察穴。我的针灸老师王居易教授倡导的经络诊察可以发现经络中对应人体过去、现在、未来的异常征象，可兹辅助。

一气周流是对人体气行在上下、内外空间中的升降、出入、开阖枢的总括，如果，我们能够准确判断患者一身阳气周流的问题节点所在，那么治疗就是手到擒来的事了，这也是后天之治的核心。但升降、出入、开阖还只是气行的形式，人体气机变化的核心其实是以气机升降出入为表现形式的三焦炁化之用。要完成人体炁化的完整功能，就要有气交、炁化两大部分。下面我们进入气机运行中最重要的变化——“炁化”的内容。

1. 气交

炁化是在气交基础上实现的。这是《素问·气交变大论第六十九》中关于气交变的论述：

> 帝曰：善言天者，必应于人，善言古者，必验于今，善言气者，必彰于物，善言应者，同天地之化，善言化言变者，通神明之理，非夫子孰能言至道欤！乃择良兆而藏之灵宝，每旦读之，命曰《气交变》，非斋戒不敢发，慎传也。

通过前面的讲解我们知道，气的变化实际就是阴阳的变化，阴阳变化我们所能感受到的就是一个“象”，所以老子说“大象无形”，但它是以自然的面貌为我们显示出来，我们以自然为师，就能明白阴阳变化的道理。

气交就是阴阳相交，在哪里交？在表里交，在升降交，在出入交，在无形的气与有形的液的运转中相交，通过我们的一呼一吸、气的出入，产生阴阳的交会变化。6个同心圆里，人是如何与天地相交的？生气通天，通过一呼一吸、通过皮肤皮毛与天地之间产生气的交汇、交换。这是气交过程，气交之后还有气变过程。

气变，是炁化而变。是什么在变？是有形的水、有形的液变为我们体内无形的气、动能的气。人体内的组成物质60%～70%是液态的水，因功用不同、部位不同、浓度不同（流动性）等而有津、液（滑液，稠）、水、汗、唾、溲（原尿）、精、血等之异名；但究其实，不过“一”尔，总以“水”括之，所谓“异名而同出”故也。这些“水”的推陈出新、形质和能量（即有形与无形）的转化构成了生命活动的基础，此即“炁化”过程，亦即炁液之变。又是什么造成炁液之变？是火，我们生命的能量。火是哪里来的？一者心，一者肾。一个是后天动力的驱动，一个是先天的元气和根源，所以心肾相交、心肾功能的协调就叫“水火既济”。这也是六十四卦里最完美的一个卦象，各个爻当位且相应，水在上、火在下。

人体内气的变是水和炁之间的变化，就是我们身体内水的循环、自然界中水的循环，从有形变无形、再变回有形的过程。这里是以“气”来概说、总括人体内无形的能量的运转，用“液”来代表人体内有形的物质，如血液、津液、淋巴等体液，以及精气、阴精等有形物质。由液转成气（汽）、再由气（汽）凝而变回液这个过程有两个途径，一个是内外的变，这又是一个圆，通过生气通天的途径，经由皮毛的界与天地之间的物质和能量进行交换；另一个是我们内里自身表里之间的交换，表为天、里为地，经由皮毛生肾完成。所谓“皮毛生肾”者，就是肾中水由肾气蒸腾转化为气，外出于皮毛（云），再由心阳下降、收为“雨（汗）”而接续下一个循环，其实质就是炁液交互、人体内的水液代谢。当天气热的时候，体内的水液通过肾气蒸腾炁化达到体表，我们的皮毛疏泄以汗液的形式将之排出；天气冷的时候，我们的皮毛呈内收的趋势，体表的水汽又变回水液由肾、膀胱从下以尿液的形式排泄代谢，这就完成了身体里以水为代表的组织成分从液态到气态、从有形物质到无形能量之间循环变化的过程。

这就是《黄帝内经》中说的“积阳为天，积阴为地”“阳化气，阴成形”“地气上为云，天气下为雨”的过程。积阳为天，就像地表之水经由阳光照射后变为水汽向上蒸腾而成云；积阴为地，就像水蒸气在高空中遇冷凝结变成雨滴落回地表。随着四季地表温度的变化，再受热、再上升，循环往复完成天地间水的循环，其中，水汽上升是春天，比较温暖；水汽浮于上是夏天，比较炎热；水滴下降是秋天，比较凉爽；水沉入地下是冬天，比较寒冷。在人体内，通过阳发散的作用让我们身体里的水液代谢成“气态（不可见的精微与动能）”，通过阴收敛、凝聚的作用让化作气态的能量变回水的形式完成代谢的过程，精微荣养身体、废物排泄出体外。这是人体中炁液的循环，也是人体“四季”的演变，其中的核心是阴阳之气的升降交汇。

所以，这一段原文中的“气交”一词太要害、太关键了。它是我们生命诞生的起始，所谓“孤阴不生，孤阳不长”，单一的阴或阳的趋势是病态的、没有生命力的，只有升发的阳遇到收敛的阴，它们相交汇了才有生命的诞生，就像人的孕育与生长，首先需要有精子和卵子的相遇相合。在卦象中有一个泰卦，阴在上、阳在下，阴下行、阳上行，二者才可以相遇，这就是阴阳交，才是安泰的、安稳的、康泰的；当阳在上、阴在下时，阳向上、阴向下，阴阳离决，这就是否卦。表现在人体上，就是上下之间有一上一下的交合，表里之间有一入一出的交合。就像皮毛生肾，表皮上气态的水要内收，与内里火化出的液态的水相交，水才能完成它正常的代谢，即气态要外达于皮毛而收降，液态要内收于下焦再蒸腾。《道德经》中有一句话表明了生命起源最根本的环节，即“万物负阴而抱阳”，产生冲气，“以为和”，和谐和美和合。负阴者，阴在外、环抱着阳，如图 17 所示。

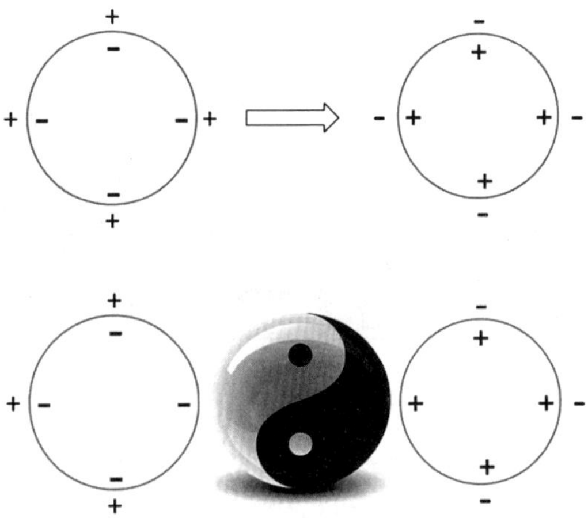

图 17　生命起源示意图

精子遇到卵子，这是“交”；精子进入卵子，这是“合”，产生了阴阳和合，也就有了太极之变。所以，阴阳相会、相交、相依、相抱，完成一个生命衍生的完整过程，诞生一个新的生命个体。而阳的属性是向外的、升腾的，要趋于表；阴的属性是收敛的、沉降的，守在里。此时是阴阳相离的趋势，一定要阴从表往回收，阳从里往外散，才能阴阳相会、相交、相依、相抱。这就是“负阴而抱阳”，但这是理想状态。阳的特性就是要外散，阴的特性就是要内敛，所以我们从出生就在向死亡迈进，就是因为我们的阳一直在外散，我们的阴一直在消耗、在下沉。那么我们能不能延缓，甚至是逆转这个过程呢？中国古人以身体做实验，给我们留下了丹道的修习方法，通过训练充盈五脏的气血，气血循环从阴入到阳，把阳收敛、收藏在小腹下焦，称为下田，肝肾位于下焦，是生命之源，存储在下焦的空间里，保留生命的元精元阳，让我们从凡人日渐消耗的阳往外、阴往下的状态变成真人、圣人那样阳守于内、阴护于外的状态，完成由否向泰的转变。中国古人有一句特别豪迈的话，叫“我命在我不在天”“顺为人，逆为仙（先）”，由后天返回先天纯粹的、精微的状态。物质的存在，结局必然是消亡。我们不可能把肉体永世保存，但我们可以让肉体在存世的这段时间里达到阳在内、阴在外的一种和谐、圆满、康健、能量充沛的状态。

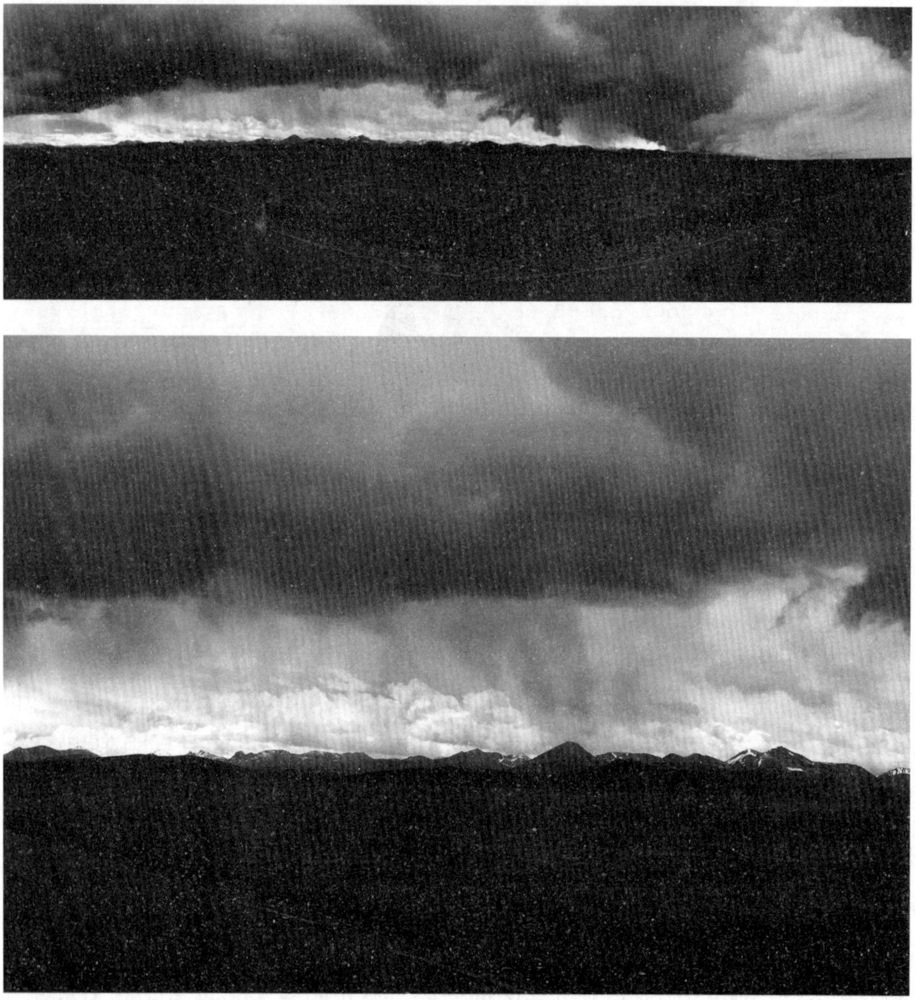

图 18　纳木错风景

这是我在西藏去纳木错的途中看到的天地气交的景象，当时我被震慑了。所有这些都是天地显示给我们看的，不是我们想出来的，这就是天地气交。在地平线的区域里，雾气蒸腾往上走，变成云，云再变成雨落下来，完成天地之间水和汽的循环。当渺小的人处在如此气势的天地之间时，只有心存敬畏，中国古人说要“敬畏天地”。看到这个景象，我一下明白了《黄帝内经》里讲的“气交炁化（变）”。太极图里哪里没有这个“阴阳之交”呢？从阴阳鱼眼的阴阳互抱，到阴阳的此消彼长，再到相互化生，哪里没有这个“气交”呢？孤阴不生，孤阳不长，在一气周流、天阳升降、炁化的圆里，如果没有上和下的气交，怎么可能有这个圆的周流？在“生气通天”的内外交互中，不也是“炁液”的交互吗？所谓的“阴阳转化”，如果没有“阴阳气交”“天地气交”的过程，不就是空中楼阁吗？

天地太大了，我们把握不住，还是收回来说我们人体的气机吧。

2. 炁化

在人体的五脏六腑中，除了三焦之外，其他脏腑都有对应的解剖意义上的实体脏器。那三焦到底是个什么东西？它是如何发生作用的？经曰“升降出入，无器不有”，而升降出入不过就是气的运动，核心是炁化，所以说炁化是生命的形式和动力。这就涉及中医理论中的核心内容，三焦炁化。

“炁化”，是学习中医的重中之重，是核心的核心。我们以“炉子烧水”（见图 19）的生活实例来作比喻。这是曾在中国北方常见的冬季取暖、做饭用的炉子，水壶中水烧开的过程与我们体内物质代谢的过程相似。下焦的肾就像人体的炉火或者说发动机，里面有火、有煤，是动力之源，烧开这一壶水的能量来源。水壶就是我们的中焦脾胃，壶中的水是我们从外界进食的水谷、加的油（油箱），它承载着饮食入胃后转化为体内精微物质的代谢功能。肝胆是烟道系统，氧气从烟道中进入，二氧化碳和废气从烟道中排出。心是风箱橐龠，我们去拉风箱的把手，控制向炉中送风的多少、大小，让炉火烧得旺一些，更快地把水烧开或者让炉火小一些，控制水汽转化的速度和数量。肺是壶盖，它像高压锅的

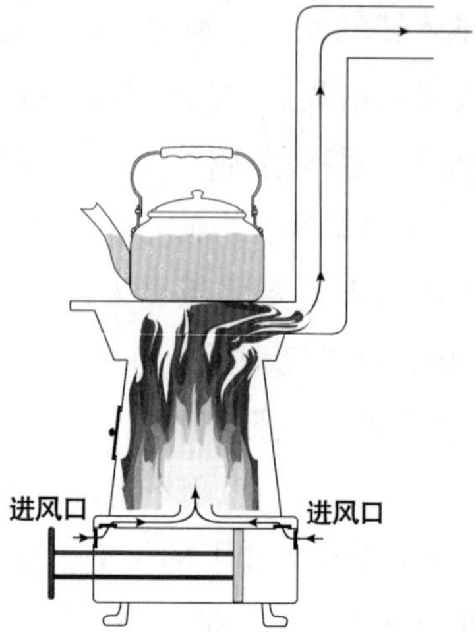

图 19　三焦炁化图

阀门，控制蒸气的大小，防止壶中的水烧干了或者烧不开。人体的炁化过程就像这壶水，要烧开它，由水变为蒸气为人体所用。那么，如何很完美地烧开这壶水？取决于以下这些因素：

（1）肾

首先需要有足够的火力。肾是炉子，炉中的煤是肾精、元精，也就是我们的“天癸”，炉中煤的多少，对于我们每个人来说数量是固定的，是父母给予我们的先天的生命基数，在我们出生之后就“定额”了，一般人是无法再增加的——这也就是所谓“王侯将相宁有种乎”的种，西医叫作“基因”，比如女性的卵母细胞数量。当我们的煤烧光了，炉中的火也就烧不起来了。而肾在人体中的特殊之处，在于它是水火之脏，炉中的煤属阴、是元精，炉中的火属阳、是元阳，是五脏生命动力之本源。炉火不旺，与两个因素有关，一是炉中煤的多寡，二是炉门的调控、火力的调节（脾肾）。肾中的元阳元精虚损，火力不足，火自然烧不起来；炉门没有充分打开，空气出入受阻，火也旺不起来。冬天睡觉前要封炉子、关上炉门，早上再把炉门打开、用火钳子捅一捅，让空气进去、火就旺起来了。这是肾的收藏、蛰藏功能和温煦、温阳功能，决定了炉火在冬天和夜晚的收藏、在夏季和白天的长养。从时空角度说，冬季和夜晚人体阳气要收藏，要封炉让火封固起来；夏季和白天人体阳气要升发长养，就像要把水烧开，需要让火旺起来。炉门的开关、炉火的旺熄决定了火力的大小是否适宜，如果火力不足，则水烧不开，火力过旺，则会提前烧干，所以炉火的调控是肾功能的关键。以上是对肾之功能的比喻。

（2）心

但是谁来帮助把炉火煽得旺起来呢？就是心，心气、心阳鼓动气血流行，为肾中炉火提供“风力”动能。这就是心肾的水火既济，肾中的“煤”阴精滋养与心中的“气”心阳鼓动，二者和谐一致，炉中的火才能圆满完成“把水烧开”的任务。心是橐龠，就是炉门边上的拉风箱。橐龠者，决定了炉中火势的大小：火大了，风箱拉得小点劲；火小了，风箱加大鼓风。一推一拉、舒张收缩之间，调节的是人体的生命节律（心率、心律），也因此被封为“（后天的）君主之官”。

心肾二者，具有“水火既济”、气升液降的关系，不仅仅是后天的心火、肾水的关系，还有先天的元精（煤与元阳）与后天的动力系统的关系。所谓“火得水而不飙，水得火而可治”，火得水则伏藏，不上冲而安其位，暖煦脏腑百骸；水得火则治，动而不凝，无水停、水泛之弊。而且，这套炉、壶系统不是某一时点下的，是放在一天昼夜、一年四季中去看的。比如，北方冬天生炉子，晚上要封炉，把炉门关闭、炉口盖上，相当于“冬藏”；到早上，就要打开炉门，用火钳子捅炉子，让氧气进入，火旺起来，把壶中水烧开，这就相当于春的阳气生发和夏的阳气鼎盛。

肾与心是体用之别、先后天之别，一个是站在地的角度说、一个是站在日的角度说。肾为阳气之体，体为先天；心为阳气之用，用为后天。太阳是后天，它不能生人，那它如何影响人？地球是先天，所有“生”的种子和能量都在地里。而人体中两者的连接在命门，命门是日地、体用、先后天转换的枢机。顺生为人，遗传的“命数”改不了；逆修成先（仙），就是要改性改命。所谓“我命在我不在天”，正是体现了中国古人对自然、对自我认知和改造上的豪迈。

汗为心之液，肾中生气、心中生液，两者于子午时发生形质转化，由有形转为无形、再由无形转为有形，完成水火既济的过程，而其中的关键，就是毛孔呼吸。以毛孔呼吸为钥，启动以肾脾心为主轴的三焦炁化，毛孔呼吸是内外、有形无形、外观内观的界，所谓“破界”的关键就在于此。这就是人体内以水液代谢为代表的有形物质，经炁化蒸腾化生为无形的能量和精微，经过代谢利用营养人身，又凝结成形，精华部分化为人体组织构成、废物则排出体外的新陈代谢过程。在这个有形与无形的转化过程中，汗液是一种重要的承载形式和借助形态。所以，概括言之，皮毛生肾的一端是“心中生液”，另一端是“肾中生气”，这就是人体中“活子午时”的水火既济，即气升液降、心肾相交、阴阳平衡。这也是“皮毛”和“毛孔呼吸”的要害所在，是“炁”“液”之间阴阳互根、此消彼长的关键，由此才得以进行“气升液降”“炁液转化”的过程，才真的能明白或说出来“地气上升以为云，天气下降以为雨”。

（3）脾

脾，是炉子上烧水的壶。壶中的水，是我们食入的水谷精微以及脏腑百骸、经脉腠理之间的“精”“血”“气”等物质。要把这壶中的水“烧开”，就要依靠炉中的火力和水壶自身的功能，得让水壶和水“热起来”，蒸腾成水汽而供给人体生命的动能。水能否烧开，功效取决于两个方面：一则取决于肾之炉火，二则取决于水壶功能的正常与否。

水壶功能正常与否，又涉及两方面，其一是水壶本身材质的吸热、导热性能如何，此既涉及脾与肾的交互关系、后天与先天的转化，即脾阳、肾阳的水土合德关系；又牵扯脾本身的运化能力。脾为后天之本，居中焦有斡旋之功，其功能正常、即热传导性能良好，壶中的水才能被壶体的热能升温至沸腾；如果水壶的材质不好、导热性差，脾运失司、运化不足，壶中的水就烧不开或者烧开的时间延长。这里还有两个“火力调节器”，一个在肾，就像发动机的马力调节；一个在脾，就像油门大小的调控。其二是壶中水垢积滞的多少，壶的传导性能良好，但是壶中水垢太厚了（湿浊内蕴），壶中水的烧开也会延迟，脾运功能也会出现异常。

关于水土合德，中医理论中水与土分别对应肾和脾。肾实为水火之脏，内藏“先天之元精（水）”，是生命之源、生殖之本；又蕴“先天之元阳（火）”，是后天生命动力之源、脏腑功能之根，故又称为“先天之本”。脾为土脏，土性能化育、承载、均衡万物，而脾能将饮食水谷化生为气血精微，是人体气血生化之源，故又称为“后天之本”。二者在生理上互相资助、互相促进，脾要健运、化生精微需借助于肾阳的温煦，肾中精气的充盈和成熟也依赖于水谷精微的充养；在病理上也互相影响、互为因果，肾阳不足则不能温煦脾阳，以致中阳不振而“百病由生”，脾阳久虚也可损及肾阳，而见脾肾阳虚病证。从水液代谢的角度而言，脾肾也是其中的关键，一者运化水湿，一者主水之代谢。即便在自然界中，水土合德也至关重要。水能润土，土能承水，则水土保持良好，生态平衡、风调雨顺，人与自然万物和谐共处；若水土流失，则风雨为患、灾难频仍，人类生产生活受到巨大影响。所以，无论是在生理，还是病理的状态和关系中，脾肾两脏功能是否和谐平衡都有举足轻重的作用。

（4）肺

肺是水壶的壶盖，相当于高压锅的气阀，调节水壶内蒸气出入及炉子和风道内气压的大小。蒸气出入和气压大小合适，壶中的水才能在恰当的时机烧开。壶盖打开，蒸气散失太过、壶内气压不够，壶中水不能烧开、食物不能沤熟；壶盖闭紧，水蒸气封闭在壶内不能散失，壶中水也不能按要求烧开，人体里化湿化热、糟粕存蓄。肺的开合、治节功能失常，炉子、水壶的功能照样受影响。

中医理论认为，人体有“精气神”三个层次的物质基础，壶中水是“精”的层次，比如血液、体液、葡萄糖、蛋白质、脂肪等有形的营养物质和组织构成；此外还有“气”的能量层面，就像热量和水蒸气一样，由脾上输于肺，肺再运输、输布到全身各处，此“蒸气”包括肺吸入的氧气与脾所运化的精微之气相互转化、化生的复杂过程。所以，肺的阀门开的大小会影响精微输布的过程和结果，小了，水汽憋在体内会生内热、内湿、内风、内燥等病理问题；大了，散失太过，壶中水烧不开、炉与壶会透支。另一方面，中医还有“天人相应”的理论，重要着力点就在肺与肺所主的皮毛、肌肤。水蒸气和废气要排放到外界、外界的氧气和某些人体所需的无形物质与能量要进入体内，肺是其中重要的过滤和转换装置；反过来，肺和脾所产生的营养物质又要输送给所有人体组织器官，包括肾和肺、脾自身，这就又涵括脏腑之间的五行生克乘侮关系。

（5）肝

肝（胆）是风道。实际生活中，风道是氧气和废气出入的通道，在人体就是气机升降、疏泄的通路调节。火的燃烧需要有氧气的输入、二氧化碳的释放，要有气体的交换，在人体就是周身气机的疏泄协调。如果风道中积存的烟油、碳灰之物太多、通道堵塞了，气体的交换就可能出现障碍，炉火也旺不起来。就像雨果先生的名著《悲惨世界》中那些扫烟囱的小孩一样，他们要把烟道中的灰垢扫除干净，其中空气交换的功能才正常。同理，肝胆的疏泄正常，人体中气机的升降出入才正常，精微与能量的代谢才协调。

（6）三焦

如前文所述，这套“炉壶水”系统的运转不是局限在某一时点下的，而是放在昼夜、四季的时空中去看的，就像一日、一年中阳气的生长化收藏，不是一脏一腑的单独功能，而是人体脏腑功能的整体作用，称之为“炁化”。炁化进行的场所即三焦，所以，三焦并不对应某一个解剖实体，它是整体炁化功能施行的胸、腹、盆腔的空间。而三焦如雾、如沤、如渎的机能动态过程，是人体内部炁液转化、即炁化的关键，是人体中有形可见之“水”与无形不可见之“炁”的新陈代谢过程。

三焦为原气之别使，内寄相火，具有通行元气、运行水谷、通调水道的功能。分别位于胸、腹、盆腔的心、脾、肾（及膀胱）三者构成三焦的上、中、下三部分，是人体生命动力的主要来源，也是炁化功能的主力。分别言之，上焦从胃上口至舌下，有主纳的功能，受气和水谷，并温分肉、肥腠理以卫外；中焦从胃上口至胃下口，有主化的作用，能腐熟水谷、吸收精华、生化血液、滋养全身；下焦从胃下口至二阴，有主出的作用，泌别清浊，以传导排泄大小便。

如图 19 所示，不但有炁化的形象化，也有五脏之间五行的生克乘侮。其中的关键，水火既济——心肾、水土合德——脾肾（先后天），乃人之先后天阴阳相谐、既济和合；肝肺的升降开阖，是不可或缺的臣。五脏、三焦共同构成一个功能整体，炉火、水壶、橐龠、阀门、风道是同时、整体地完成人体生理功能，其中还包含着脏腑关系中的五行生克乘侮制化，只是在表述时分开比喻罢了，所谓“花开两朵，各表一枝”。

所谓“德”者，乃遵道而行、顺其自然之意，合德即五行正常运动的维持和调节。五行中的每一行跟其他四行都有生克乘侮的关联，无论五行彼此间如何“合德”，不过是在论“人身一气”的周流罢了。其中，土为后天之本，是后天五行之中枢，所以更要与其他四行均合德才行，不只水土、火土要合德，土金、土木也要合德。

脾土属太阴，而太阴者含脾、肺。两者均是脐带剪断之后开始完整运作的，故后天之本为太阴，太阴脾是生化之本，太阴肺是气之本而朝百脉。在上文的水土合德、火土合德中，水、火与土各是生克关系。这里的生克讲的是土的生行和克行，只有这种生我和克我关系的和谐才是“道”。经言“精化气，气归精”，而“真气者，所受于天，与谷气并而充身者也”，这是人之后天由太阴肺与脾所化生的气之由来，也就是对“精气（炁液）转化”过程的描述。气，即火也；精，即水也。水+火=活，这是人之生命得以维持的物质运动基础，还是指“炁化”二字的表述，即三焦上、中、下之如雾、如沤、如渎的功能状态和运行过程，如同加湿器的运作，单单放一盆水在屋里是不会增加湿度的，只有给予它能量、让液态的水转变成气态的水蒸气，才能起到湿润空气、缓解干燥的作用。即，精为气之载体，气为精之动力，而无形之气（后天气）的源泉又与精的摄入、运化，亦即“消化代谢”息息相关。另一方面，有形之精的代谢又必须依靠气的周流运转。气和精的关系与气和血的关系相似，即“气为血帅，血为气母”。由此可知，人体中气、精、味、形、化等都不过就是阴阳、水火的交互作用罢了。所以，中医不可离“阴阳（水火）”二字，这是“生”的基础和动力，离之则“经绝脉断”、死亡来临，也即“神机化灭，气立孤危”了。

“炁化”这个词太美妙了，仅仅两个字就把生命气机变化中整体的升降、出入、开阖枢全部涵盖、概括了。活=水+火，人活着，要有水、要有火，火把水炁化，水的循环是生命整体生理活动显露于外的“象”。在炁化的过程中，包含着水火既济、上下交通、人体气形质统一的内容，这就是生命过程中的一气周流，是对人体气机在上下、表里、内外之间升降、出入、开阖枢完整过程的描述，也即生理过程中“移精变气”的过程，把有形的、结构性的精血、精气变为无形的功能性的能量，维持正常生命的新陈代谢。

人体中各部、各脏的气机升降、出入综合而成整体的气机运行和炁化过程，构成人体内外环境之间的和谐有序，依靠的是多脏腑之间的相互配合、生克承制。整套炉火、水壶、橐籥，乃至风道、阀门系统中，哪一个撂挑子这壶水都烧不开，缺了哪一个人体的生理功能都不能称之为一个“完整全然的整体”。所谓牵一发而动全身，这就是中医的整体观——不但五脏功能要一起看，连这整套系统都要置于时间和空间的整体中去看、去解读，这些叫“五行乃一行”“诸气乃一气”，这才是中医。所以，中医之治是时空之治。在病理情况下，炉子一直烧，炉膛中的煤会提前烧完；水壶一直热，壶中水也会烧干；风道不定时清理、阀门开合无度，整套炉、壶系统也都会提前报废；即便是正常操作中，橐籥的推拉也是往外拉、用力，往回收、自动收回——与心脏的舒缩功能何其相似。

以上，就是我们身体内以水为代表的物质代谢中液态、气态间的转化过程。所谓气态，并不是说我们身体里真的存在像蒸气一样的气体，它指的是能量在体内无形的运动、运转、流动。水是自然界中唯一一种可以三种物态天然存在的物质，但对于人体而言，水的液态和气态是正常状态，而不应该有水的“固态”形式存在，一旦出现就是病理性的，比如肿瘤、癥瘕积聚、成形的囊肿等占位性、阻塞性病理改变，因此不要做“冰美人”。液态、气态、固态是水存在的形态，是其形所具的象，但液态是水最常见、最多见的形态，也是生命运动的常态。在《道德经》里，老子对于“水之神”有精彩的描述，说它“上善若水，善利万物而不争，处众人之所恶，故几于道”，体现了道的精神，具有七德，此即是指水的液态而言。

中医的学习方法就是向自然学习、向生活学习，所谓“道法自然”而已。我们日常生活中的一点一滴都蕴含着天地大道的运行，因为这些现象都是正常存在、按照天地运行的规律运作的。所谓“奇恒有象，五行有序”，物质运转中蕴含的序和律才是人体生命的机密所在。中医重要的认识论叫“取象比类”，就是通过观察自然现象和生活现象来认识自身和社会、自然。这个“炉壶水”系统就很符合中医理论对人的生理、病理的认识。而实际上，人是自然和社会中的一分子，组成人的元素和物质没有一样是他所独有而自然界所没有的，同样他的生命过程也是自然过程的投射和复制，没有哪个过程是他独有而自然界中不存在的。这就是天人相应、天人合一。观察自然和生活的演变现象，为我们提供了认识世界、认识自身的重要方法和捷径。

3. 炁液转化

炉壶图（见图 19）的核心是对炁化的讲解，而炁化不过就是“炁液转化”而已。壶里的水烧开后做什么？就是水变成汽，升至肺，再如雾露之溉荣养全身。在这个过程中，又有新陈代谢，有被利用维持生命活动的精微的代谢，也有代谢糟粕的排泌。所以，三焦的功能可以三个词概括，即如雾、如沤、如渎罢了。以八法为例，运用于临床，要重视“汗法”，因为汗法不单单用于表证，广义的汗法还可用于其他病证的治疗，凡是能对人体内异常之“炁液转化”进行调节的技法，其实都可以归属于“汗法”的范畴，比如利小便。中医对炁液转化的高度概括就是“炁化”两个字。而此二字就是对生命之“活”的特性的概括，“活”是我们生而为人要面对的课题。活者，水与火罢了，炁液转化而已，即炁化。我们生而为人的后天所有生理、病理的核心，就是这两个字。

在上文中的“炉壶水”系统中，正常状态下是人体的新陈代谢，非正常的状态要么太过，要么不及、未达到标准，这都是病理状态。产生太过或不及的原因，就是五行之间的生克乘侮关系的失常。气机升降出入是依靠人身整体脏腑功能的协调、合作完成的。人体新陈代谢过程，在《黄帝内经》中称为升清降浊，是以三焦为核心的五脏功能。三焦之用关键在“相火”，而相火所用还是人体一身之液的炁化、蒸腾、雾溉、荣养、泄渎。相火无形，为用；水液有形，为体，也是“无以为用，有以为利”的意思。在人体正常代谢过程中，我们身中会出现五种液体（泪、汗、涎、涕、唾）以及二便的排泄，病理状态下就出现了痰饮水湿瘀等病理产物。这就是人体炁液转化之正常与异常。

炁液转化中的五液实质是津、液、血、精、阴的代谢和转化，因各自所在部位不同、所归脏腑经脉不同，功用自然各异，病理产物也就不同了。

而气，在人体内实际是个动词，炁化就是无形之火把人体内的液从有形（看得见、摸得着）转化为无形（看不见、摸不着），进而得以利用，再转换回废物排泌而出的新陈代谢过程，这其中有气与液的蒸腾氤氲之变。

《黄帝内经》中说“地气上为云，天气下为雨”，这一过程完成了在人体中占比60%～70%的水之有形（液）与无形（炁）的循环和代谢，就像地球上水的循环一样。人体中有形的水不炁化不足以承上（上升为云），不液化不足以润下（下降为雨）；子时阳气下降敛藏液化为水藏于肾，午时阳气升腾炁化为汽升至心，此即心肾相交、水火既济。而其实，只是因为“水”是人体生命中最重要、含量最多的物质，以它为例而已；其他每一样人体中的“精”的代谢、生命过程都是如此的炁化经过。

图20描述的是人体内三焦气机升降、出入、炁化。外面是一气周流的圆，肝肺主左右升降，肝升于左、肺降于右；脾胃居中斡旋，脾升胃降，受纳运化后天水谷；心居上、肾处下，心肾之间水火既济；而在脾肾之间、后天之本与先天之本间又有脾肾阳气的交互作用；肾中还含有

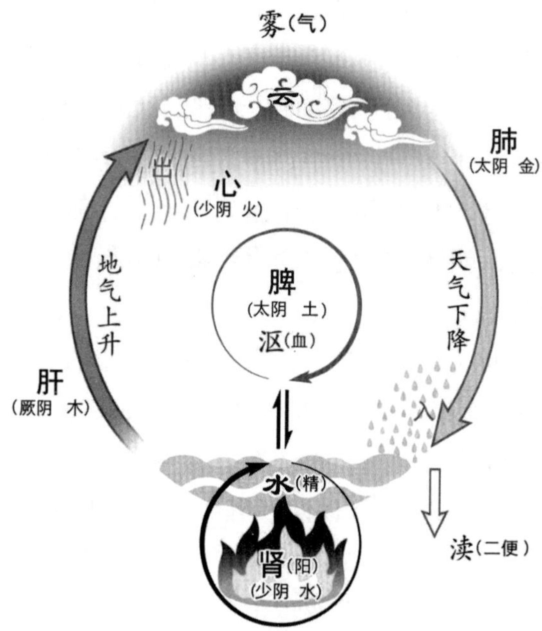

图20　气机炁化图

元阴元阳，成为人体阴阳之源。身中水液经阳气温煦蒸腾，就像自然界河流中的水被太阳照射后蒸腾为水蒸气上升至空中，汇聚为云，再遇冷凝结为雨滴，落回大地土壤、河流，完成水与气之间的转化和循环。炁液态之间的转化依靠的是火，即心脾肾之阳；炁液态各自的利用和代谢要靠脾肺之气，此过程即所谓“地气上为云、天气下为雨”，是水火转化的关系和炁化过程；又所谓“上焦如雾、中焦如沤、下焦如渎”，这是炁液各自所用及代谢过程。

所谓“人活一口气”，生命的存在全在这一身之阳气的周流，即气机运行。气者，异名而同出，无论卫气、营气、宗气、经气、脏气、元气还是原气，其运动形式都是升降出入、开阖枢。升降者，左右肝肺；出入者，表里脏腑；上下者，三焦炁化；居中斡旋者，脾胃后天之本。而在中间所谓“中脉”之上，要害处是居下焦的水火之脏先天肾与居中焦的斡旋，如沤之后天脾。炉火在肾，运化在脾，一是脾肾之间吸收“热”的能力和效率，二是脾胃传导热予水谷的能力和效率，两者决定了我们生命运转所需之精微气血的生成和效能；另有一个关键处，在肺之阀门开启大小的调节，大了则热量、热气散失太过，壶中水难以蒸腾化汽，小了则热气闭在体内生热、生湿，出现瘀堵。经言“上焦如雾”，水变成汽，雾气腾腾，图中云雾就是水的气态，云的汽团状态正与之相应。“中焦如沤”，腐熟水谷，游溢精气，上归于肺，输布荣养，云就是水谷精微上充于肺，肺再输布给五脏的精气。水汽变为雨滴落回大地，回归河流，“下焦如渎”，把代谢废物排泄出去。这就是我们身体内没有特定实体器官、以空间功能存在的三焦炁化，即水火既济、炁液转化的过程，也就是皮毛生肾的过程。

气机炁化图是平面二维的，而图中各部分有着立体的联通，任何二者，甚至三者、更多者之间都是相关联的，所谓“条条大路通罗马”，各个脏腑都与三焦炁化有着千丝万缕的联系。所以这幅图其实就是八个字：“阴阳五行，天人合一”。阴阳者含三阴三阳之变，五行者有生克乘侮之关联，它们是一个、是整体，其中阴阳是五行之体，五行是阴阳之用，阴阳以五行显象，五行以阴阳为根本，五行皆有阴阳。但就疾病而言，是这个整体中的某一个环节出现了“奇”。所谓的“诊”和“治”，就是找到这个“奇”、调正这个“奇”。以一气周流来说，“奇”就是反常、偏倚的气变，然后气变导致形变。有形变者临床首要解决形变，或于解决气变的同时形变消失。

人是气、形、质混而成人的。形，是我们下手的基础，但我们所调整的并不仅仅是这个形，还有这个形里形外所周流运转的气与质，甚至是神。这个形所由何来？它如何成了这样一个形？它会有怎样的变化？我们能如何改变它的奇变？所谓“阴阳”者，在我们运用时其实是偏正结构，重点在“阳”；而“人之阳气，若天与日”，如果能抓住这一身之阳的升降出入开阖枢，则得其要害矣。

图 20 主要描述的是人体内部炁液转化的炁化过程，但是，内与外又何时分离过？以向外发散太过、多汗少尿为例，主要责之于壶盖，还是炉火？一切皆有可能。五脏都会影响到整体炁液转化过程中的任一环节。还是那句话，应“三因制宜”，因人、因时、因地去治疗具体的“人”，动态（易）地去判断五脏五行的生、克、乘、侮、制化，找到它们协调、配合关系中的问题所在。多大的锅，就装多少水，加多少煤，用多大的盖子，以多大力气拉风箱，各方面配比合宜最重要，“平衡”最重要。如果我们把这壶水的烧开比作人体内的炁化过程的话，五脏的功能缺一不可。

举例而言，病人诉夜尿频，多于子、丑、寅时起夜，从起夜时间考虑就是胆、肝、肺的问题吗？其实，不能孤立理解，心、脾、肾是否也参与其中了？人体气机运化以及五脏功能是同时进行的整体运动过程，整套“炉壶水”系统中缺了任一个，都不能完成完整的气机运行和炁液转化，五脏间的五行生克乘侮制化需要完美地协调、配合，这才是中医的整体观。用之于临床，可以八字概之，即“奇恒有象，五行有序”。这个序和律才是人体生命的机密所在，且这整套系统要放在天地的时空中整体去观察、去解读，这才是中医的认知和诊、治。

关于人体与天地的内外关系，就是生气通天的内容了。所通者，外在“天气”罢了。经由皮肤、口鼻的出入，人体与外部环境之间完成物质、能量和信息的交换，通过口鼻呼吸和毛孔呼吸完成天地之气与人体之气的交流。其中，肺主皮毛，是人体与外界交接、交流的第一道屏障和通道，而皮毛生肾中以毛孔呼吸为钥，启动肾气，毛孔呼吸是界，即内外、有形无形、外观内观之分界。

“生气通天”中也藏有一个秘密。所谓“生气通天”，是指生命活体中的阳气可以通达天地。我们强调阴阳，天地即是阴阳，而“通天”又是一个偏正结构、偏于阳。我们说“万物生长靠太阳”，2018 年中国最火爆的电影之一是《流浪地球》，地球为什么要流浪？因为太阳衰灭了，地球上的生物将要整体灭亡了，因为阳光没有了、能量没有了。所以，当我们人身的阳气可以与天的阳气贯通时，我们就达到了“天人合一”的境界，人体的阳气自然就是充沛的、密固的、完美的。“夫自古通天者生之本，本于阴阳”，通天即人天合一、人天感应，生生不息的根本是通天，通过人天感应达到人天合一直至天人合一，即“与天地合其德，与日月合其明，与四时合其序，与鬼神合其吉凶”（《文言》）。阴阳之变必须在天地空间中完成，天地之变必须和合于阴阳之变，如此才能知、懂、通阴阳、鬼神、天地而行阴阳变化之法。此就是“本于阴阳”的含义。

前面我们讲到了“炁化”，讲到了人体内“水的循环”，讲到了“水火既济”，现在我们讲水火既济的例子。

图 21 是中文的“酒（繁体）”字，从最开始在骨刻上发现的形状，逐渐演变到现在的简体“酒”字，从水、从酉，右边是它的声旁和会意，表示一个酿器的形状，比如古时陶制的酒坛，故酉之本义即为“酒”；左边为“水”，会意为坛子里装的水（液态的酒水）。而这个“酒坛”中的“酉”字，又引申出“秋天”“成熟”的意思。在十二地支中有子午卯酉，子午示南北，卯酉示东西，酉是“日落西山”之意。而酉，又与四季中的秋天对应。秋天的特点是谷物成熟，酒又是成熟的

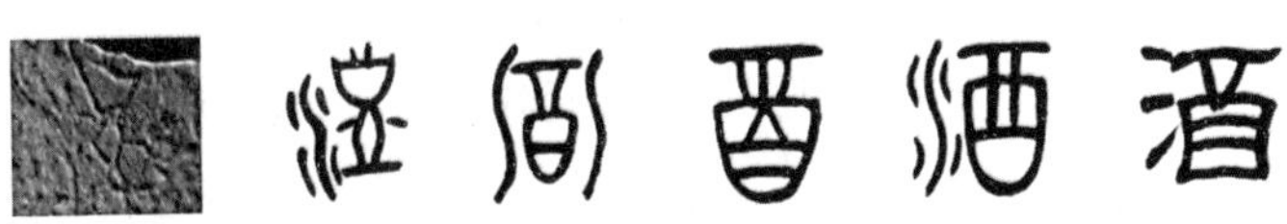

骨刻原图　骨刻文　甲骨文　金文　小篆　隶书

图 21　“酒”字演变图

谷物发酵、沤熟以后的发酵产品。以上就是“酒”和“酉”的联系。

酒是一种非常神奇的物质，它是“水火之液”，有一句诗里提到酒，称它为“液体的火焰”。它是我们看到的具有水的形、火的性的一种实物，性味甘、大热，具有像火性一样的特性，表现为酒精可以燃烧。正是因为酒具有“火”的性质，所以中国古人把它用作药的赋形剂，作为药用可以“通达十二经脉”。在中国的《汉书》里就说酒是“百药之长”，它是药物的统领、是最早的药；在《黄帝内经》里有十三个方剂，都是以酒来作为药物的溶剂；吸收剂的。也由此产生了“醫”字，繁体“医”字里就含有“酉”字。

在我们人体里也有一个“水火之脏”，就是肾脏。它五行属水，含元阴元阳。它以阴为体，以阳为用，含有“火”的两种功用，一种是“元（元阳）”、先天的火之元，一种也是“原（肾阳）”、后天的火之原——源头、原动力。所以，在肾中也有“阴阳”的含义，即水火交融。有一个成语叫“水火不容”，但是当水火交融的时候，它就成为我们的“生之元（源）”。

（五）开阖枢

前面我们讲到了阳升的三个阶段、阳降的三个阶段。

古人认识的自然被高度概括为“阴和阳”两个相互依存、相会对立、相互化生的方面，又因为阴或阳的程度、大小、趋向不同，阴分为少阴、太阴、厥阴三个层次。阳分为少阳、太阳、阳明三个层次，三阴三阳的关系要用太极图来解读，因为这是一个动态过程，是人之一天、四季、一生的过程，只有死亡这个过程才停止。

简单地说，三阴三阳就是开阖枢的变化过程，比如门扇的开、合与门轴的关系。我们可以想象门扇在做一个圆的运动，比如门从闭合状态开始向打开过渡，这就是太阳的开的过程，到了越过中线就开始了阳明的阖的过程，两者间的转和就是少阳的枢的作用；三阴关系如是，只是门扇由打开向闭合转变（见图 22）。

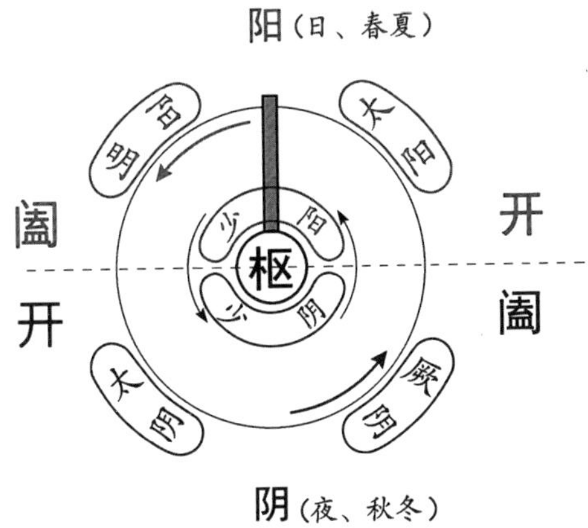

图 22　阴阳开阖枢图

我们还可以用另一种情形作比。想象一块平板围绕轴心做圆周运动，就像地球围绕地轴做自转一样。设定横线上方为阳、下方为阴，从右侧起点 0 处（姑且认为有起点吧）逆时针旋转，是阳逐渐壮大、苏醒，就像被打开一样，这时是“阳开”的过程，称为太阳；到 90°是阳气（人体生理功能）最旺盛的时候，再向左侧转动阳就开始减弱了、进入“阖”的阶段，称为阳明。横线下方是阴的变化，与阳相似，开对应太阴、阖对应厥阴。而关键是中间轮轴的转动：横线上方半圈是少阳的转动，下方半圈是少阴的转动，少阳介于太阳与阳明中间，调节和连接两者之间的量变与质变；少阴与太阴、厥阴的关系相似。这就是三阴三阳的开阖枢。其实这张开阖枢的图还是有点粗糙或简略，是个阴阳鱼应该更好，且阴和阳要各成体系。

所谓的三阴三阳，其实就是阳气的动态变化，里面含着时间的因素。在这个动态的过程中，含着阳气的量变、动能大小的递增或递减，表现出来它是升还是降，是出还是入的变化。所以，“阳”就是升的、向外发散的动态的过程，阳气逐渐由小到大、由大到小，从里透达到表；“阴”正好与之相反，它是阳气由降而入、再至收藏的过程，之后又慢慢显露出来。所以，阴实质就是显露于外的阳逐渐肃降，从向上生长的状态转为向下敛降、逐渐入里收藏、储藏的状态，是阳气从体表回到内里而收藏的过程，并为再次的升发做蓄积。阳气开阖枢的三阴三阳转换过程最直观的显象就是日夜、四季的变化，春夏为阳、白昼为阳，秋冬为阴、夜晚为阴。

1. 厥阴与阳明

三阴三阳中比较特殊的是厥阴和阳明。“开”和“枢”的含义都好理解，而“阖”有名词、动词、形容词几种词性不同的含义。

阖字本义是门扇，也有关闭和全的意思，故有名词、动词、形容词三种词性。作名词讲是指门扇，引申为静态的“门关闭的状态”，门的作用是分隔两边，即分隔阴阳，表述升或降的结束状态，是一个静态的“属性”描述。作动词讲是指关合、关闭的动作，引申为一种动态的趋势和过程，即阳往阴去或阴往阳去，指升或降、出或入的结束（关）。作形容词讲是全与总共之意，例如“阖家欢”。家是什么？家的内涵是男女和合，男女即阴阳，阴阳在一起就叫“阖”。所以，阖是阴阳交替的节点，“阖”中有阴有阳、阴阳要交会和转化，是阴气或者阳气主事的开始。从厥阴开始，阴将尽、阳要逐渐壮大了；从阳明开始，阳将尽、阴要成为老大了（实质是阳气开始肃降敛藏）。所以，厥阴和阳明并不仅仅是以“量化”来评判其阴阳属性的，它们的重要特性是由阴向阳、由阳向阴转化的过程和阶段，这个阴和阳不是性质，而是状态和趋势，即阳是出和升的状态、阴是降和入的状态，厥阴是“降”的末段，是与升交接的环节；阳明是主“升”的末段，是与降交接的环节。在开阖枢中，阖的含义除了有闭阖、递减的趋势外，还有阴阳交会、相合之意，是阴极向阳转化、阳极向阴转化的过程。阖即“合在一起”，你是你、我是我，你我在一起就成为“阖”。故，阳明者，两阳合明；厥阴者，两阴交尽。

因此，在理解厥阴与阳明的功用、关系时应该有三种含义的解读：①阴入阳或阳出阴的状态（名词）；②阴入阳或阳出阴的过程（动词）；③阴入阳或阳出阴时两者的对应关系（形容词）。相应的，诊断就在于对这三种状态的判断：①是入或出的动态过程出了问题？②是出入过程中二者消长的力量比重出了问题？③是出入过程中二者相互关系不正常？而治疗也需因应上面三种状态调节：①针对出入过程不正常（过度或不及）的动态过程，治宜或导之，或引之，或缓之，或促之。②若阴阳力量比重异常，宜补不足、泻有余。③二者交互有异，则治当如太极，调整二者此消彼长的快慢节奏，使两者此进彼退、合拍同律。

在十二经脉中，最特殊的两条就是足厥阴经肝经和足阳明经胃经。这是惟二两条有阴经走阳位、阳经走阴位循行路线的经脉，足厥阴经一部分走在足背，足阳明经一部分走在腹部。因此，二经在功用上有其特殊性，分别是阴阳二气主事之始，是阴阳二交替、由开转阖（收）、由阖（收）转开的节点。两经的另一点特殊之处在于阴经足厥阴肝经上到巅顶和阳脉督脉交会，阳经足阳明胃经在口周与阴脉任脉交会，这又是一个“阴交阳”“阳交阴”的实例。为何有如此情况？因为“阖”，合阴阳也。

厥阴、阳明各为阴阳气机之“阖”，是阴阳气交接、和合之地，故也是调阴阳的要害所在。在针刺治疗中有“开四关”之谓，意为人体中重要的关口，取的是（足）厥阴原穴太冲和（手）阳明之原穴合谷，可以调一身气机的开合，凡气滞不行、阴阳不相交接的症候均可取之，寓调和上下阴阳、左右升降、表里出入、脏腑气血之理。原穴，是脏腑原气所出入之地；原气，是脏气所根、后天之命本，故为“调气”的关键。其余如卫气、营气、中气、宗气等，均根于原气，由原气所激发，所以欲调这些气亦取“四关”足矣，即取其“机要”所在之意，求本罢了。其他，如腹四关、头四关含义同此。

浅说一下本人对于厥阴、阳明的用药之见。厥阴，是阴竭、阳生的节点，其性质外寒内热，这时阳气经一冬的收藏生息，内里是热的，逢春要升发、冒芽了，但外表还有寒气包裹着，我们可以想象初春小草的幼芽，很嫩、正欲向外舒展生长，突遇一阵倒春寒，生机就被遏制住、压制住了。所以治厥阴要把覆盖在小小阳气芽苗之外的阴寒宣散，为幼阳开通向外、向上的道路和生机，让它生长出来、萌发出来。

阳明，是阳竭、阴生的节点，其性质外热内寒，故治疗阳明慎用寒凉，不可任意用苦寒之品。中医在饮食上讲究忌食生冷，春夏要养阳，都是为顾护中焦阳气。有一句谚语叫“冬吃萝卜夏吃姜”，盛夏人体阳气升发已至极点，阳气外达于表，内里呈现相对“阳虚”的状态，所以此时其实是忌讳进食寒凉而损伤中阳的，这可是“后天之本”；但夏季天气炎热，人们难免喜食冷饮等寒凉之物，那么对治方法就是用姜一类具温热之性的食物把胃中的寒凉抵御住、把胃气顾护住，辅助中阳对抗外来寒凉的影响。此时最好不要吃太多的冷饮、冰镇的食物，水果像西瓜之类在立秋之后就不宜再吃了，它被称为“夏日白虎”，是性如石膏一样寒凉的东西。治阳明腑实可用苦寒下法，但下为祛邪，苦寒之品又多伤阳气，故只有认准是内热腑实证时才可用之。

所以，无论我们是顾护、温养阳明的里阳，还是保护、帮助厥阴的幼阳，都要记住一句话，“有一分阳气，便有一分生机”。

2. 少阴与少阳

少阴和少阳都含有火的性质。少阴是君火，少阳是相火。它们的特性都是炎上，像火一样往上走。它们是我们生命动力的源泉。也就是说，它们是阳气开和阖之间的连接，是影响从量变到质变的重要因素，或者可以向阳去走，或者可以向阴去走。以少阳为例，我们判断一个病人现在是少阳为病，处于少阳的状态，即他一只脚在门里、一只脚在门外；再进一步，我们还要判断他是要向外走，还是要往里进？门扇处于半开半闭状态，是因为门打不开，还是合不上？又或者是因为门轴坏了，以致转枢失常而卡住了？不同状态（问题），对治不同。所以，单单强调“少阳”，对于治疗而言还是模糊和不确定的。

当前在用药上有一个不太好的趋向，例如用《伤寒论》里的小柴胡汤，“但见一症便是，不必悉具”，但经典原文的前提是太阳伤寒、中风病，是后人忽略了医圣设定的用方前提，偷换概念为用于“少阳病”，以至于只要判断病人是少阳病就给他用柴胡方。而即便是疏解少阳气机，也要知道它是要往外去、变成太阳？还是要往里来、转成阳明？不论阳气之往来、开阖，只是针对病人的少阳状态就用药，而不考量病人的阳气要往哪里去，这就是典型的“只知其用，不知其然，更不知其所以然”。我们要判明少阳的趋势如何，若要向外去，就把它往太阳引；若要往里来，就帮它往阳明收。这才是中医的“因人因时因地制宜”。

所以，医圣仲景师是上工无疑，一部《伤寒杂病论》是中医临床经方的巅峰，但是它阻住了后世医生再进阶、也成为上工的路。《伤寒论》是攀峰路上的一块大石碑，它自身的成就无可比拟；但它也像一块大石阻在我们前进的路上，因为它让我们“知其用”即可，见到一两症便用是方，却不去追究“其然”，更不知“其所以然”。原因是伤寒方“好用”，但只是重视“用”学科不会有新发展，只会越来越萎缩，就像能量的衰减，越用越少，不再增加了。有一个例子，据说日本人把《伤寒论》中的两百多个方剂都注册了专利，他们现在占到世界草药市场80%以上的份额，但是他们只知其用。如此只可以短时间运用一下经方，不宜长时间服用，因为“其然”“其所以然”已经改变了，“古方不治今病”，我们不能套用古方来医治现代时空下当代人的疾病。当然，这一弊端并不是医圣的本意，更不是医圣的过错，是我们后人错会了先贤原意，错用了经典方药而已。无他，只有如我的针灸老师王居易教授所言，我们努力去“相信古人，理解古人，贴近古人”，如此才可能既知其用，亦知其然，并尽量知其所以然。或许，以我们现有的水平，能达到“方证相应”已然不错，但如果我们能把《伤寒论》读透，则应该对看懂《黄帝内经》有帮助。从普化的角度出发，或许可以说“广大群众需要的是实用性和简单化，所以AI是个好工具”。这大概也是我们由“道时代”转为“器时代”的深在原因吧……而我还相信，真正能让《黄帝内经》等凝聚着古圣先贤超绝智慧的经典普及、被现代大众所接受，可能还需依靠科学技术的再发展，故尚需时日。而实际，“道”与“器”（用），都只是一个事物的某一方面而已，两者相加才是全然的“一”。

3. 太阴与太阳

“太”是巨大、极其的意思。太阳，就是阳之极，是阳气升发、蒸腾到最高点，而后要向阳降转折的阶段和过程，故为“阳开”。太阳的性质属寒水，称作“高处不胜寒”，到胜极之后物极必反，这一点与地球的大气真实状态一致。在高海拔区域的大气层非常寒凉，比如飞机在高空飞行时机舱外温度一般在 -40℃以下，此时气态的水蒸气遇冷会凝结，变为液态或固态而下行、降落、回到地面上来，这就是阳到了极点时“盛极而衰”，要向下转折、开始阳降的过程。

太阴是阴之极，对应阳气由肃降向敛藏转折的过程和终点，是阳渐弱而阴渐强的阶段，故为“阴开”。太阴对应于阳气由无形的气态向有形的液态转化、后凝聚为水湿向土地渗入的“象”，所以其性质属湿土，承载四行，与前文提到的土旺于四时是一个道理。为什么这里的阴之极不是肾？因为肾是先天，属“战略储备”，故宜隐藏、不宜显露于外；太阴是后天，属“日用资源”，故是显化的、可见的。开阖枢是人体阳气日常的运行状态和趋向，所以这个阴之极就是有形的、显现的、可见的太阴。太阴的功能是化有形水谷为无形精微，以营养和长养我们的人体，亦与“日用”的属性相一致。

寒水、湿土、君火、相火等称谓都是阳气运行中显现的“象”，并不是说真有这样实实在在的形，而是指阳气的属性表现出了寒水、湿土等的“象”。就像九方皋相马一样，要看到那匹黑色公马身体里具有的黄色母马的神机和个性。在诊断时，我们也要抓住病人病机的本质特征之“象”，而不被外在“症候”的表“像（毛色牝牡）”所迷惑。恰如伯乐所感叹的：“若皋之所观，天机也。得其精而忘其粗，在其内而忘其外；见其所见，不见其所不见；视其所视，而遗其所不视。若皋之相马，乃有贵乎马者也。”（《列子 · 说符第八》）

《黄帝内经》里有一句话说“其要一也”，最要害、最核心的东西实际就是“一”。开阖枢就是“一”，是一个完整的整体。我们分作开、阖、枢解释整体中各部分的特征和性质，但在实际运用上，三者是一体的周流，即“一气周流”之谓，也是阴阳无处不在之意，“开”的里面实际含着要向“阖”转换的趋势。以阳之开阖为例，开本是阳气升发、外展的过程和状态，但在疾病状态时有可能开得不及或太过，不及为阴、太过为阳，实际也含着一阴一阳的变化。阖也如是，阳气本该往回收，这是要往阴的趋势去；但病理状态下，有可能收的力量不够而阖不及，这是偏于阳的状况，也可能是收得过快过度、提前转向阴降阴藏的状态，这是偏于阴的情况。所以，任何一个开阖枢里又各自含有阴阳的含义，此亦是阴阳无限可分之意。

仍然是那句话，“真相只有一个”，判断“真相”是什么才是最首要、最关键的核心，诊明，则治应手矣，这就是“别阴阳”的重要所在。阴阳者由二而三、三而六、六而十二……也是一气周流中的各种变动和变化，所以，对于开阖枢，在诊疗中仅判断病人此时处于开、阖、枢的哪个阶段、哪种状态仍是不足和粗糙的。

炁化，始终伴随在气机升降出入的这个圆里，它是有序进行的，从有形变无形，再从无形变有形，循环往复。它表现出来的两个基本形态就是聚而成形、散而炁化，即“阳化气，阴成形”之意。气聚就成为有形的物质，气散就转化为无形的能量状态、完成功能运行。所以，只要我们“活着”，人活一口气，在生命活动的每一个环节就涵盖着气机的升降出入，涵盖着升降出入过程中气的有形与无形之间的炁化聚散运动，也因此有一句话说“人之生，气之聚”。

由上而知，气机炁化是脏腑机能的一种基本表现方式，而脏腑是一个空间，它是人体气机炁化的场所，每一个脏腑的气机炁化形式又有各自的特点，这就是中医理论中每一脏腑的功能主治、五行属性。

三、五行有序（五行五运与开阖枢）

五行是将事物分类的一种方法，用的是中医的取象比类法。同一类事物反映出同一种象、同一种属性，就把它们划归为同一类，即用象来归类。取象比类，是中医思维和逻辑的主要方式。在五行学说西传、由中翻西的过程中，把五行翻译为“五种元素（物质）”，这是错误的翻译方法。五行不是五种具体的、实在的、有形的、可以感受到的物质形式，更不是五种特定的元素，它是世界万物在运动中所显现、所展示的五种属性、五种运动状态、五种“象”，故具有时间性和空间性。

五行之间最重要的一个字是“序”。因为五行关系中最主要的就是生克，对每一行而言，都有生行和克行、所生行和所克行，如此就与其他四行都联系起来了，而这种“生我”“我生”和“克我”“我克”关系的和谐才是“道”。五行之间生克乘侮的关系蕴含着先后顺序，即“时间性”。任一行和其他四行之间关联的“时间顺序”就是病机所在。从任一行的角度而言，按相生规律看，除了要看本行的状态变化（常、过、不及），还要看生我者的气机顺逆（常、过、不及）对本行的影响，也要看我与我所生行之间气行的相互影响。同理，按相克规律看，要看克我者之常、过、不及对我行的影响，也要看与我所克行之间气机常、过、不及所引起的变化。五行之序的典型实例就是四季更替和五输穴的流注。五行之序不仅仅见于生克，还见于以生克为基础的别通、乘侮等五行五脏之间的其他关系。而对这个序，不要用“想”，要从具体病人身上“观”到、察到；要找这个序，得凭依病人病情的事实，因为真相只有一个，我们不过是要找出病人疾病的“真相”而已。

所以，中医之治是时空之治，体现在五行关系的生克顺序和运行场所、运行趋向上。其中，时要在五行的“序”上找根源，要害在升降顺序；而空在于“定位”，即阴阳、表里、脏腑、经络，要害在出入。升降出入的连接就是开阖枢。

那么，“五行”金木水火土是什么？它既是五脏各自的状态，又是各自气机运行的特征，占据着各自功能运行的空间。所谓“至大无外，至小无内”，我们知道每一脏有自己的炁化、气机的流转，人体又有整体气机的运转，每一个局部构成了整体总的气机升降出入的一气流转。而整体和局部各部分之间有一个协调、沟通，完成这一任务的就是“神”。精气神，构成人的整体，神就是整体与各部之间彼此协调、指挥、统领的那个指挥者、司令官。中医说心主神明，是君主之官、神之所居处，心气、心阳所推运的人体气血之行就是五脏之用、人体生命活动之用，表现出来的象如“火”、无形有质，炁字就是这个“用（功能活动）”的过程中无形之火的变化。五行中其他四行均是有形有质之象。

打个比喻，我们把人比作一辆车，肾是蓄电池，心脏是这辆车的发动机，脾胃是这辆车的油箱，占人体60%～70%的水就是这辆车的润滑系统，尾气是排泄的二便、呼出的二氧化碳、代谢的废物，车身这个壳就是我们的肉身百骸，电路系统、油路系统就是肺和肝胆的气机宣降、疏泄，电脑总控就是我们的大脑、意识的调节。这辆车的驾驶员是谁？就是神。这辆车的设计者是谁？就是灵，所谓“神得一以灵”。所以，心脏决定我们能跑多快，脾胃决定我们一次能跑多远（油箱的容量），肾决定我们的生命力长短（蓄电池里的储电量决定我们这辆车总体能跑多少次、能跑多远）。生活中处处有相对应的智慧。

气交和炁化，是脏腑各自功能与总体功能调控的综合，气交与炁化中涵盖着时间和空间的含义。脏腑是气机运转的空间，彼此之间又有生克的秩序。秩序就是时间，有先后的顺序排列。如此，气交炁化就涵盖有时与空的意义，是在具体空间里，按照时间排序进行的人体的气机运动（升降出入开阖枢）和气行状态（五行）。例如，一棵树某时的整体状态，包括根的深浅、冠的大小、干的曲直、土的贫瘠肥沃、水的涵养循环、四季的生长化收藏等，各因素间既有先后、流转（正向、反向）的时间关系，也有上下左右、中央内外的空间关系，对它的调治即是“时空之治”，在动态的时间流、空间流上着手（见图23）。

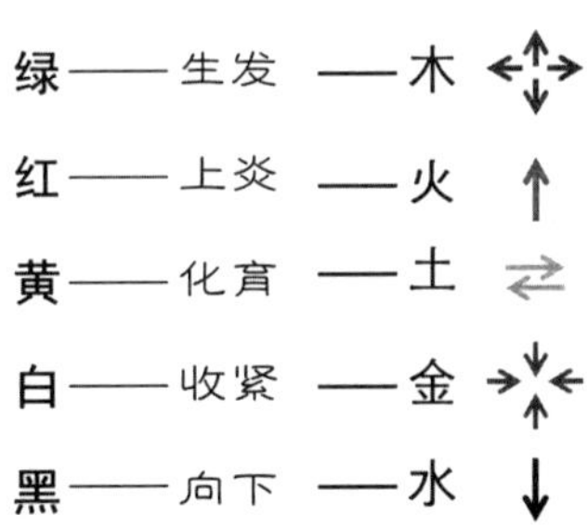

图23　五行与气机运动

在五行当中，木的方向是外展的，火是向上的，土是纵横四方，金是向内收敛的，水是向下的。

木曰曲直，特性是升发、条达、外展、发散。春天的植物表现出最显著、最具有典型特征的升发性质，所以以“木”来命名和表征。又春天的草木是绿色的，木对应于五色中的“绿（青）色”。

火曰炎上，特性是向上、升腾、温热、光明。如火苗向上吐焰、上炎，故以火的象来命名，以具有火热、上炎性质的红色来描述它的属性。

土爰稼穑，具有化育、长养、承载和平行均衡的特性。土地对所有种子都一视同仁、无差别容纳，所以它的属性是承载、居中平衡、化生万物，以中原土地的黄色来描述它的属性。

金曰从革，特性是收敛、肃杀、向中间收缩。多数情况下，气体变成液体、液体变成固体时体积均变小、向内收缩（除外水变冰的特例），故金是收敛的、聚集的、潜降的。又革为变革、更改之意，故金具有刚柔相济之性，以白色描述它的属性。

水曰润下，有向下流动、滋润、闭藏的特性。水善下流，其性寒凉，是往低处流、向下沉的趋势，以黑色描述它的属性。

所以，五行是物质运动时的五种趋势、趋向，并由此而显示出来的性质之“象”，中国古人以木火土金水来描述。五行是一种“象的征候”，我们用五行来对事物进行归类。实际运用中极少见到单纯的某一行，多是数行混杂，各有偏胜，故有“阴阳二十五人”的分别。

另外还有一个“五运六气”的概念和理论，五运和五行是什么关系？五运是运动的一种动态趋势描述，五行是其静态的一种属性表达。所谓的“静态”，是指事物在运动中呈现出的属性的象。运动趋势是动态的，我们可以观察到运动中的事物是“动的”，但无论你动与不动，你就是你，你的特征或者属性显示给我们看的就是“你”，相对于所谓的“运动”状态，属性是“安静”的，可以用五行来描述你的特性，五运是动态的你，五行是静态的你。五运是运动的趋势，随着天时的变化而改变，在一年中随着天干地支的轮替，每年的运是不一样的，有气之五运变动的平、过或不及。而五行是运动的属性，比如无论哪一年运的春天，无论是天地之气，还是人之气机都是升发的，都是“木性”的，但是无论木是在“动态”下，还是在“静态”中，五行表述的是它的整体性质，不论其运动状态如何；但谈到“五运”，就是它在某一个特定时空中运动而产生的变化。五行表明它的性质，五运表明它的运动趋势——有势就有了方向，“性”是名词性的，“势”是动词性的。这也是中文的魅力之一。比如庚子年岁运是太商金运，这是其性；年运是平、是太过，还是不及，这些是其势。

在五行之中，尤其是我们出生之后，“横五运于中”强调的是居于中央的脾胃之土气对于我们人体的影响。土居于中，载四行而为万物母，上下左右、东西南北都与之有联系、都与之相连接。而十二经脉的气机升降也是以中焦脾胃的中气为轴心的，《灵枢·经脉第十》开篇的第一条经脉手太阴肺经“起于中焦，下络大肠，上膈，属肺”，人体经气的起源、动力从中焦土气而来。所以属土性的脾胃被称为“后天之本”，后世医家在诊疗中也非常强调对脾胃中气的顾护和保持。例如，无论是对于老年人，还是对于儿童而言，治疗首先是要增进胃气，关注他们的食欲、进食情况。改善了脾胃功能，内在有中气、胃气的培固了，其他症候的恢复就有动力了。所以，《黄帝内经》中有一句话“五脏皆禀气于胃”，在后面的脉诊内容里我们还会再次提到这个“胃气”。

对于十二经而言，在其经气流注的大循环、小循环中，升降体现在手足上下之交接、出入体现在脏腑里表之开阖，其间有阴阳转换之枢机，也是一气周流中内外、表里与炁化的关系。但这里三阴三阳的开阖枢与十二经流注的脏腑、表里循环并不完全重合，《黄帝内经》有一个给后人挖的“大坑”。所谓表里出入、上（中）下升降，又都含有五、六之意。五，五行有序，揭示的是生克制化的时空趋向；六，六经有时，揭示的是内外开合的时空顺序。总而言之，就是时、空之用。

而《黄帝内经》中论述的“血气”者，是把上述五行、六经连接起来的关键。正如《素问·移精变气论第十三》所说：

帝曰：余欲临病人，观死生，决嫌疑，欲知其要，如日月光，可得闻乎？

岐伯曰：色脉者，上帝之所贵也，先师之所传也。上古使僦贷季理色脉而通神明，合之金木水火土，四时、八风、六合，不离其常，变化相移，以观其妙，以知其要。欲知其要，则色脉是矣。色以应日，脉以应月，常求其要，则其要也。夫色之变化以应四时之脉，此上帝之所贵，以合于神明也。所以远死而近生，生道以长，命曰圣王。

经言“色以应日，脉以应月”，这里是机密所在了。所谓“一气周流，二分阴阳，三才时立，五行有序”，我们不仅要把握人身的五行之序，还要把血气周流的时空性放在天地人的关系中去调整。比如，月相的圆缺可以引动地球上海水的潮汐，对人体中的血气流行也会有盈亏的影响。虽然潮汐应月，但它的变化实质是因日、地、月三者（为主）位置关系的周期性变化引起，此即潮汐的本质，其中含五行之变、合血气之行。就像图 24，如果读懂了，针刺的秘密也就掌握了。

血气之行反映于脉象中，即脉中血有精、有气、有阴、有阳。血中精（可检测的各种成分）易补，血中阴难调，血中气阳均易治。血之形属阴而象属阳，气之形属阳而象属阴。中医讲血气，血气又各有其道、各有其主。心、肝与血运关系密切，肺与气行关系密切，肾为水火之脏、与藏精和先天关系密切，这是先天四象；脾是后天居中斡旋、化生气血、调养诸脏的主力，与气血关系都密切。在病理上，各脏常见、易见的症候都是自己所管辖的那段儿出现的问题。比如以血虚而言，有心血虚、肝血虚、脾不统血等证；而言肺者有肺气壅滞、肺气亏虚，却少有论肺血病变者；肾病者，论肾阳（气）亏、肾阴（精）虚，而不谈肾血。

中医认为，精气神构成人体生命的物质和功能基础，而其中可见、可感知的首先就是有形有质的“精”。如果把人体比作一辆车，那么最显而易见的五体、皮脉肉筋骨就像是车的外廓和构架，即车身；而让这辆车真正跑起来的是内在的流动性，感官可见、可感知的就是血液的循

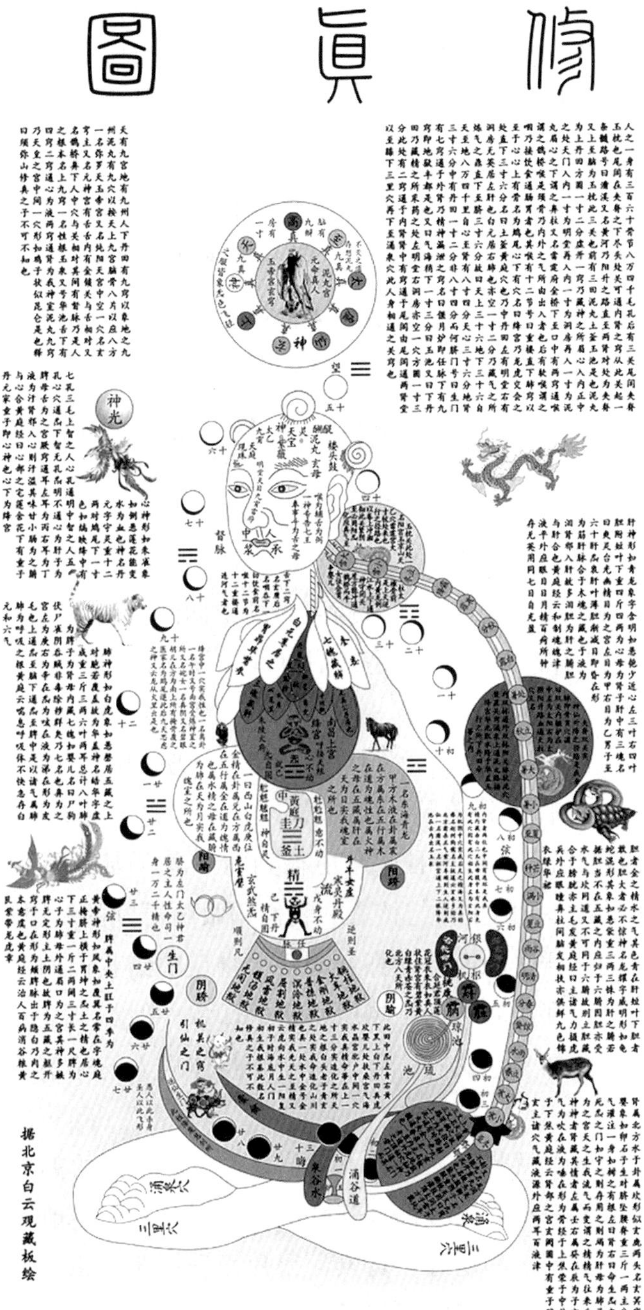

图 24　修真图

环流动，故以血气运行来指代人体生命中有形（阴）与无形（阳）两端的状态和运转，所言之要害仍然是阴阳的互根互用、制约转化与对立统一。比如，以一棵树的生长可以表述精气在四季的变化，即春生夏长秋收冬藏，四季变化又可比为一天中精气的变化。精为阴，以阳气的伸缩为轨迹。自然里、人体中，最大的阳是太阳（日），最大的阴是太阴（月），太阳能量可以影响人体阳气的运行，月亮圆缺可以影响人体血液的循环。道家有纳日月之气以强身的修习练法，也是人天相应的一个方面。

四、诊法：四诊合参，一物四象

前面讲了那么多关于阴阳的内容都是“空”的，是抓不住、用不了的东西。只有切切实实用到面对病人时的望闻问切的诊疗手段里，我们才能用到阴和阳。望闻问切是四种手段，它们所针对的对象是唯一的——一个具体病人的疾病真相。我们的视觉、听觉、触觉、嗅觉等感觉是搜集不同信息的工具，我们看到的是色、听到的是声、触到的是软硬紧张、询问之后得到的是一种印象，这些都是一个病人及其疾病之“象”给我们的信息。这四种感官所得到的“象”都是对病人这个物的映照，“物”是真正的主体与核心。我们用眼睛看到的、用耳朵听到的、以口问出来的、凭手触摸到的都是同一个物反映给我们的不同方面、不同角度的信息，都是对同一个物所得出的印象，但都不全面；把这四个方面的信息综合起来，我们才有了对一个具体病人的完整的、准确的认识和判断。

最典型的例子就是盲人摸象，六位盲人各自摸到的都是这头大象的某个局部，从某一角度而言都有其真实性，但都未完整地、准确地反映出大象的整体真相，都是对“真象”得片面和扭曲认识。再比如我们观察一个圆柱体，当光线从底面打过来时，它的影子是一个圆形；光线从侧面打过来时，它的影子是一个矩形；而当我们的视角从二维平面转为三维立体时，看到的是一个圆柱体。圆形、矩形、圆柱体都是对同一个物的认识，在各自视角上都是对的、都是“真”的，就像我们的眼、耳、口、手所获得的都是真实的信息，只是都不全面，如果单抓一面会使我们对一个事物产生偏颇的认识；只有把它们综合在一起，我们才能得出一个全面整体的印象，这才是“真象”。而真相，也只有一个；其他都只是局部而已。

这也是中医与西医在认识方法或说思维方法上的一个不同点，不能说哪个好、哪个错，只是角度不同而已。西医的特点是分科，呼吸科、心内科、消化科、外科、骨科……而中医是不分科的，只有一个“全科”（现代中医分科是西学东进之后的产物），比如扁鹊的故事。在《史记·扁鹊仓公列传》中记载，扁鹊过邯郸时，听说那里尊重妇女，就以带下医悬壶；到洛阳时，听说人们敬爱老年人，就做起老年病医生；到了咸阳，知道那里的人爱护小孩子，就做了哑科医生。这就是中医的特点，中医执业实际是全科，不因专科不同而分割为不同专业，中医看到的是“一个人”的不同变化，就像扁鹊一样可以随俗而变、根据不同地方的风俗人情而转变专科角色。

（一）一物四象，六识通感

一物四象，六识通感，这是借用了文学修辞手法的名称来描述。通感就是各种感觉交错相通、互相转移的经验和体验，就像蝙蝠飞行时发出的超声波信号来识别障碍物、以听觉转换了视觉的功能。实际通感有助于我们对思维定式的突破，克服单一感官的局限，由感觉的互换获取事物不同角度的信息，加深对客观事物的感悟。比如，在诊察病人时我们用耳朵去“看”、用手去“看”，耳朵“看到”的不是七色光谱频段内的色彩，而是狭窄的七色光谱之外的波谱（光谱）。七色光又称为“可见光”，我们的视觉可以感受的就是窄窄的七色光谱，这只是整个电磁波谱中极小的一段区域，可见光光谱之外还有紫外线、红外线、X 射线等等。如果我们能“以耳代目”、用耳朵去“看”，或许就能接收更广阔波段中光谱所承载的信息。

六识通感理解起来有一些难度，但实际很好解释。我们视觉的敏感度是非常局限的，只能感受到狭窄的可见光光谱，实际全光谱的波宽远远超过眼睛可以看到的区段。六识就是六种感觉，是指眼耳鼻舌身意（意识）六种感官所感受到的视觉、听觉、嗅觉、味觉、触觉和心的感觉。所谓六识通感，与一物四象同义，就是把六种感觉综合在一起、完成对一个具体事物的完整、真实认知。正是因为每一种感官、感觉都有各自的局限，就像眼睛只能看到七色光、之外的电磁波就不可见了，所以我要扩展我可以“看到”的范围。如何做到？我用耳朵来替代眼睛。比如，我的眼睛可以看到一间房间的大小，当我闭上眼睛、就像盲人一样，听到房间里有一个声音，根据声音的远近判断房间的大小，我听到的是声音，而得出的房间大小是空间概念，这就是我以听觉“看”到了距离。我与盲人的区别是他对声音的判断更敏锐、更准确。这种距离的判断，是依据对声音的辨别而来，而距离在感觉中属于空间范畴，空间感本是视觉感受的，当我闭上眼睛、关闭视觉时，一样可以通过听觉来判断、“看到”空间距离。中国有一句俗语，“眼观六路，耳听八方”，眼睛只能看到上下左右前后视野范围内的事物，耳朵却可以听到更多方向上的声音，所以我们的视觉是所有感觉中最狭窄的一个，它所接纳的信息最少，也因此最容易对真相产生误解和扭曲，所谓“眼见不为实”。另一句俗语，“眼见为实，耳听为虚”，也是对这两种感官的精准概括，眼睛只能看到目力所及、实体性的实在事物，耳朵可以听到远距离的、实体之外的声音；而很多事物具有虚实两种属性，单凭眼睛或许我们会错过很多有用的信息。

以耳代目是可以训练的。道家有一种基本的训练方法，闭上眼睛，想象身体所在的房间有多大，用耳朵去听房间里的声音。现在房间里很安静，我闭着眼睛听房间里的声音，那里有声音、有东西掉下来……对所有发生的事情，我的耳朵都做出了正确的判断，这是听出来的而不是眼睛看到的。

我们所有感官的灵敏度都是可以通过训练提高的，比如像盲人的触觉。我曾经上过董福慧老师的铍针课程，课程的助教是中医学校特殊教育学院的视障学生。我们在猪蹄上练习铍针的针刺手法，有一位助教是全盲、连光感都没有，他在摸他手下的猪蹄时突然跟我们说“这里有一颗痣”，我们确实看到在那只猪蹄表面有一颗小米颗粒大小的痣，但那颗痣平在皮肤里、并未突起于皮肤，这位助教居然可以摸出来。董老师以测量两点距离的触觉测试仪来测量我们的触觉灵敏度，一个正常视力的学员测量出的两点触觉的最小间距是 0.8mm，而对于那位助教而言，这种测量仪测不出他的两点触觉的间距，可见他的触觉精细到何种程度。正是因为视觉的缺陷，视障者把自己的触觉练习得远优于视力正常者，因为他们反复使用触觉。所以，所谓的“眼（肉眼）见为实”，肉眼所见真的未必就是真实的，因为视觉把我们局限在可见光的区段里，我们丢掉了可见光光谱之外的信息。后面我们讲述脉诊和揣穴的时候是要求闭目察的，目的就是为了减少视觉所见信息对我们的触觉的干扰，以便搜集可见光之外的更多的信息，去认识更全面的真相。比如说切脉，我们摸的是血管吗？不是。我们摸的是血管搏动传导给软组织、传导给皮肤之后，一层一层反射出来的搏动。以第四章“病案带教记录”中病例一（详见本书第 330 页）为例，我们去触那位老先生肌肉的紧张，不仅仅是触摸他的皮肤的紧张，我们还去触摸这种紧张是深入到了皮下，深入到了肌肉筋膜，还是深入到了整束肌肉层？这是通过我们的触觉对一层层组织层次去探察而确定的，我们的眼睛看不到这些信息。这就叫“以手代眼”“手眼通天”。

在东方传统文化中，我们的眼睛分为数种：肉眼、手眼、心眼、天眼、法眼。在九方皋相马的故事中，他应该是用心眼见到了良驹的天机；望诊中的“望而知之谓之神”或许也不是肉眼所见。在触诊中，我们用手“看到”了眼睛看不到的内容，以手代眼了。在闻诊中，我们也可以用耳朵判断眼睛看不到的信息，比如我听到身后有人走过来了，而且通过对脚步声的判断，我还可以知道是张三来了还是李四来了；脚步声沉重，我知道来者可能心中有事，脚步声轻快，我知道其人心情舒畅。这些是我的眼睛所未见的，但我的耳朵都“看”到了，而且还看出了来人的形象。

深层次的望诊是“视之希夷谓之望”。“希夷”是《道德经》中讲的，指看不见的、听不到的，所谓“视之不见名曰夷，听之不闻名曰希”，无色曰夷，无声曰希，这里指虚玄微妙，无形、肉眼不见的内容。我们能看到有形之外的信息，这是真正的望诊，“神”的境界，就像九方皋。

听也一样，“听之无声谓之闻”。除了我们的耳朵可以听到的声波之外，还有超声波，蝙蝠就能听到“无声之声”——人耳听不到的声音。“闻而知之谓之圣”，闻诊的境界大概有三层，上工可以探察、接收到患者脏器各自的“无声之声”；中工可以由音律断性；下工可以闻病人的呼吸快慢、浅深判断其阴阳出入变化，听病人的音声高低、音色频率断其阴阳多少、病之进退等。所谓“闻音辨证”，就是听已音、找已律、听天地之音，即听身中之声、闻内腔之音、找各自之“律”。

实际上，五音不但可以用于闻诊、对病人及其病情进行诊察和判断，还可以用于治疗。比如，我们可以在诊室里播放令人愉悦、安乐的乐曲，帮助增强对病人的治疗处置效果。我个人建议播放经典古乐，因为它们的音律与五脏频率相合，如果能“因人制宜”，针对不同病人、不同病情，选择适宜的五音之律，或许会对我们的疗效锦上添花。不过，我以为只要是医患闻之愉悦的音乐，就应该是好的。

问，“无口之问谓之问”，我不必开口问病人，我就能知道他的信息。这里是另外一种训练方法，我做毛孔呼吸，如果我现在呼吸的力量不够，我只能扩展到自己周身；当我的毛孔呼吸的力量足够时，我的毛孔呼吸可以充满整个房间，房间内其他人的一举一动我都可以通过一呼一吸的收放而感应到。

四诊中闻和问是一对，我问你答、我听到了，这就是信息的采集过程，也就是一呼是问、放出去发问，一吸是闻、收回来听到了。问和闻组合的例子就像雷达的发射和接收，雷达发出电磁波，碰到物体反射波回来，再提取相关信息作出判断，探测到在雷达的侦测范围内有无其他物体进入，包括其速度、距离、高度、方位等，从而确定目标的具体位置和动态信息。我们一呼，是问、是发射，向外探察病人的气机变化；

一吸，是闻、是接收，收回病人病情的情报和信息。

切诊也一样，“无相之明谓之切”。我摸的不是病人血管的搏动、管壁的粗细软硬，而是当我的手一搭在病人的寸口，他血管搏动引起的脉势、动能就可以感应到，我要去感知的是他血管搏动时脉势的大小、力量的强弱，此谓“无相之明”。当我的手已经触摸到他的动脉搏动了，那已经是很粗糙的切诊了。

所以，这些感觉最后的感受是什么？是微妙。在各种信息还只是非常细微变化的时候，我已经感受到了，我的感觉的灵敏度提高了，我能感受到那些细微的、精妙的变化。这是我们在宏观感官里感受不到的感觉，也就是“视之希夷、听之无声、无口之问、无相之明”的微妙之处（见图25）。

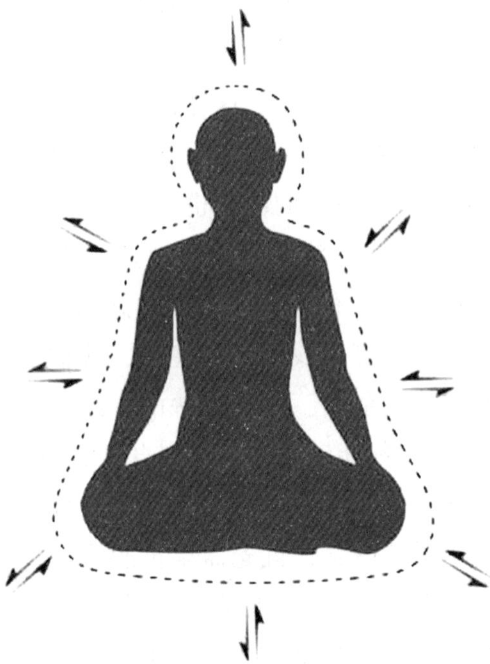

图25　问诊与闻诊中的气机示意图

其实，五音、五色、五气等都是“日用”信息，真实存在于我们的日常生活环境里，只是我们已经不知其用，更不知其然了。上文四诊里提到的上工和中工的境界或许我们现在看来神乎其神，其实也未必不可企及，都可以通过训练来接近，甚至达至。比如，我们如果像平常一样坐在这里，是感觉不到呼吸时自己的皮肤、毛孔的翕张开合的，一般也感受不到自己心脏的跳动——它时时刻刻在跳动，我们自己却感受不到心跳。我们做呼吸练习，让自己安静下来，把整体的感觉放在皮肤上，慢慢地、微微地呼吸，让注意力集中在全身皮肤上，当达到“微妙”“微微妙”的程度时，或许就可以感觉到呼吸过程中皮肤和毛孔的翕张，一呼张开了、一吸收回来了，这就是微妙的感觉。

我建议大家每天不用很长时间，每次 20 分钟、30 分钟，就静静地坐一会儿，把自己的呼吸尽量地放慢、拉长、放细微，去感觉自己的身体，去跟自己对话，首先看能不能听到自己的心跳、感受到皮肤随呼吸的翕张开合。经过一段时间这样的训练，我们会发现自己的感觉越来越灵敏，当我们去诊察病人时，摸脉、切诊、行针时手下的感觉就会不一样了，因为我们的感觉已经微妙了。这样，我们就把自己原本粗糙的六种感觉训练得很精细、很精微，可以直接感受到细微的变化。一切存在都有它的必然性和合理性，所有的真相也一直在那里，只是我们的觉知蒙尘且太过粗糙，还没有进入清明微妙的世界而已。不着急、慢慢来，我们可以从修心练起……从有意识地通过六感去搜集信息，到安安静静地等候在那里、所有信息向我汇聚、集中，我们所搜集到的信息就由残缺、片面变为完整、全面。这种方法的训练不是向外去，而是要收回来，称为“观心”。你能感觉到、听到自己的心跳时，你的感觉已经灵敏了，外在信息，比如声音、振动等都会被你感知到。这又是一组阴阳，我要感受外面的信息，就先需要把感官收回来、排除其他无关信息的干扰，这样才可以接收到更多所需的信息，而不是要往外走、向外扩。越向外走，对信息的搜集越成为单方向的、管状的，从而失去了其他方向上的信息。这是由阳（外）到阴（内）的转化，也是一对阴阳。

这种训练有相当的难度，我自己也未做得很好。其实，这也是一种向婴儿的回归，婴儿的专注点在自己的饥饿、困倦、喜乐上。我们已经习惯于向外去寻找信息，却不知道自己是怎样的；当我们把感觉收回来之后，实际反而能感应到周围的变化。这应该是我们的一个目标，我们知道有这样一种境界，虽然现在还未能达至，但是我们可以向那个方向去努力，并不是说要大家现在就具备如此的能力。就像我们知道中医的最终目标是要达到“天人合一”，我们达到这个目标的手段是“人天合一”。人要模仿、效法、遵守天地运转的法则，最后达到的目标就是人与天地和谐统一，即“天人合一”。

“三生万物”，世界之所以称为“大千世界”、具有千姿百态的特色，就在于每个个体的独一性，所谓“没有两片树叶是相同的”，所以当我们诊察病人或自己时，要去发现各人自己的时序、频率、音律，发现它们在不同身心状态下、不同时空条件下的变动。比如，五脏各有自己的音声频律，分别对应于五音、五色、五时、五味、五位等，我们通过运用六识去感知病人的音、色、时、味、位等变化，这就是四诊。

诊断的“四诊合参，一物四象”，就是指我们运用眼、耳、鼻、口、手等几种感官搜集一个病人各方面的信息和线索，从而形成对他的病情的“印象”，最后综合而成对其总体病情和病机的判断，这是我们做出诊断的基础。所以，中医之诊最后练就的是对病人各方面“象”把握的敏感和直觉。这种敏感和直觉的获得，无他，勤加练习而已，见得多了，自然就有了“印象”。

什么是对病人之象把握的敏感和直觉？这就又要重复九方皋相马的故事了。在我们对病人的诊察中，要以“得其精而忘其粗，在其内而忘其外”为目标，“见其所见，不见其所不见，视其所视，而遗其所不视”，抓住主要的核心信息和线索，不要让无关紧要的内容转移我们的注意力、关注点。这就是中医对“象”的把握。比如都是咳嗽症状的病人，一个可能是外感咳嗽，另一个可能是肺癌引起的咳嗽，我们通过四诊，通过咳嗽这一匹“马”的外形去发现第一个是感染了外邪，第二个是内在邪实壅塞所致。对两者病情判断的准确性体现了一个中医的水平。我们看到的不是咳嗽一症的毛色、牝牡，而是咳嗽是由外邪，还是内实引发的“机”之所在。所以，中医的四诊是要揭开外在众多症状的掩盖，去找到内里的真相，而不被外在的症候等假象所迷惑。

下面举例说明如何以“阴”为本、分其阴阳：肾为脏，属阴，主髓海，临床可见中枢神经系统疾病，如脑血管病、脊髓病变等，在“象”上如同头在上的“蝌蚪”；任脉冲脉（与肾经同行）亦属阴，主“血海（精）”，与督脉三者“一源而三歧”、起于胞中，上行联系五脏，在“象”上如同头在下的“蝌蚪”。此两者构成一个“闭环”，如“精之太极图”，即人体中有形有质的“精”的太极阴阳之变。我曾于查房时同见两位真性球麻痹的患者。其中一位女性，年近 90 岁，桥脑梗死，症见吞咽困难，甚至连口水都不能下咽；腹形见脐下松弛、皮褶堆积，脉为少阳（外感发热，体温曲线呈波动曲线，“往来寒热”）。此例，是“下空”，其胞中已虚，年至耄耋、肾元亏损，这是合其时序的，故治疗解除少阳表证后若脉转为太阴脉、再转为少阴脉，则为本病本脉，治疗可以见到效果。另一例，男性，59 岁，桥脑、基底节区、脑叶多发较大面积梗死，症见吞咽困难，但可以少量咽口水；腹形见木行腹，右韧、左软，脉为厥阴。此例，是“上空”，其下元尚未空虚，但因长期熬夜、作息紊乱、暴躁易怒，以致髓海失养，此例为反其时序，故经治若脉转为少阴脉尚可取效，若脉长时间为厥阴脉，则难治矣（脉诊、腹诊详见后文相关章节）。

这里对四象的概念做一解释。“一物四象”之象，是指经由眼、耳、鼻、口、手等几种感官搜集同一个事物（病人）在同一状态下（病情）的不同方面的信息和线索，由此得出的对患者当下病机状态的四种“印象”。此四象不同于“两仪生四象”之太阴、少阴、太阳、少阳的概念。第三个四象是指与东、西、南、北相对应的青龙、白虎、朱雀、玄武先天四象，在中医理论中对应人体肝、肺、心、肾四脏。另在四种 xiang 中，象是指事物从无到有的生成过程中的“有质无形”阶段，处于尚未发展为有形有质、单方向“像”之前，从疾病的生成、发展说，是未发展到有形有质的“器质性病变”阶段，类似于“未病”。

（二）望诊察色

如图 26 所示，实际在我们内观自己时，可能会发现自己有三层光色变化，最内层是人体内腔的轮廓，在这里面我们能看到五脏的变化，要求是最后能看到、感知到五脏之五行的颜色、光亮、形状变化。在我们练习时，要求闭着眼睛往里看，看内里空腔的情况。闭着眼睛你能感受到自己身体所占的空间吗？如果能感受到空间，那么再注意眼睛所关注的、所注目的点是在这个空间里面，还是外面？这就是望内腔本色。

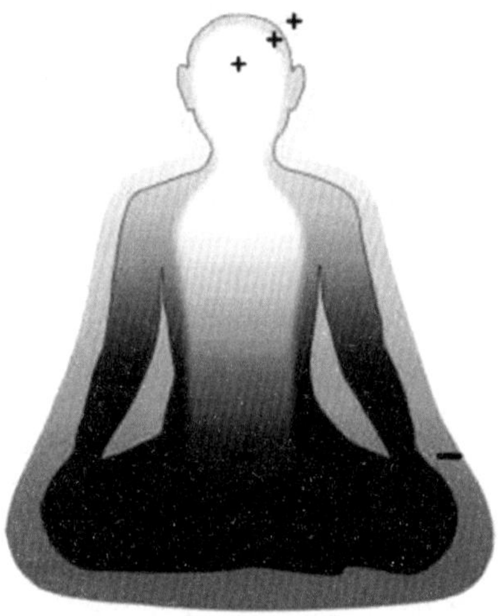

图 26　人体内观示意图

中间一层是外廓肉身。我在内腔里看，可以看到自己内腔轮廓的改变；我在肉身这层看，看到的是肉身、肉体的改变；我在肉身之外看，可以看到肉身之外光色的改变。这是因为视角的不同，我们看到不同的内容。当我们在内腔里看时，能“看到”的是对五脏的感受，并不是真的看见什么，是我们感受到了五脏所属五行的变化——感受到了它的颜色、光亮、形状等信息。当我们在肉身上看时，既可以向外看到外面那层辉光光色的改变，它的形状是全的，还是不全的？它的亮度是强烈的，还是微弱的？也可以向内看到五脏的强弱盛衰、光色的改变。当我在肉身之外看的时候，我可以看到人体整体的光是亮的，还是暗的？这个人的光色发亮，他的状态就是好的、健康的；光色发暗，那他的状态就是虚弱的、偏阴性的。

看这三层色变各自明暗变化的目的，是要我们看到自己或病人的身心状态，也即“八卦在身”，看各自身心对应的卦象的八种形、神、色变化的情况。

对于中国古代易经中八卦的产生，现在有各家各种说法。我们可以知道的是：八卦不是古人想象出来、思考出来的，是古人在自己身上观看到、记录下来的。最内层是内腔，中间层是肉身，最外层是肉身外的辉光，当我们看到这三层都是明亮的颜色时，此时的身心状态对应的就是乾卦，说明这个人现在是阳气充盛、阳气外露，要向外张扬的状态；当我们看到三层的光色都是暗淡的、不明亮的时，对应的就是坤卦，这个人的身心状态就是沉敛的、厚重的、内收的、安静的。这就是八卦的由来，是我们的祖先对自身的认知之一。八卦没有好坏、高低的差异，它们只是表明我现在的身心状态是什么样的。我要按照现在显现的身心状态去言谈举止、待人接物，这样就顺应了人我交往中关系的现状，不会出现错误或者不和谐。这种感受、这种体察同样可以用到病人身上。我看到他的这种变化，判断他现在的阴阳状态、阴阳之变，用所对应的卦象特性去应对他、调整他，这样才会起效。

这种变化再按阴阳分下去，就衍生出了 64 卦的变化。所以，人的身心状态实际是极其复杂的，我们用一个阴爻、一个阳爻的变化发现他的 8 种状态，8 种状态里还有细微的变化，就出现 64 个别卦之间的变化。所谓“别”者，是指类别，展示的是在当下阴阳状态下可能会发生的各种变化趋势和趋向，细分有更细微、更精微的变化。实际这是 8 个大类，64 别卦按八卦的类别分类，基本的八卦各自统领具有共性的几个别卦，取其同类。类是具有共性的组，具有相同或上升、或下降、或收敛、或萌发的趋势，同一种趋势也可称之为“象”。

我们去处理同类问题时，用同一个原则、同一种方式就可以了。比如都是阳性的、外放的，就让它们释放出来，不要压抑它；从阴向阳过渡，要萌发，我们就帮它疏解开、舒展开；另一类要收敛的，我们就把它往下引、帮它向下沉。64 卦是这个圆上每一点连续变动的记录，但是我们在应对时运用其同类的共性法则来处理就可以了。

在实际诊疗过程中，可以以腧穴的运用为例。我们人体有 365 个正经经穴，加上经外还有七八百个奇穴，而在实际的针灸治疗中我们用得最多的腧穴是五腧穴、交会穴、原络穴、俞募穴等特定穴，这些穴位一共有一百多个。把腧穴按照共性归类，比如五腧穴是具有相同穴性的经穴，分属金木水火土五种性质。治疗用穴与身体上其他腧穴的差异就在于类别性质的差异。打一个比喻，就像一栋楼里，楼中有很多房间，腧穴就是气血出入的通道，所谓“节者，神气之所游行出入也”，是人体气机出入交换的通道，就像门窗一样。一个房间可以有很多窗户，但是门只有一两扇供人出入，我们治疗干预的通道就是人进出的门，而空气的流通可以从门、从窗进出。

另外，在对中医思维的概括里，我们耳熟能详的一个词是“取象比类”，另一种说法是“取类比象”。其实，由上可知，这是两种不同的逻辑思维形式，前者属于认识论、类似于归纳法，后者属于方法论、类似于演绎法，二者之间是辩证统一关系，共同构成了人类认知世界、改造世界的实践过程，是同一个圆的不同节段。

（三）问诊与闻诊

前文我们提到一呼一吸是问和闻，一呼一吸就是我们的问答过程，但这个呼吸对于医生的用处不仅仅在四诊过程中的用。

练功中有一个练法叫作“扩场呼吸”。在开诊之前，我先要把这个场地占住、清理清理，这就要用到扩场呼吸。这时我们可以做毛孔呼吸，呼气、感觉我们把诊室的空间全部占满了，吸气、再收回来、收到毛孔边缘就可以了，不要往身体里收。这叫“扩场”，也叫“占场”“清场”。

王力平老师跟我提过几次开诊前最好做做扩场、清场，我过去没有在意，自 2019 年开始我才在每次开诊之前先做几个毛孔呼吸扩场。它的实质是什么？实质就是占领和清理、调整场地。就像我们看《动物世界》，狮子、老虎、豹子等野兽会在它的领地周围小便一圈，留下自己的气味，宣示“这是我的领地”，医生在开诊前做几次毛孔呼吸，对诊所的空间进行占领、清洁，这是诊前的一项准备工作。因为之前可能有其他人使用过同一诊室，或者上一次诊疗中病人留下了一些信息，或者有一些其他的杂乱信息留在了诊室里，那在开始工作之前，我们要“打扫”一下、清理一下，做几次毛孔呼吸就可以了，无论之前有没有练习过毛孔呼吸，都可以做。吸气时，我们想象自己的意念、意识充满这个空间、达到这个空间的边缘，吸气时再收回来、收到自己的毛孔边缘、不要往身体内里收，因为我们是在清扫这个空间，收到皮肤的界面就可以了。如此做三五个毛孔呼吸，就相当于把诊室的空间打扫干净了。在这个过程中，如果你比较敏感，你可以去体会、感受这个空间里的光、色的感觉，它的清浊。阳为清，阴为浊，阴性的东西对于我们来说是不好的，阳性的东西对我们是有益的，我们愿意这个空间里是明亮的、阳性的，不要有阴性的东西。

所谓的占场实际还有一个作用，是把这个房间里的频率、信息调整为与我们自身的频率同频，即调至或接近我们自身的频率范围，因为我们是主人，要让房间里的能量与我们的一致，把其他杂乱的干扰信息清除掉、清扫掉，病人进来之后我们就可以探知他的更纯粹的信息。

这是问诊和闻诊中的一问一答。

关于闻与听，在中国一些地方的方言中不说“闻味”而说“听味”。已经有研究证实，嗅觉不是对于气味分子产生感知，而是对不同分子连接键的震动产生感知。也就是说，当不同分子发生同样频率震动时，我们的鼻子会“听”到同样震动，我们把它称作“味道”。眼耳鼻舌等感官所感受的均是由波动带来的外界世界的解调信息，分别负责不同波段信息的处理工作，这也意味着同一个信息可以被不同分段解调，也从另外一个角度说明我们的感觉器官有可能曲解或者只解调了宇宙全体信息中的极少部分。这或许也是“六识通感”的物理学基础，同时亦提示我们，对于人体的奇妙我们还知之甚少。历代祖先留下他们的所经所验，是对我们后世子孙的慈悲胸怀。

（四）切诊

切诊有一个技巧，叫“盗其光”，就像抢夺、盗取东西一样，不需要经由它的主人的同意，实际是在病人进入诊室时我们就已经开始对他的信息进行采集了。所谓“光”，就是病人身上的信息，它是无形的、肉眼不可见的，即一种无形的信息。在对病人进行切诊的过程中，在尚未触及他的身体时，他的信息已经被我攫取过来，我探知到他的信息中包含的内容。

中医形容切诊有两个词，叫“手摸心会”“手眼通天”，就是我通过“盗取”他带有的信息，来感受他的整体状态，从而做出我的判断。当我的手去感知的时候，我心里已经攫取了这个影像、这个印象，他已经给予我一个类似图像的感觉、感受，我心里已经有印象：“哦，他是这样的状态。”这应该是心眼“看到”了、领着手眼走。对于切诊高手而言，可以在似触非触之时就已经攫取到病人的信息，甚至可以不触及病人就获知了他的信息。

这个“通天”与前面提到的“生气通天”其实是相似的意思。我们人体通过皮毛与外界进行接触，皮毛是个界，是人体与外界交接的边界。天实际是外界的意思。人体与外界交界、交通是经由这层皮肤，那我要诊察、观察病人与外界交通的状态，就可以通过手触摸他的皮肤去感知，我由此知道他和外界出入交换的状态是正常的，还是异常的，这是我接触一个病人后对他的状态的最初判断。这就是“眼”的运用。

因为“眼”的敏感度不同，可以分出不同层次的眼，比如肉眼、手眼、心眼、天眼，甚至法眼等。如果我的感觉很粗糙，我只能感受到可见光的范围，那我就用肉眼去看这个病人，得到一小部分的信息。若是我的触觉很敏感（比如像前面提到的那位视障的学生），我经过不懈的练习提高了手的触觉的敏感度，比如在感受病人的皮温变化时都不必触及他的皮肤，只是把手放在他的皮肤附近就能感知到他这里的皮肤是热气蒸腾的、那里的皮肤是冰冷的、像有一股冷气要往手里钻一样……这就是手眼的触诊，获得了比肉眼更广泛的信息。到心眼的程度，我们不必出手了，病人一进入我的场地，我心里就对他有了一个印象、有了一个判断，他的形象、他的气的感觉已经给予我印象了，我心里已经对他有了感受，这就是心眼的切诊。从心眼开始，我们就进入到“望而知之谓之神”的境界了。到了天眼层次，病人不必在我眼前、不必进入诊室里，我可以远距离、跨越障碍物去感受他的信息，这就是天眼之切诊，实际是一种“超能力”、所谓“特异功能”的状态。气功中有一种练法是练习两目之间的通道空间，即所谓的“第三只眼”的位置。至于法眼的境界，我们就只能想象了，或许就是传说中可以“看到”过去、现在、未来整体的状态吧？在宗教的说法中，到了所谓的“法眼通”“佛眼通”的境界，我不必对你进行任何的干预，我站在这里，我周围这个场里的所有信息就自然而然地调整到和谐、自然的状态，这就到了法眼通的地步了。这应该是佛和悟道者的境界，我们姑且虽不能至、而心向往之吧。

（五）四诊中的呼吸

刚才我们讲到在问诊和闻诊的过程中有一个呼吸，这里我要强调呼吸的重要性。在任何身体、心神的修炼中，无论是东方的气功、瑜伽，还是西方的修习，都讲究三调，即调身、调息、调心（神），其中最关键的就是调息、调呼吸。

呼吸是连接我们形而下的肉身和形而上的心神之间的主要，甚至是唯一的通路和链接，以呼吸来连接形而上和形而下的两个境界。平时，我们的身体和我们的心神、意识是分离的，因为我们的眼耳鼻舌身意在追逐外在的信息，我们的头脑、我们的意识都在跟着外面的信息跑。但是我们的身体又跟不上我们心神的速度，就像我们在骑车、游泳的同时，脑子里可以同时思想别的事情、心里有不一样的情绪，所以我们的正常状态、一般状态是心身分离的。我们如何让身心合在一起？因为我们想与天地合一时，首先自己的身心要成为一体。身心如何合一？就是通过呼吸来连接、维系。有一种说法，我们不能让自己的念头停驻 10 秒钟，即哪怕是在 10 秒钟的时间里，我们都做不到什么都不想、什么念头都没有，完全静止；但我们的身体可以安静下来、静止下来。这就说明我们的身心是分离的，我们的心神总是要往外跑，中国人称之为"心猿意马"。我如何让我的心猿回到我的体内，与身体合一？就是通过呼吸，我能控制自己的一呼一吸，我的心念以一念代万念专注在呼吸上，我的心跟着呼吸走，一呼一吸、外放内收，把心收回到我们的身体里，身心合于一处。人活着就与外界有信息交换，这种信息交换的形式就是气的出入，呼吸是气出入的动作，所以呼吸是我们气机出入以及与外面信息交换、交互影响的一个媒介、一个手段。

其实，我们通过鼻子的一呼一吸所受纳的信息是非常有限的，我们最大的感受信息交互的器官或者说场所是皮肤。所以，鼻子的一呼一吸是我们常人、凡人的呼吸，而《素问·上古天真论》里开篇所描述的上古真人的呼吸是细微长、细微微长，像胎儿在妈妈肚子里那样，他未用鼻子，但他仍有自身的呼吸。这就是所谓的"胎息"的状态。这时，借助一呼一吸我们进行交换的就不仅仅是氧气和二氧化碳了，而是更深层、更高级的能量信息的交互和交流。这样我们可能对生命就有更深切的认识和体会了。

上面讲的"三调"是我们去感受呼吸带给我们对自身所有信息的感觉，一呼一吸之中有真意。而对于一个医生而言，如何在诊疗过程中运用呼吸？首先就是问诊和闻诊，--呼问过去、一吸返回来；还有一个最直接的方法是我们去观察病人的呼吸。我们自己可以体会一下，深长地呼吸，吸气时一直把气息收到小腹去，你会发现你的躯体在随着呼吸收紧、拉长，整个胸廓、胸腔都在往里收，而在呼气时胸廓、胸腔向外扩张、身体在往下沉；可是如果身体上这时有一个地方出现疼痛，我们的呼吸一定变得表浅，不敢做深呼吸。

呼吸，在健康状态下是自动、自然、自行协调的；在病理状态下，人才会有意识地去调整呼吸的节律、频度、深浅、力度等，以适应病态的最低“病痛”。临床常见的例子，比如胸膜炎、肋骨骨折等，局部疼痛导致病人不敢做深呼吸，不敢让胸廓做大幅度的扩张动作，我们一看病人的呼吸很浅、很短，就知道他应该是胸廓的扩展受到了局限，甚至有时病人会屏息，吸气之后停一停，因为呼吸牵动引发局部疼痛，疼得太厉害以致他不敢呼吸，要停一停、控制呼吸的节律；或者有时快速呼吸，呼吸短而浅。病人呼吸的节律、深浅、力度等发生改变，是病人适应病痛的一个被动性反应、适应性改变。我们通过观察他的呼吸的改变，知道他的病痛是什么样的状态、是哪里的疼痛。

一般我们把呼吸分为胸式呼吸、腹式呼吸等类型，小婴儿多是腹式呼吸，它们呼吸的时候小肚子一起一伏的，而成人多数是胸式呼吸。第四章“病案带教记录”中病例一（详见本书第 330 页）那位老先生的呼吸就很表浅，他的呼吸是在胸廓上部的呼吸，吸气吸不到腹部，那么他的疼痛应该是在躯体的下部、腰部以下。还有一点，我们观察到他的腹形很大，提示他的肥胖是因为浊气壅塞在下焦，以致他的清气不能随着呼吸向下走。所以，我们治疗时就要把他的上下交通起来，他的呼吸自然就会深长了。而更高阶的医生，还要观察病人的“息”，息是呼与吸之间的连接和转换过程。这方面的体会和经验我本人亦欠缺得很，略过不表。

对于针灸医师而言，对呼吸的观察还有非常重要的一点。在针治过程中，我们有时会配合病人或者自己的呼吸去行针，所以要明白呼吸的本来。王力平老师曾经让我留意，在给病人做针灸治疗时我对哪些病人是吸气进针、对哪些病人是呼气进针、对哪些病人是屏息进针。我没有发现自己在进针时呼吸的规律，但发现了自己在脉诊时呼吸的变化。在 2018 年 3、4 月份之前，给病人诊脉时我是屏息的，我使自己安静下来，用手去体会病人脉上的信息，此时我是屏息诊脉的。而在此之后，我突然发现在给病人诊脉时我是吸气的。我把手放在病人寸口，先是长长地呼一口气，让自己放松安静下来，然后开始把注意力放在手指上、微微地吸气去体会他的脉搏变化，这就是问诊和闻诊中的一问一答。我呼气出去是发送“超声波”，准备要去搜集他的信息；吸气，实际是随着吸气这样一个动作，我下意识地把他的信息提取过来。当我意识到我的呼吸在脉诊过程中改变了之后，我去体会脉诊之前和之后的差异，确实发现在细微呼吸时脉诊搜集到的信息比之前更多、更精细、更准确。我突然意识到这就是老师说的问诊和闻诊，我真的很高兴；但后来我知道我错了。2019 年 2 月我见到王力平老师，高兴地向他汇报说：“王老师，我诊脉时是吸气的。”王老师告诉我：“你还是要屏息诊脉。”我明白了我做脉诊是把自己的场开放出去了，信息吸收过来、入到我的身体里面了。还记得扩场呼吸吗？我们的呼吸吸回来是吸到毛孔，不要吸到身体里。当我们的毛孔呼吸尚未在自己身体外围形成完整的一圈屏障之前，即包绕顺沿着我们的肉身外廓形成一个有质但无形的屏障之前，这一种随着吸气的受纳可能是对自己的损伤，也就是我们自己正气尚且不足时不要贸然猛进，要避免邪气损伤。

毛孔是我们身体最大的屏障，也是和外界最大的边界，我们只有把毛孔呼吸打开，在身体外廓形成一个无形的保护屏障后，我们才可以抵御外邪对我们的侵袭。而很多的病证实际都是因为我们身体外围毛孔屏障的减弱、外邪由此进入而致病的。所以，我们在开诊之前做的毛孔呼吸不仅仅是为了占场、清场，还是为了给自己建立一个保护的屏障。此时我们再对病人进行诊察，病人的病气才不会对我们造成伤害。我本身是一个很迟钝的人，这种毛孔呼吸时的损害我一般感受不到，但是在触诊过程中，我感受过病人对我的损伤。有一个女病人，身体非常寒凉，我触诊时以手掌去触摸，结果当时就感觉有冷气从手心向上侵入，整个右臂都特别不舒服，从此之后在触诊病人皮温时我不再用手掌，而代之以手背或小鱼际侧缘去触摸。

《黄帝内经》中有一句非常著名的话，叫“善治者治皮毛”，现在很多人把这句话解释为能在病变早期较轻浅时去治疗者，是一位高明的医生，但实际这种解释有点粗浅了。我们很多的病证是因为皮毛这层屏障被破坏了，外邪才侵袭进来而致病的；我们帮病人把皮毛的屏障恢复起来，抵挡外邪的侵袭，就可以防治他的很多疾病。这是“善治者治皮毛”的含义，而这里又牵扯后面我们要讲的另一条重要的中医理论，关于气机炁化中的“皮毛生肾”。有一句话说“没有军队的国家是非正常国家”，军队就是我们这层皮毛构成的屏障，当我们这层自我保护的屏障出现问题、残损，甚至丧失掉了，我们的身体就可能就进入到疾病状态了。所以，有一句话说“生命，在一呼一吸之间”。

在《道德经》里有一个很有名的词，叫“橐籥”，可以借用来比喻呼吸。呼吸与我们的身体一样，不但具有呼吸之形，还具有呼吸之神。呼吸之形最常见的就是鼻吸鼻呼和口鼻呼吸；在此之外，在中国道家的呼吸训练中还有毛孔呼吸、内行呼吸、外行呼吸、胎息、真息等各式各样的呼吸方法。至于说呼吸之神，这是呼吸训练中的核心，首先要把呼吸调整为细、均、长，之后再调整至细深长、细微长、细微微长。这些内容经过有经验的老师传授，我们都可以掌握，但一定要依照正确的方法进行练习，切不可自己妄行。一言以蔽之，不要强求、勿用“强”，顺其自然就好。经由练习，医生就可以用自己的场和律去探察，并影响和改变病人的场和律了，慢慢地医患的节律会一致。用在治疗中，就是医治的“有为法”和“无为法”。有关毛孔呼吸内容，详见后文。

（六）四太之病

四太是很核心的定义、概念，是中国古人对世界变化的认知总结，但并不容易理解和感悟。太就是大、极、最大的意思。

世界变化最初称为“太易”，“太易，未见气也”，是连气都还未存在时的状态，完全是一个空的、无的世界，里面没有任何的事物，没有气、没有形、没有质，没有万物、没有阴阳。

由太易进入太初，“太初，气之始也”，此时出现了无形的、没有固定形状的、变动不居的气。

由太初再进入太始，“太始，形之始也”，是有形的开始，出现了形状、形态，出现了我们可以用肉眼、肉体感官去感知的变化。

最后一个阶段是太素，“太素，质之始也”，已经出现了一种有形有质兼容并蓄的变化，有质量、有重量了。

需要注意的是，太始是已经有了形状的变化，但尚未出现物质，一个事物可以有形，但未必有质量有重量，比如镜子中的影像，具有形，但无质，我们照镜子，镜子里有我的人形，但它没有我的质量。到太素阶段，才出现了质量，才可以被触摸到、被拿捏到实体性的物质。所以，上述四太变化的实质就是一个从无生有的过程，是这个世界、宇宙诞生的过程，是我们生命形成的过程，形成“我”这个人的过程。

《道德经》中有一个非常著名的成语，即“无中生有”，精炼地概括了四太的演化过程。有，就是有气、有形、有质的一种存在；我们这个大千世界、我们看到的五彩缤纷的现象都是一种存在、一种“有”。它是从哪里来的？它是从无中来的，从空中、从虚中来，是无所产生的。所以，中国古人说什么是人？“气形质混而为人”，我们既具有了形体（外形），又有了质量，还有气的运行，这才构成一个活生生的欢蹦乱跳的大活人。

由此可知，《黄帝内经·素问》阐述的是关于“太素”的问题，它所解答的是关于四太中最后一个“太素”所引发的问题。素者，本质、根本、本来，所以《素问》这部经典所记述的是有形有质之人的生理、病理以及治疗的根本问题。《素问》中讨论的人体所具之病是这个“病”字，疒+丙（丙丁火），在字源上“疒”是病床的象形，里面的声旁是“丙”字，十天干中位于甲乙之后的丙，所以“病”是由于火的异常而来的。人体之病为什么不是“疒+甲”呢？因为甲是太初，丙是太素，之间还有一个太乙（太始）。也就是说，《黄帝内经》里所讨论的所有病证都是有质之后出现的病证，所以《素问》是讨论“三”以下的问题，《素问》中讲述的已经是“已病”的状态了。

但《黄帝内经》中又提到了“未病”的概念。未病是太素之前的阶段的问题，只有形、尚无质的时候出现的问题，也就是太始时出现的“病”。它是什么样子的？要怎样去治疗？这是“上工之所治”，即“上工不治已病治未病”。同样的，无形而只有气的时候，即太初时出现的“病”（异常）是什么样子？如何治疗？太易的“病”又如何？怎么治？这些我们都不知道，我们只知道太素、有质量之后出现的病证是怎样的、如何治疗。中国古人因对此四太的认识，引出了对无病、未病、将病、已病、坏（顽）病的认识和治疗，而《素问》里只告诉了我们“已病”和“坏病”的诊治。所以，《素问》阐述的是关于在脐带剪断、我们生而为人之后的生理、病理过程及其诊治。

而《灵枢》记述的内容应该是在《素问》之前的。《道德经》中有一段话：

> 昔之得一者，天得一以清，地得一以宁，神得一以灵，谷得一以盈，万物得一以生，侯王得一以为天下正。

灵，是在有质之前的神的性质和状态。“一”者，道之所生，“道生一”也。《道德经》告诉我们这个世界是如何生成的，所谓“道生一，一生二，二生三，三生万物”。其实这种论述与四太是一样的道理。从太易之无——这是“道”，生出一，有一气，在《庄子·知北游》中说“通天下一气耳，圣人故贵一”，万物因气聚而生、气散而亡。从一再到有形、分阴阳，在《黄帝内经》里对于气形、阴阳的关系有一句话，叫“阳化气，阴成形”。阴阳加一，变为三，这个“灵”进入阴阳合为一体，成为三——阴阳所生之“我”，由此衍生出万物的存在。所以，道就是“造物者”，设计、产生生命的那个无以名之、姑且名之的“道”，“神得一以灵”，灵是神显现的功能和状态。我也不知道灵是什么，但是我知道植物人应该是“灵”出现了问题，失去了主导他完成生命历程的那个“指挥者”。植物人有呼吸、有心跳，有生命存在的形式，但他的灵失常了，很可能是残损的，甚至缺如的。

所以，四太的实质就是阴阳的变化，从阴阳未分，到一分为二，再加上“一”而成三，最后衍生出万物的变化。《黄帝内经》中说“上工不治已病治未病”，未病至少是在太素“质”之前的；又说“下工治

（已）病”，我们能治的是已经成形的病，所以我们充其量也只达到下工的水平，实际可能是在下工之下的程度。如果有一天，我们达到了能够治疗未病的境界，那我们就达至上工的水平了。

由上可知，“四太（变）”理论是道家对宇宙和生命的起源、发展、转化过程的认识。道，贯穿于宇宙和生命的生成与生长盛衰的全过程。四太是对由“道生一”至“三生万物”的世间事物生成全过程的总括。

（七）四 xɑang 之辨

与四太相对应，我们对外界、对事物的认识有四 xɑang 的变化。中国古人认为世间本无物，是由无中生有才出现“物”（人亦是“物”的一种）。“物”从无而生，有向、相、象、像的四态变化。

太易是未见形质、未见气，它对应于“向”，所谓万向，具有无限的可能性，没有定向、没有化形，是“无”的境界，具动静之美。

太初，已有气之始，出现了相对的运动，一个向上一个向下、一个向内一个向外……有相互、相对之意，也就是二、是阴阳，在形中化阴阳，具无有之变。

到了太始，有形了，开始出现“象”的变化，形质相合、相分、相离，具静中生动、动中生静之变；但这种变化没有固定的形态、是可变的，我们对它已经有印象、感觉、感应了，就像镜子中的影“象”，我们可以看见它，但是它没有实体，我们“抓不住”它。

到了太素，形质合一而成“物”、具有质量了，就有实实在在的物像了，我们可以借感官六识去感觉到、触及实在的物质了，也就出现了单向变化的固定的形象了。

以上即是中国古人对于外部世界生成、演变过程的认识，从无到有、动静相间、质形相合为一物。所以，对应于外在世界由无生有的过程，我们的觉知和能动性也由无限、向相对、再向可变、最后到固化渐次演变，这也是“易”。在太素之前，因为事物演变的可变性，我们尚可去干预它、改变它，影响其演变方向，将其异常变化纠正过来。一旦它

“成像”了、质变了，就以单方向发展为主了，就像我们出生之后的结局必定就是死亡，一旦出生、质象已成，就只有向死亡行进的单一方向了。质之变基本是单方向的、固定的、固化的，难以改变了。所以，对于疾病而言，我们不可等病已“成像”再治疗，这样难度很大；最好在尚处于“象”，甚至“相”时去治疗，中医治病治的就是这个“象”。所谓“大象无形”，象具有更多变化、更多可能，也更接近生命“活”的真实。

四个 xaang 是事物发生、发展过程中客观存在的不同阶段，是从四变演化而来，是客观的。还有一个“想”，是我们人主观地去思考、判定的过程，就像犹太人的格言所说“人类一思考，上帝就发笑”。所以，四 xaang 都是客观存在的，是真实的，即便我们抓住的是单向固化的像，我们也可以努力延缓它的进展，比如有形质的病变、癌症，我们可以通过治疗延长病人的生存期、改善病人的生活质量，这是我们可能干预的。而想，是非客观的。想者，心上相也，我们的心就像镜子一样，镜子再干净、再平整，它照出来的影像都有变形、有扭曲，不是“真相”了。所以，想是人类对客观世界的一种主观感知和认识，是头脑反映出的有变形和扭曲的假象。我们面对事物、面对病人时，是居于客位去观察、去诊察，就要避免主观地、人为地去“想象”，我们要去抓它客观的、尚可改变的“象”，哪怕是抓住了其真实、单向固化的“像”，也是一种客观存在。

当我们在想的时候，上帝就要发笑了——上帝是谁？上帝就是造物者，“你们的想离真相太远了，你们想偏了。”四 xaang 是客观存在引发的真实的感受和感觉，而我们的思考是根于我们主观的认识和判断，很有可能已偏离了真相。在《易经》中有一句话，“天垂象，圣人则之”，天就是自然，自然为我们显示这样四种 xaang，与天相合的圣人就遵照天所显示的象去行事，效法它的自然法则去生活。我们不是圣人，但是我们也可以效法和遵照自然的运作规律去生活，日出而作、日落而息，春生夏长秋收冬藏，这就是遵循、效法自然之道，按照自然的规则去生活，即道法自然之意。

五个 xaang 中，前四个均是我们对外部世界认知的“客观”“无为”状态，只有“想”已经进入主观的“有为”，也就出现了较大的偏差。但，就我们目前的层次和状态而言，要想进入“自然”“无为”的境界，还是要靠“想”来起步——能思考、有思想，是人类区别于动物、成为三才（天地人）四大（人地天自然）之一的根本。只是，“想”是渡河的舟筏，是过河时需要的辅助工具，但绝不可抱持着不放，过了河就该放下啦。所以，实际想并没有错，错的是我们对自己所想的“执着”。

（八）形变之察（三合一）

气形质混而为人，我们能直观看到的是这个人外在的形变。一个人一旦有表面的形态的改变，内里一定有气、质的改变；同理，外在形变改善了，内里的气变、质变也必然改善了——至少，我们已经在现时改变了病人的“局部天地”。所以，我在临诊中比较关注的形变是局部的肿胀。

除外因外伤原因造成的形变不谈，一个正常人在出现病证时，最大的、最明显的形变就是肿胀和水肿，有一句俗谚叫“男怕穿靴，女怕戴帽”，讲的就是当人一旦出现下肢或头面部的水肿，就是提示病情比较严重。人体微观组织的最小功能单位是细胞，人体的生命功能就是由无数细胞各自及相互之间进行的物质和能量的代谢、交换完成的，任何两个细胞间出现交流、交换的障碍都会造成局部代谢的异常。如果人身上出现了肉眼可见的肿胀形变，从人体的宏观角度而言或许不算什么严重的问题，但对微观状态下的细胞而言却是难以逾越的“鸿沟”，即便是轻微的水肿，对于两个细胞之间的物质和能量代谢而言，都会造成距离和能耗的巨大障碍。所以，但凡有肿胀之处就是我的下手处，即所谓气形质的“三点合一”处；复诊时如果观察到患者此处的肿胀减轻，甚至消失的话，那么不用问即可知患者症状已有缓解；如果，病人的形变未见改善，即便他自诉有好转，我们自己对这种“效果”也要有自知：这很可能是暂时的气变，加之患者主观的一些感受而已。因为，气变是时时刻刻、变动不居的，我们的意识更是没有一刻的宁定，这些现象很容易被语言、主观感受等诱发出来的，但“狂风不竟日，暴雨不终朝”，这种“好转”很快会消失的。

理论上人体是对称的，我们一旦发现一个人左右不对称，一侧有肿胀、水肿或凹陷、松弛，而另一侧却没有时，我们要注意此人一定是哪里出现了病变，我们要找到病变在何处、是什么原因造成的。这是我们肉眼可见的形变，还有更多是我们触诊摸出来的形变。比如第四章“病案带教记录”中病例一（详见本书第330页）提到的那位老先生，他脊柱两侧皮肤紧张度的差异也是形变的一种。

以上是病理性的形变，还有一种是生理性的、个体差异性的正常形变，以解剖结构上的个体差异给予我们辨诊的提示。当某人发生病理改变时，他原有的生理性形变就可能成为其病变的趋向线索和征象。在临床实践中，我们发现一个有趣的现象：因个体遗传、生活习惯、动作模式等因素的不同，病家的经脉循行也有差异。

比如，我们的肢体皮下都会显露部分血管，以我自己手臂上的血管走行为例，我双侧手臂上各有一条血管走行在手阳明经的循行线上，这是一种“象”，它提示的信息与我个人的五行特性、脏腑功能侧重是相符的。它提示我的阳明经可能容易出现敏感性的反应。手臂外侧是手三阳经循行部位，对于我而言，我手臂上的血管只在阳明经的循行部位突起、粗大，说明我的阳明经气血是偏旺盛的。大家可以看看自己手臂上血管的走行，绝大多数与某一条经脉循行线的重叠比例是最高的，它提示的是你自己经脉气血循行的偏重。我们遇到的病人也有各自血管走行的差异，提示这个人是少阳偏盛，太阳偏盛，还是阳明偏盛？同样的，我们身体上肌肉，肌腱的外在形态和走行、肌肉是丰厚还是纤细、肌腹最大部位所在、肌腱移形的长短及位置等也有各自的特征。如果我们在临床中仔细观察，会发现很多有趣现象，尤其是有关经脉循行路线的。我在临床察经中发现，因个体遗传、生活习惯、动作模式等因素的不同影响，病人的经脉循行也可以有明显差异，如果深究，这种改变还有“原发”和“继发”的不同，还可以与其他经脉的异常联合来看，这样对于“病因”“病机”的把握有可能更深入。

再如，手厥阴心包经循行于前臂两筋（掌长肌腱、桡侧腕屈肌腱）之间，这一点无人有异，每一个人都是如此。但是，差别在于每个人的两筋位置有很大差异，这两筋的位置是在手臂的正中，还是偏于桡侧或尺侧？我在临床中发现，有的病人两筋正在前臂腕横纹中点附近，有的却偏向于桡侧，甚至非常接近桡骨端（手太阴经），另少部分则偏向尺侧、接近手少阴经，甚至有人只能触及一条肌腱。如此，各人经脉循行差异导致的各条经脉经气之间的关联侧重或许就有了结构基础。我们发现手厥阴经靠近手太阴经的，多属于木盛金弱的体质。

所以，经言“察色按脉，先别阴阳”，我们首先要辨别的就是病人因体质的阴阳强弱不同所致的偏倚，之后判断当时、当地之下其人的阴阳盛衰偏倚。我想这也符合经旨三因制宜的原则吧。面对一个具体的病人，我们遵循共性规律的同时，也要因应于具体个人的特征，以个体化的策略和治则、技法处置。这才是传统中医“易理”之魂的一种应用吧。以不易之道和理因易之法和技，因应每一个常易活泼的个体，这才是真正的传统中医。

图 27 是我一位病人的手厥阴经循行照片。她的手厥阴经较大幅度地偏向于手太阴经，掌长肌腱都位于手臂中线的桡侧（左图中两短线示两筋，长线示手太阴经；右图两箭头所指为两筋）。她的手厥阴经循行明显偏离前臂中线，更接近手太阴经一侧。这位病人的体形、四肢都是细长型，属木行人，她的木气旺盛，厥阴属木；而她的厥阴明显偏向太阴侧，她表现出的证候特点是木克土证。人体真的很有意思，有的人生气之后“气得我胃痛，吃不下饭”，有的人越生气越要吃、吃很多。这个病人是木克土型，大家猜得出她生气后是什么表现吗？是的，她一生气就不吃饭。这就是个体差异，就是我们看到的生理性形变，提示我们她病变的趋势、趋向。从图中看出，她右手厥阴经比左侧更偏向于拇指侧，两筋间隙甚至已经到达桡侧 1/4 与 3/4 交界处。大家可以在临床上观察自己的病人，个体差异很明显，我们可以由此推测出此人五行生克的特征和趋势。

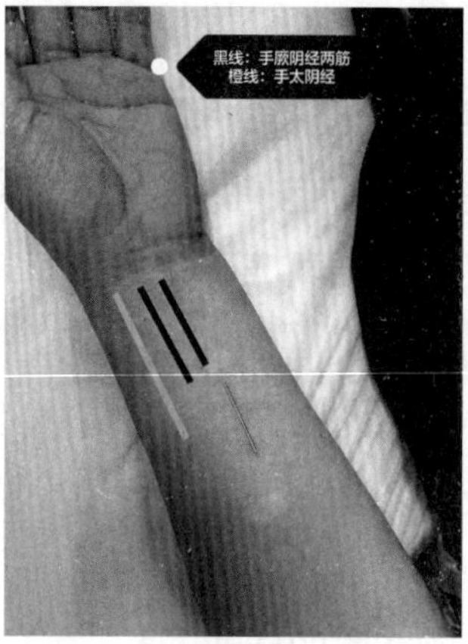

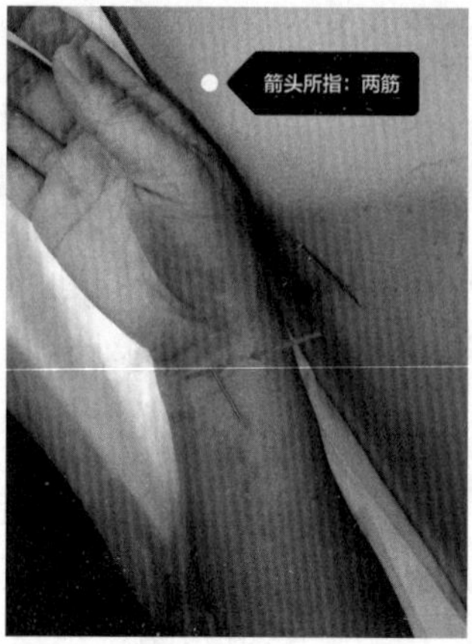

图 27　手厥阴经循行图

我在临床中看到手厥阴偏向于手太阴的情况是比较多见的，而偏向于手少阴的情况很少见，这可能与木、土是后天气机运行的主要调控者有关，就类似于汽车的油箱和电路系统是它的外部运行系统，不同品牌、不同车辆之间可能有比较大的差异；但少阴作为生命之根本，会表现得更深在、更稳定，就像发动机和蓄电池一样除了功率大小之外，基本构造相差不大。

不只手厥阴经有这样的个体化差异，足阳明胃经也有很大的个体性。我的针灸老师王居易教授以胫骨前肌的肌肉间隙来确定足阳明胃经的循行位置。临床中我们发现不同个体胫骨前肌的丰厚程度差异非常大，有的病人在患有慢性消化系统疾病时胫骨前肌周围皮肤的颜色、温度及毛孔都会发生很明显的变化，有人的胫骨前肌的肌腹宽度是其本人的一指，而有人胫骨前肌丰满至肌腹宽度超过其本人的两指，也有人的胫骨前肌纤细、肌腹宽度不足自己的一指。这些人的阳明经气血及其功能强弱确实也各有不同。

以上是在体表我们可以看到、触摸到的血管和经筋的形变，还有深层我们看不见，但可以通过体表的诊察去揣摩出来的形变，比如骨骼形态的不同。王居易教授在学术上比较著名、有特色的内容是经络诊察，通过对经脉体表循行部位的诊察发现和判断病人病变所在、病情如何。

王居易老师教我们，揣穴不是按照骨度分寸去测量的，而是教我们要在具体病人身上“揣摩”穴位的具体位置。

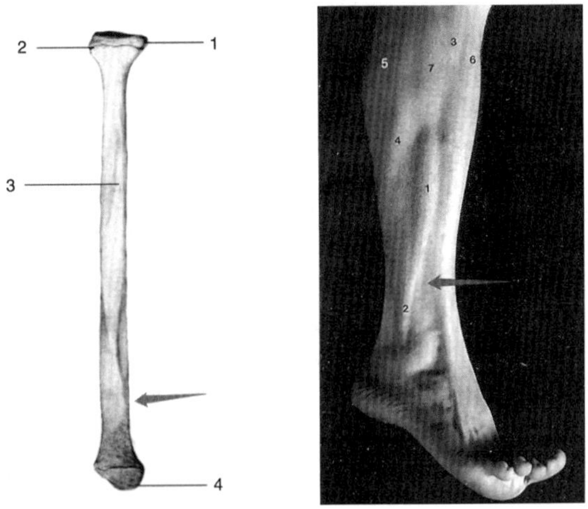

图 28　绝骨穴的体表及解剖位置图

比如，他给我们讲解绝骨穴的循摸方法，让我豁然明了穴“位”是怎么回事。绝骨穴的循摸是从外踝沿着腓骨外侧向上，在外踝上约 3 寸许会突然有一个落空感，称为“绝骨”处，这就是绝骨穴的位置。在解剖上是腓骨骨间缘与腓骨长肌肌腱、腓骨短肌的交会处（如图 28 箭头所示）。因每个人骨间缘隆起的长短不同、腓骨长肌肌腱和短肌的形态不同，所谓“千人千面”，绝骨的位置会因人出现或高、或低、或前、或后的变动。因为每个人骨骼上骨嵴、骨棱、凹陷等形态的不同，每个穴的具体位点是因人而异的，此时以“国际标准化”的骨度折量或指寸定位法来确定穴位的话，很有可能找错穴位“10 环”的位置。与王居易老师的思想相近，中国另一位针灸大家杨甲三教授经数十年临床经验积累，总结出了腧穴定位的“三边三间”法，即腧穴定位多在（肌）肉边、筋（肌腱）边、骨边，或肉间、筋间、骨间。王居易老师还发现体表较大血管的位置也会影响腧穴的精确定位。

中医理论中有一个著名的五体论，即皮脉肉筋骨。皮，是我们可以触摸的；脉，前面已经讲过具有个体的循行和分布差异。杨甲三教授强调肉、筋、骨在腧穴定位中的作用。因为每个人肉、筋、骨、脉的形态和分布各有差异，甚至有时会因性别、年龄、体格、动作模式等因素导致较大不同，所以具体到某一腧穴在某一人身体上的精确位置也就有了个体差异。其中，对于肉（肌肉）和筋（肌腱），我们要注意肌腹与肌腱的移形边缘，此处多是腧穴的定位位置。所谓的“边”，有一部分是在肌肉与肌腱或骨骼的移形处。比如，但凡在有骨隆起的地方，多会有肌肉或肌腱附着，此处就会出现骨与筋或肉交会的界面，界面处多会有腧穴存在。肌肉由肌腱向肌腹移形，此处也可能有腧穴存在。现在还有一种“激痛点”理论，也称为“触发点”，在人体上寻找肌肉、肌腱、关节附近的疼痛点，实质就是肌肉内可触及的高张点、压痛点，其发生的原因是过度或反复持续的肌肉收缩导致部分肌肉纤维的痉挛，进而影响功能、出现各种急慢性疼痛，在局部可触及硬块、结节、高张等变化。这些激痛点的位置也多是在肌肉与肌腱、骨骼的移形处。关于“间”字，在《灵枢·经脉第十》中明确指出“经脉十二者，伏行于分肉之间，深而不见”，说明肌肉间的缝隙是经脉所循行的部位，如此腧穴位置也必定位于这样的缝隙间了。同样，在肉与筋、筋与骨之间也存在间隙，也有经脉循行，比如手少阳三焦经即“出臂外两骨之间，上贯肘”。因此，这些肉筋骨之间的间隙多为腧穴所在处，在临床取穴中绝大多数也是在这些间隙中揣摩，极少有在肌腹上取穴的，即便在肌腹上进针也是为探寻其下的筋骨肉间隙。

一次对绝骨穴解剖层次的学习，使我对王居易老师强调的揣穴、注重的皮脉肉筋骨的分层豁然开朗。我们身体上的腕横纹、肘横纹等等，以至于头面、颈部、腹部、腰际等各部的皮褶、肌肉的丰厚纤薄、骨嵴骨沟的隆起凹陷、筋节的粗细强弱……没有一个是随随便便长出来的，没有一个是平白无故出现的，也没一个是人人相同的。这些皮脉肉筋骨上的所有形态、结构、色泽、枯润等变化都是在我们生长发育的生长壮老已过程中，由各种生理、病理变化日积月累导致的结果，那些异于平常、发生改变的部位就是所谓的“藏奸”之处。

对于我们而言，在达到“望而知之”的境界之前，应该而且完全可以在患者的“肉身”上找到线索，这些“独处”“奸处”都可以被诊察出来。它们即是诊断处，又是治疗处，还是疗效判定处。所谓“龙生九子各不同”，每个人的皮脉肉筋骨形态相异，不察怎知奸在何处？如果是靠些某穴治某症的“特效穴”之类，顶多是吃别人家一条鱼罢了，人家告诉我们“某穴治某症”，效法之余大可想想此穴为何治此症？此穴还可治什么？此症还能怎样治？学会“渔”才是最终目标。

我们要在一个平面上定位一个点，需要有横纵坐标来标示，我们取穴也如是。举两个腧穴的定位为例。一者内关穴，位于手厥阴经上，前臂两筋之间，这是纵坐标；它的横坐标按照王居易老师的经验是横行于前臂的远端静脉，这条静脉与两筋相交的近心端即是内关穴所在。每个人因为该静脉与手腕距离的不同、两筋在前臂位置的差别，造成内关穴的精确位置也存在明显的个体差异。大家可以看看自己与旁人内关穴的位置，没有两个人的内关穴位置是相同的，就像世界上没有两片相同的叶子一样。另一个例子足三里穴，按照王居易老师的经验，足三里穴的纵坐标为胫骨前肌外侧缘，横坐标为胫骨粗隆水平，这两条线的交点即为足三里穴所在。前面我们提到胫骨前肌的丰厚程度因人而异、差别很大，如此足三里穴的精确定位也因人而出现很大不同，比如我的胫骨前肌很饱满（因为我的阳明经气血充盛），我的足三里穴就位于胫骨旁开两指处；而有些人尤其是女性或虚弱的老年人的胫骨前肌很纤薄，她们的足三里穴距离胫骨很可能不足自己的一指。大家可以揣摩自己的足三里穴，从髌骨下缘沿胫骨向下、遇到挡手处即为胫骨粗隆，在此横行向外侧，摸到胫骨前肌的外侧缘凹陷处，这个位置即是足三里穴所在。每个人胫骨粗隆的位置有高低不同，但差别不是很大，最大的差别在胫骨前肌上。所以，如果我们以腧穴定位标准化的犊鼻穴下三寸、胫骨旁开一指的标准来取足三里穴，很可能会出现较大偏差。这也是病人本身的解剖结构之形为我们确定的其腧穴的位置（象），因为经络腧穴就是我们体内气血反映在外的通道和出入的门户。

现代医学的解剖学研究发现，人群中大约仅有 60% 其血管、神经等组织的形态和走行与“标准解剖”相符，另有多达40%存在解剖变异。所以，解剖图谱仅是一张“理想化”的图画，不能完全套用于一个具体的人。也因此，对于腧穴定位的“标准化”或许我们需要另外的思路。引申而言，对针刺技法的“标准化”大概也需要考虑更多具体个体因素的影响，比如徐疾补泻中多徐为补，多疾为泻？先浅后深、先深后浅，多深为深，多浅为浅？或许，我们想以“人为”的标准来约束人体的“天然”，从出发点上就已违背了“道法自然”的宗旨。此为题外话，按下不表。

这就是解剖结构之“形”上的差异引起的人体气血运行方面可能出现的不同，对其病变时的影响也会不同，同样，对于在疾病状态下干预、治疗病人时的影响也是不一样的。所以，我们要透过病人千差万别的形上的差异去抓他疾病之“象”所展现的真相。

中医的思维就是唯象思维。就像“形象”一词，我们说一个人“形象好”，他展示在外的形是对称的、美好的，那么他内里气血运行所显露的象也是优美的；如果一个人的外在形象如“歪瓜裂枣”、口眼歪斜，他外形的扭曲也一定会影响到内里气血的运行，即他的象也是扭曲的。这也是对“相由心生”一词的诠释吧，人内在精气神的状态是和谐的、无自相矛盾的、不激烈的、不对抗的，则他表现出来的象就是亲切的、温柔的、温暖的、让人想去亲近的；他心里纠结、愤怒、悲伤、压抑，则他表现出来的象也会让人敬而远之、不喜接近。心主神明，我们内在的心理情绪、七情六欲、心神情志的变化会引发气血的变化，气行的变化又会引发外形的变化，由此就产生出外在形象因为心理变动而发生的或优美、或丑陋的表现。在西方也有同样的说法，美国前总统林肯讲过，人40岁以后要为自己的相貌负责。这是因为我们内在的修养、心理、情绪等会对我们的外表进行重新塑造。我们面对病人时也有相似的情况，从他的外在形象给予我们的印象就可以判断他的心理是亢奋的，还是抑郁的；是愤怒的，还是沉静的。他外形的改变、有无扭曲等可以帮助我们判断是否有形变引起的气行的改变。

以上是通过外在形的变化来把握象的变化、气的变化。正如经言

“有诸内必形之于外”，我们内里的变化一定会于外在的形象上反映出来；反之亦然，“有诸外也必应之于内”，外在的改变一定是内里一种变化的反映。这也是一对阴阳。内在病变反映于外，我们可以通过外部的改变推导出内在的问题，这就叫“望诊（形）取象”。这个形是怎么来的？一者，与先天遗传、父母所赋有关；二者，除了天生的体貌外形之外，在成长的过程中，后天的水土环境、生活方式、起居习惯、动作模式等也对我们的外形起到了塑造作用，内在的性格情绪、心态修养、教育程度等也造就了我们外在的气质、风度、仪态，合在一起，展现出一个人完整的形象。民间俗语称夫妇二人经长时间共同生活，会有“夫妻相”，这就是后天因素对我们产生塑形作用的例子。而每个人的形象除了各自个性的差异外，还含有地域、种族、家族等共性的特征，比如欧美裔、亚裔、非裔等各有其种族的共同特征，这是所处的地域环境、国别民族、文化习俗等因素的影响，是天地自然对于我们的塑形。因此，我们在诊察病人的形时还要结合其国别、民族、地域等共性因素，对他产生一个总体的、综合的、完整的象的把握。

非常复杂吗？实际还可以更简单，我们把它“三处合一”。这个形变的地方即是诊断的抓手处、又是治疗的下手处，还是疗效的判定处，治疗后既有的形变有无改变，是改善了、还是加重了，又是我们判定疗效的依据。这个形变处就是诊断、治疗和判定的三合一处。疗效的判断还包括我们对他的转归的判断，显示了向好、还是有恶化的趋势。顺便说一下，在治疗上有一个取巧处，我们只要发现了病人的形变处，在此处置即可，基本可以对内里气、质的问题产生影响。正如比尔·盖茨的故事中所讲，怎样扎不重要，扎哪里很重要，所谓“形变处”必定有应力集中、或张力改变、或压痛敏感等反应，我个人以为就是“三点合一”之处，既是诊断点，又是施治点，还是疗效判定点，所以怎么扎不重要、扎哪里才重要。就像第四章“病案带教记录”中病例一（详见本书第 330 页）的老先生，我们在他的头部找到形变处，围绕形变的区域进行针刺即是治疗，且我们可以对疗效胸有成竹。这也是《黄帝内经》中阐述的“异法方宜”的理念，对东南西北不同地域的病人用各自适宜的方法、技术去处置，以最适宜其人的方法和手段进行治疗。当然，针具的选择也很重要，所谓“工欲善其事，必先利其器”，《黄帝内经》中的九针论述也是实践中得来的。

其实，所谓“扎哪里”不是专指腧穴定位而言，我现在就并不是按照标准取穴法“准确取穴”。这个“哪里”是指病之所在、“独处藏奸”之奸处。因此，诊断绝对是医疗的首要前提，如何注重都不为过，说其“大过天”亦无不可。如果诊断不明、道理不清，单单会针法技巧又有何益？不过就是买椟还珠，照葫芦画瓢地模仿重复罢了，最多就是吃条鱼而已……每个人的具体情况都不相同，即便是相同的症状表现，其背后所根由的病因、机制都大相径庭，哪有什么放之四海而皆准的“法（术）”呢？只有道、理才有普适性。而诊断的精准，不单单是一个既有症状局部之异常的判断。疾病是一根长长的链条，除了“精（有形结构）”本身的异常，还有情绪、性格、习惯、环境、应激等等诸多因素的影响，只有对人体的生命活动有深刻、全面、多维度的认识，才可能有精准的诊断。想想庖丁的故事，他首先是心中有全“牛”——精气神之牛，然后才手随心转、游刃有余的，所以，针法必定是服务于诊法和治法的，手法、针法的实施要以精准的诊断和清明的觉知为基础，否则就只是个“术”罢了，术者只知其用，不知其然、更不会知其所以然。

而四诊的目的就是搜集线索和证据，帮助我们做出准确的诊断。所有的线索和真相都在那里，只是我们的感官有限，采集到的信息不全面；不要想，不要把主观的猜测强加上去，这样会丢掉真实的信息、引起偏差，直接去观就好，找到那个形变处，充分发挥我们各种感官的功用、效能，发现尽可能多的线索和征象，这样我们才会更精准、更高效地找到真相。因为真相只有一个，我们所能做的，就是去观照它、应和它，就像山谷的回声自然而然地发生。观照和应和是技巧，需要进行训练和积累，在反复的临床实践和自我练习中熟练。

我们的感官各自对不同方面的信息敏感，有可能两方面发现的线索是相反的、一者阴一者阳，此时一定有一个、甚至两个都是错误的，发现的是假象；当我们四诊搜集的各方面的线索越来越趋向于同一目标时，我们的诊断就越准确，如此采取的相应治疗也就越有效。此称为“数象同相”，真相只有一个，四诊合参所收集的各自的“象”应该指向同一个“真相”。“凡所有相”皆如此，不同诊法之间也是一样的道理，例如头诊、腹诊、舌诊、脉诊等，各种诊法所察的“象”虽各有侧重，但在“相”的指示、表征上应该是一致的，皆是同一“全象”的某一种显示，都指向同一个“机”，即病之所由生的气机升降开阖、五行之序的异常。此谓“全息取象”。所以，我谓“奇恒有象，五行有序”，诊疗的过程不过就是“察象”“定序（位）”“寻奸”“调平”而已。这也是中医“治病求本”原则的立足点，因为再复杂的病证，真相也只有一个，虽然因各自搜集证据和线索的角度不同，可能有不同的表述和显现，就像六位摸象的盲者，但真相（象）只是那一个。

举例而言，我们望诊看一个人左右脸、左右舌体、腹诊左右形态都显示左大右小，触诊发现头部左右、腹部左右、经络左右都有差异，则可以判定此人气机的左右升降是病机所在。此时再去治疗，就会有经中所言“效如桴鼓”“立竿见影”的效果，疗效自会应手而来。还是以第四章“病案带教记录”中病例一（详见本书第 330 页）的老先生为例，他的病证在太阳上，他的脉是少阳脉，如果他的舌象也提示是少阳的问题，我再去察他的腹部，他又具有少阳腹形时——我们的脉诊、舌诊、腹诊趋向了同一个“嫌疑犯”，那么少阳是罪犯的可能性就非常大，我就可以很有把握地说：“他的问题是少阳枢机不利引起的。”那我取其少阳治疗的效果就有把握了。

（九）皮毛在诊疗过程中的运用

我们先看《黄帝内经》是如何认识我们这一身皮肤的。

《素问·皮部论第五十六》：“皮有分部，脉有经纪，筋有结络，骨有度量。其所生病各异，别其分部，左右上下，阴阳所在，病之始终。百病之始生也，必先于皮毛，邪中之则腠理开，开则入客于络脉，留而不去，传入于经，留而不去，传入于府，廪于肠胃。”

人体结构可以分为皮脉肉筋骨不同的组织，分布于内外表里，而“百病始生，必先于皮毛”，它认为疾病的发生都是从皮毛启动的。什么意思？比如说我们分辨病因的时候，有内因、外因、不内外因，除了不内外因的损伤不谈，外感首先中于皮毛上，内伤病又如何也是从皮毛表现的？罗马不是一日建成的，内在的病也是由微至著发生发展的，疾病的发生、发展经过一定时间量的积累，某一个外在因素的诱发就会让疾病发作出来、显现出来。之前虽已有“病”，但还未显现出来，在某个因素诱发下就显现出来了。就像第四章“病案带教记录”中病例一（详见本书第330页）那位老先生，他是游泳之后出现了病证，但是他的病证因素已经长时间存在。游泳遇寒，让一根稻草压倒了骆驼，疾病爆发式显现出来。所以，《黄帝内经》里说“百病始生，必先于皮毛”。也就是说多数情况下都会有一个外在因素诱发，使得内在的疾病显现出来；如果没有外因诱发，内里会长时间维持一种相对的正邪平衡，既不发作疾病、也不呈现完美的健康状态。所以《黄帝内经》说擅长治疗疾病的高明医生是从治疗皮毛开始的，“善治者治皮毛”。

皮肤是从胚胎发育的外胚层、中胚层发育、发展起来的。皮肤包括表皮（外胚层）和真皮（中胚层）。图29是一张皮肤的结构图，包括表皮、真皮、皮下组织，其中又蕴含汗腺、皮脂腺、微血管、毛囊、以及众多的——目前知道有一百多种神经末梢感受器，它们收集各种外界给予我们的信息和刺激，再经神经传导给中枢，由大脑做出反应。所以，皮肤对于我们人类而言，是一个非常重要的器官。这张图是西医的解剖结构图，但并非只有西医可以用，就像手机一样人人可用，这层皮肤真实存在，无论中医还是西医，对于这层皮都应该是在这样的结构基础上去认识它。

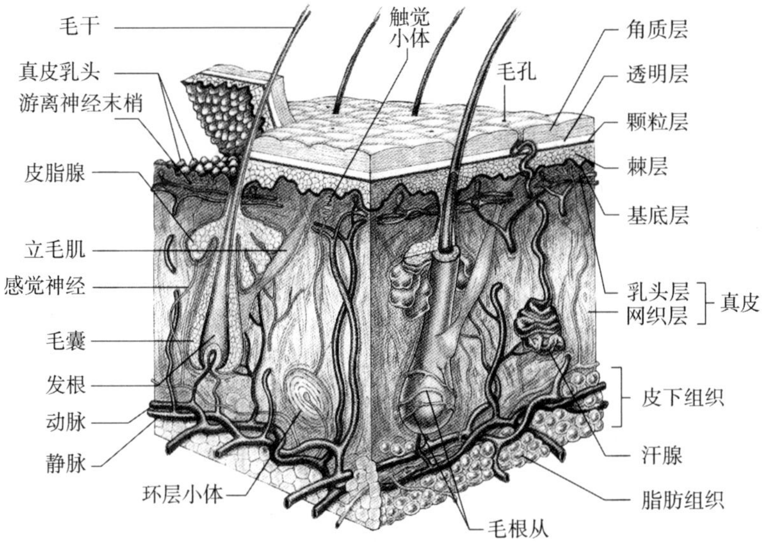

图 29　皮肤结构模式图

我们的这身皮肤是多么神奇啊，它是人体中最大的器官，首先它是一个“界”，是我们人体内外环境的一个交界和屏障，也是中医说的“通天之气”出入的那个交界（口鼻、肌肤），就是我们提到的“毛孔呼吸”的边界。它也是我们防病、御病、自我保护的那层外壳。如果我身体外周这层壳是完整的，我通过毛孔呼吸自我保护得很好，我的大部分的、至少一部分的疾病是可以不发生、不发作的，因为“百病始生，必先于皮毛”。但是，很多人都做不到，外面这个屏障被破坏掉了，外邪侵袭，我们内里的疾病就被启动、激发起来了。在我们薄薄的这层皮肤里面，含有 100 多种的感受器，这是西医解剖学认识的，但以尸体解剖为基础的“结构学说”并没有充分地认识到或者利用到皮肤里这么多感受器的功能，还没有在疾病的认识、疾病的治疗上去充分地认识和运用这层皮肤的作用，皮肤的全貌还远未被我们真正了解。从皮肤的功能上来说，它可以调节体温，还有代谢功能，像对呼吸、水分的隐性代谢作用，而皮肤还有一个特殊的、独特的功用，它是限制人体活动度的器官，像临床常见的关节周围炎、筋膜炎等，因为皮肤、皮下组织、关节周围软组织产生了粘连，关节活动受到了限制。如果这层皮肤组织是松软、松弛、没有粘连可以正常滑移的，则关节、肢体的扭转、屈伸可以达到最大限度，如果是粘连的活动度就受限了。所以，它既是保护人体的屏障，又是一个调节代谢的内外交界，还是一个在人体活动中起到限制作用的器官。本书第四章“病案带教记录”中的病例一（详见本书第330页）、病例二（详见本书第338页）两个病人的治疗都利用了皮肤对肢体活动度限制的作用，像这种疼痛、活动受限的病人多数情况下有局部皮肤滑移度受限的情形发生。

而在中医对皮肤的认知里还有一点特殊之处，它是阴阳气的交接处，是有形和无形的交界。我们的人体是有形的，外界的环境和空气是无形的，皮肤在这两者之间做了一个交界的隔离，内在属阴，外在属阳，是内在气与外在气的一个交界，所以，它叫“天人交界”。

从神的角度来说，我们的神通过眼耳鼻舌身这些感官外露于外，一有声音我就追过去了，这是神跑了，一有东西出现我就看过去了，这也是神跑了，各种感官对外界刺激的反应均是神浮越于外的表现，所以我们的神识多数情况下都显露在外。比如，在望诊里，说一个人“有精神”，是从他的颜面、气色看到显露在外的神气之象。所以，何止是在治疗上要“善治者治皮毛”，在诊断上皮肤也非常重要，是医生一眼所见最直接的显象。

《黄帝内经》言“善治者治皮毛”，这句话现在被大家所推崇，我个人在临床上也是由这句话而“入门”的。我是一个临床医生，我所热爱和专注的是临床，我的视野所见也只是临床，经验之所由来亦是因对临床的病人和对自己身体的观察。我所能讨论的，都是由经典而来和师长传授、以及自己的临床所得。我就来谈谈我所认识的“善治者治皮毛”。

如前文所述，皮肤是一个特别的组织，是一个阴阳相交的“界”，既是有形与无形的交界，又是人与自然的交界，还是人身之气与天地之气的交界，所以有“天人相应”“天人相依”“天人合一”之谓。人体头圆象天，脚方象地，赤脚立地交接地气，光头顶天交接天气。

虽然经言是“治皮毛”，其实在实践过程中“诊”与“疗”是不可分割的，故此“皮毛”者，既是治的下手处、又是诊的着眼处。解读这句话，需要从诊与治两方面来说。

1. 首先，说说“皮”

中国古代都是单字，所谓“皮毛”者，一者皮、二者毛，即皮、毛各有所指。另一个词是“皮肤”，皮与肤也各有所指，无毛者谓皮，有毛者谓肤。

2019 年 7 月在新加坡，王力平老师答疑时说过“山水有形变”，所谓沧海桑田之意。人体各部结构就如同地球上的山水，一样有形变。“气形质混而为人”，但凡有形变，必然有气变、有质变，即必有某一种人体生命活动的异常，如此其人“病”矣；同理，形改变了，气、质也会随之改变。所以诊病、治疗、判效诸方面对形的观察都很重要，提示了疾病的病机、处置、转归。中医讲究望闻问切四诊合参，而四诊又各有不同的层面和层次。不同层面、不同层次的感觉、感官所感知探察到的信息在精确度、深度上是不一样的。就我们目前的程度而言，我们所能“望”到的皮肤的改变也不过就是肉眼所见罢了。

所谓“有诸内必形之于外”，有诸外也必应之于内。我们可以通过四诊，对病人外在皮肤的形变、色变、气变、态之变等进行审察，获取相应的信息，得出接近于其疾病真相的判断。比如，皮色、皮纹、斑痣、血络、皮温、润燥、滑涩、柔韧、松紧、软硬、增厚、菲薄、肿胀、张力等改变都是皮肤的形变处，是皮之“奸处”所在；而毛发分布的疏密和毛孔的特异性改变也是重要信息。这些信息，不仅对诊断具有重要意义，对针刺治疗也有不可忽视的指导作用。比如，针刺的方向、层次都是由四诊所得，是病家“自带”、而非医者的主观臆断。

在临床上，以腹部诊察为例。因病所致的皮肤改变、毛发分布，在不同病人身上、在不同病情病机条件下是各有特征、极具个人色彩的。举例而言，在病人的剑突胸膈附近，如果见到有横向的皮褶，多数要注意病人心脏心律的问题，病人往往有或者潜在有心血管疾病的风险。再比如，有些病人在脐上、胃下会见到横行皮褶，这部分人多数在消化系统、肝胆系统有异常。在一部分中老年妇女，常常可以见到小腹部有许多皮褶皮纹的改变，这部分人多数有下焦生殖泌尿系统的问题。

我一直说针灸诊治是“三处合一”。所以，奸之所藏，既是诊断所凭依处，又是治疗的下手处，还是疗效的评判处。有奸必有“气形质”之变，找到了、直接下手就好，不必去行什么针法、手法，使用过我的诊疗方法的同道说：“都没用调气，只是把针摆在有问题的地方，不行手法即效，说明你讲的东西真。”确实，针在“奸”处，不必如何行针，只是“打开开关”，病人的气机会自动流转，附加的收获就是病人的状态和气色眼见着改善……当然，此话是自夸，以我之修为还远远未及如此地步，但针之真是我毕生所求。

2. 其次，关于“毛”

此谓毛者，其实还含有发之意。临床上，我们可以由毛发之变取象寻奸。比如，病人小腿部的皮肤汗毛改变，在不同病人、不同病情、不同经脉上也有相当不同的表现。有兴趣的读者可以自己去观察。我个人的经验是：在疾病状态下，汗毛浓聚处不是正气所聚、或气血旺盛的表现，反而是邪气或者经气郁滞之处，也就是“奸邪”所藏处，与腐水处反常富养而致水草茂密有些许相似。

毛，还有另一个重要的诊治功用。“毛”附着于皮，占有着皮外一圈儿人体辉光所在的空间。这是每一个实体，尤其是生命体所具有的空间，但又是我们自己不知其有、更不知其用的空间。不知，并不意味着“不存在”，它的存在并不玄虚，也不是想象，它的存在早就被实证到，也已经被现代科技所证明。

我们的古贤早已认知毛，且早已在应用它，扁鹊大哥的故事里应该有毛的参与。而我们能用它的法子古人也已经教给咱，就是大家耳熟能详的“调息”。中国古人的智慧充溢在每一个细节里，比如呼、吸与息，各有不同的含义。

如《道德经》所言，“无色曰夷，无声曰希”，中医的四诊不仅仅是眼耳口鼻触那么简单。望闻问切，一物四象、六识通感，这里涉及“有为、无为之象”和“观心之法”。例如，针灸医师开诊前可以先做做占场、扩场的毛孔呼吸，既清理、调整了场地，又建立了屏障，还完成了“观其形色，找清浊”的前期准备。所以，中医师开诊之前的清场、占场是一件很重要的事，甚至关乎于诊疗的准确和效果。

如前文所述，呼吸是连接形而下之身和形而上之神的主要链接，是气机出入和信息交互的媒介。只是，我们所知的呼吸仅是口鼻呼吸而已，而在古老的修炼法门里，呼吸的内涵就太丰富了，有很多层次和很多机密，如真人的呼吸、胎儿的呼吸等。呼吸，是连接和沟通人之有形有质的肉体与无形有质的气、有形无质的神、无形无质的灵的主要或说唯一手段。修炼者不懂各种调息，只能说明他无实证的真实体验。

呼吸，关乎生命的秘密，牵扯的层面非常多。单单从呼吸的形式上说，就有多种；而呼吸真正要害的是它的“神”，就是我们如何去调控我们的呼吸，让它实现帮助我们的肉体和精神的连接与交融——可以暂且理解为我们的“精神”和“意识”吧。所以，一个可以很快安静、专注的人，在练习呼吸时完全可以跳过或者简略呼吸的形式，直接进入对呼吸之神的把握，也就是修炼中说的“火候”。修炼中有一句话，“传功不传火，传火不传候”，这个火候才是真正的机密。由此可知，对于呼吸的练习而言，首先要能安静下来。不过，古人也一直说“大道至简”，其实呼吸的神也很简单，就是细深长，如此，我们或许会很快和自己的身体发生互动，或者说发现自己的身体。当呼吸变得深长细缓、甚至不能被自己察觉时，我们的心才是真正安静和专注的，这时才可能进入到自己的身体内里，“看”到自己身体内里的变化。常人的呼吸是粗重的、有声的，调息的起手练习就是要把粗重、无规律的呼吸调整为细微长、有规律的呼吸，自己听不到自己的呼吸。

呼吸，是连接不同分界之间的主要或者说关键环节。所以，古今、东西的修炼者虽然在修习的外在形式上有差异，但在最核心的机密上其实是一致的，就是中国古人说的“三调”，调身、调息、调神。而我们要想在有形的身体和无形的精神间产生自觉、自主的连接，只有依靠呼吸，这就是“呼吸是要害”的意思。

以我目前的认知，在那么多的“呼吸”中最关键、最要害的当数“毛孔呼吸”了，它是形而上与形而下之间的交界和连接关键。这个毛孔不仅仅是医患之间彼此“交流”“交互”的媒介，它对于医者而言还是一道屏障，除了是人体气机出入的通道，还具有允许天地之间正气进入人体、邪气不得而入的功用。这就是所谓的“正气存内，邪不可干”。

什么是毛孔呼吸？毛孔呼吸就是呼吸时专注于我们身体的外廓，感觉我们的皮肤像一个外壳，其上有无数的毛孔，这是我们与外界进行气体、能量交换的通道之一。在我们呼气时，感觉或想象我们的身体像气球一样变大、整体向外扩展，但实际我们想不全身体整体的轮廓，我们的注意力只能集中在某一个局部，很多时候某个部位我们想得很清楚，也能感受到这里皮肤的开合，但其他部位就忽略和缺失了。可以先试试闭上眼睛，专注在手臂或手，感受一呼一吸之间皮肤的翕张，这就是局部的毛孔呼吸了；等我们能够感受到全身皮肤，尤其是耳后、腋下、指趾端的皮肤都能随着呼吸一翕一张，那毛孔呼吸就有了大致轮廓。我们先要能感知到有形身体的每一个变动和节律，可以从局部逐渐向更大范围扩展，最后到全身，体会那种翕张的感觉。我们还可以看自己身体的轮廓哪里全、哪里不全。呼气，想象全身毛孔向外扩；吸气，想象四面八方之气向身体挤压；随着毛孔和皮肤外放、回缩，身体轮廓不断变大变小、变小变大，这就是我们身体之气的范围。当我们呼吸的能力、功力足够大时，我们可以扩展出更大的范围、甚至无限……理想状态是整个宇宙都与我一体，随着我的呼吸收放，而自己的身体感觉消失、变空了——这是炁化得好的感受，甚至炁化透了会感觉肉体不存在了。我们可以通过反复练习慢慢体会，最首要是先修复我们自身轮廓上残缺的部分。我们实际想象不全，不要以为我们的想象力有多大的能力，我们是很难想全自身的轮廓的。我们可以在缺损的部位加强练习，最后的感觉就是气在人中、人在气中。

世界上最快的速度是什么？光速？不是，是我们的思想、我们的念头。我现在想念一个远在千里之外的人，我的念头可以瞬间想到无穷远。我们的想法、我们的念头是有力量的，只是我们平时没有训练它、没有运用它。我们闭上眼睛，想象呼气呼到整个房间里，再收到自己的皮肤上，再呼出去、收回来，我们的念力就充斥在这个空间里。通过训练，我们的意念力可以产生很大力量，如果有正确的、高效的方法，我们会很快地提升这种能力。

而不以医论，其实“毛孔呼吸”也是我们每一个人真正完成“人天合一”的第一步，由此拾级而上，才有可能达至“天人合一”的目标。只是，有朋友说：“如果关注呼吸，肯定会出偏，关注没有不行、有了就多……”这还确实是我们在呼吸练习中最容易犯的弊病之一。“过犹不及”，多一点嫌多、少一点嫌少，这个尺度的拿捏就牵扯到《道德经》中又一句要害的话“无为而无不为”。在呼吸练习中有一句话，叫“有为的意识，无为的呼吸”，这是我们藉由识神、意识主导的“有为”“人为”境界，进入到元神主导的“自然”“无为”境界；引申至针刺治疗中，针刺手法也有“有为”与“无为”的差异（详见后文“呼吸与针刺”）。

言归正传。《黄帝内经》中言“善治者治皮毛”，是大实话、大真话。诚不我欺！只是，对于“毛”的调整或许需要具备“调神”的功力。所以，一位中医如果不能自如地控制自己的毛孔，恐怕对于“治皮毛”也就“心向往之”罢了，离那境界尚有距离。

对于毛而言，“皮之不存，毛将焉附”？所以，虽然毛的调整涉及毛孔的翕张、人体宇宙场的收放，但调整好皮，毛也会被影响。这是在我们目前的能力下可以做到的。如果真的能控制自己、甚至病人的毛孔运动了，那就又进入另一层面的“治皮毛”了。

3. 再次，说说“肤”

关于皮和肤，王力平老师讲过：观皮、肤之色需要眼力。“去肤观之皮”，把毛去掉观皮之色，也就是要能去掉肤上的毛、看到毛下的皮之变。这就又涉及皮毛在诊断中的运用了。之前说的那些，还只是最粗糙的内容，实际运用要精细得多。一句话，就是要对“皮肤状态”有一个准确的判断和解读：是怎么样的？为什么是这样的？如何改变它？

比如细小皮褶的分布、皮肤变性的粗大毛孔、汗毛的个性化浓聚、皮下的凹凸结块、松弛与紧致的交界、低张与高张的过度、干燥失荣与潮润湿滞的差异、皮色显示的气血之变、微小血络的瘀滞与血管的充盈干瘪、皮肤形态的常与变等等，以及它们所由生的因果关系、脏腑经脉表里的影响等，这些内容的诊察是一个特异性、个体化、“变动”的过程，不能“套路化”“招式化”，因为它们是具体时空下一个活生生人的“活”的生命状态的“映象”。具体说，就是要在二维的“皮”“肤”上找到立体、甚至是四维的阴阳鱼 S 线的中心点（交界线），而这个点（线）不是固定不变的，它会“漂浮”和“移动”。

中医对于这个“点（线，实际是面、体）”还有一个更中医的称谓，叫作“机”。机者，“神气所游行出入之所”，“穴”也，它是一个具有时空含义的多维概念，只是我们在“用”时把它提炼、精简为一个小区域、一个通道、一个点而已。

我在临床主要是凭借手的触摸做诊疗信息的采集和判断，比如手下探察的皮肤张力、弹性、荣枯、滑涩、浅深层之间应力传导的大小、方向的变化和差异等等，由此了解人体内外、表里、脏腑经络之间的相互关系如何。这些是皮肤表面肉眼所不能观察的内容。

上述内容还只是我们的感官可以搜集到的信息，比如肉眼所见、触觉所感等等。再深入，甚至还有因内里结构、情绪、心理、思想等等的变化而影响外在形色的表现。这就涉及到所谓的“手眼”“心眼”“天眼”“法眼”的层次了。王力平老师曾在讲课中用过“探秘”一词，我认为很贴切、很形象。

另外，王力平老师还讲到“技法”“功法”，并讲解了“理法”。我的体会：无论是技法、功法，还是理法，其实最后都要归结于“心法”，三者合为心法，而最终都是“道法”之用，即所有技法、功法、理法都是心法、道法的显现，是为我们心中的理念服务的，我们心中有什么样的理念，手下就要把它做出来。这几个“法”，相互渗透、相互交融，并不是截然分开的，就像人体气机的升降出入、开阖枢之间，实际是一体的、一回事。所谓“人活一口气”，所有气的运动不过都是这“一口气”的周流、炁化罢了。在诊察上如此，在治疗上同样如此，无论是针法、手法均如是。

法中有机，机中有变，即所谓“圆机活法”，临机处变方有“用”。这个“用”不是套路、不是招数，是“法无定法”“无招胜有招”的机变之用，如此才能“以不变（之理）应万变（之用）”而“见招拆招”，就像独孤九剑和太极拳。凡有招数必有破绽（适用范围和适用对象），就还是属于技法范畴，不能放之四海而皆准、成为公理，仍处在“必然王国”，未能进入“自然王国”；只有没有了招式、套路，才是进入理法的境界，也才有可能进入道法的领域。所谓的“统计规律”，不过是在山里看到山壁而已，只有跳出山外、在高空俯瞰，才能看到每一座山峰的独特风姿，同时又处于同一山麓中。而中医之道，就在于“道法自然”，能够依道而行、自由自在。这也算是东西方对世界、对自身认知方法的差异吧。只是，法无定法的前提是基本功要扎实，这样才谈得上“法随心出”而不拘泥。理通术熟，才有艺高胆大的底气，如果不经历技法、功法阶段，大概也难以达至理法、心法层次，更遑论道法了。

所以，对于医道而言，其实“诊”与“治”是一体两面，是对同一事物（具体时空下具体病人之具体病证）的探察和调整，在整个过程中二者彼此交融、相互转换，因时因势各有侧重而已。而“皮毛者”，正好是这二者在对人体可被触及、可被干预的层面上最好的媒介，故有“善治者治皮毛”之谓。

4. 皮肤的四诊合参

中医的诊断就是望闻问切，皮肤在四诊中的运用也是四诊合参，但对于皮肤而言最重要的手段就是切——切诊、触诊；而望诊也给予我们很多信息，虽然有时“（肉）眼见不为实”、会欺骗我们。

(1) 皮肤的望诊

望皮肤的颜色、皮肤上的斑、痣、血管等，这些显露出来的东西是我们要注意的内容；还有皮疹、皮损、瘢痕等皮肤上一些特殊的改变及其部位；其他信息，比如说皮肤的干燥皲裂、湿潮润泽，皮肤的颜色、如红赤、青紫、苍白等，以及一些特殊的颜色改变，像黄疸、色素沉着或脱失等等。所有的诊断手段均如是，我们要做双侧对比，在单独看到某个局部的情况之外，还要与对侧做对比诊察，理论上凡是对称的，其两侧的差异本身就是一个重要的信息和线索。

（2）皮肤的问诊

主要是围绕皮肤的症状进行，比如说疼痛、麻木、寒热温凉等症状出现的部位、发作的时间等。时间，是我们在问诊中尤其要注意的一个因素，因为很多病证的发作是有时间特性的，时间特性与人体阳气的一气周流、经脉的气血流注都有关联。所以，在中医问诊中一定要注意对于症候发生、加重、缓解的时间特点的询问。

（3）皮肤的切诊、触诊

需注意的是用力一定要轻，轻抚浮触、稍稍加力，同时闭目塞听、静息凝神。轻抚浮触是一种形容，包括两个动作，像抚摸一样，轻轻地从皮肤上掠过，轻轻地摸、微微地触及，搜集皮肤所提供的信息。轻抚浮触，像浮在上面一样去触摸。对于四肢、腹背部皮肤的触诊，我们还可以以动态、移动的方式进行，比如以手指环绕某一肢体轻触一周，这样才能发现皮肤张力改变的细微之处。一般可以顺沿皮肤划着走，而在皮肤松弛、皮褶比较多的地方，还可以用手指轻弹、划圈察寻奸处。这是我的习惯用法，大家可以按照自己的习惯去做。唯一的目的就是在皮肤上搜集尽可能多的信息，不要因为操作手法的不恰当漏掉了某些重要的信息、重要的线索。所以，对于触诊有“手眼通天”“手摸心会”这样的描述，我们可以通过训练和练习来提高手的灵敏度。我们的触觉发现的信息要远多于我们的视觉所发现的。在病案带教记录的几个病案的诊治中，也用到了触诊去诊察他们皮肤的张力，比如四肢，我们可以沿着病人的手臂或者下肢的周径转动轻轻抚触一圈，去寻找手下皮肤张力不同的地方、异常的地方，这也是一种比较。

如果我们是去察内里，比如腹腔内、皮下比较深厚的肌肉或者骨骼附近的阳性病变，我们会用力；但我们现在说的是皮肤的触诊，皮肤就在体表还有毛发，所以一定是微微用力，不要把皮肤压得变形，这样会错过很多信息。

（4）几个特别的变化

在皮肤的四诊运用中，我们要注意几个特别的变化。

一是皮纹。在皮肤上会出现一些皮肤皱褶，大的皮褶比如皱纹、掌纹、法令纹等，这是每个人都会出现的。在我们的腹部，比较常见的比如在弯腰时出现的腹壁纹路，这种纹路的分布是因人而异的，因其病证特征而出现特异性的改变。这些是我们在诊断中要获取的信息，虽然不是很常见。

二是毛孔。正常状态下，我们的毛孔是细腻、闭合、看不太清的，如果我们在某一区域发现皮肤的毛孔粗大，这个地方很可能发生了病变，粗大的毛孔就是病变显露的线索、甚至可能是邪气进入的门户。

三是斑痣。小孩子的皮肤是非常干净的，像剥了皮的鸡蛋一样，成年人的皮肤就像蛋壳、斑斑点点。但是我们身上这些斑点、血痣不是无缘无故、随意产生的，它们多数情况下是一个线索，因某种异常变化而来。以我自己本人为例，近几年在我的手背上出现了几个斑痣，都分布在手少阳经的循行线上，连成一线且走行很标准。自 2005 年起，我的左眼外眦处出现了一块色斑，2008 年在体检时当 B 超探头放在我的右腹部、医生告诉我“你有胆囊息肉”的时候，我一点都不惊讶，因为我知道我的胆道系统一定有问题，在我的胆经循行位置上早就出现了信号。

这些就是告诉我们真相的线索。“真相只有一个，所有的线索都在那里”，只看我们搜集到没有、抓住没有。有些孩子出生时皮肤上就有斑痣，这是先天的，实际也是信息和线索，但是这些有可能是先天因素造成的，我们改变不了；有些孩子出生时没有斑痣，会随着成长慢慢出现，而且与父母具有相似相同的分布特征，这是因为他们的体质特质造成的。

所以，所有的“出现”都不是平白无故的，背后一定有它的原因，我们可以不知道、可以没看到，但它的存在一定有原因。如果我们搜集的线索足够多，真相就会显现；灵感，也是足够多的线索汇聚后产生的。

这是一位 74 岁的男性病人，有冠心病、多次脑梗死、垂体瘤病史，心脏放置了四个支架，他的症候表现是周身无力、头晕，稍长时间讲话后就感觉“舌头后坠”。这是典型的血脉瘀滞、血运无力，即西医学的心脑血管病变。沿着他的肋弓、剑突的下方，分布着比较密集的斑痣，比如心之募穴巨阙附近就围绕着明显的斑痣，尤其在剑突附近出现了三条横行的皮纹（见图 30）。所以，我们但凡发现中年老人在肋弓附近、剑突上下、膻中与巨阙之间有横行的皮纹时，要留意他有无心脏、心血管疾患的可能。

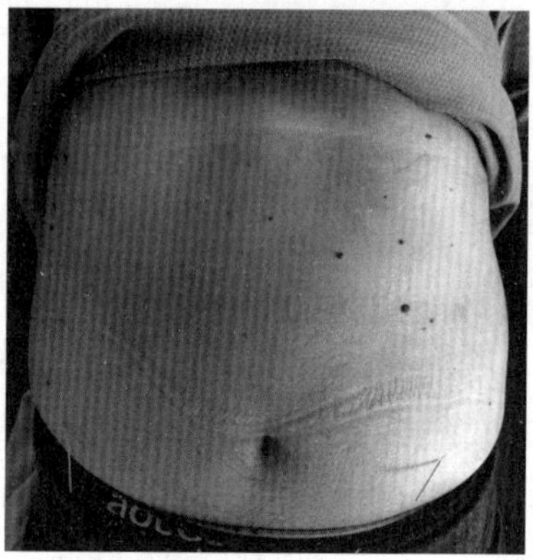

图 30　心血管疾病的体表表现

这是一位反复药物性肝损伤、肝囊肿、肾囊肿、肝硬化、脾功能亢进的病人，时年 76 岁，在 33 岁时患药物性肝损伤、黄疸，后反复发作 10 次，肝功能异常，谷氨酰转肽酶（GGT）常年大于 400U/L、最高达 700^{+}U/L。在他腹部，围绕着带脉循行区域有一掌宽的明显色素沉着（图 31 分别是治疗 2 个月、3 个月、4 个月后），并有密集的斑痣。经过四个多月的针刺治疗，患者自述这些斑点均减轻、带状的色素沉着也明显变淡，脐周大的斑痣还在、小的斑痣均变轻浅了。变化还算比较明显，他持续数十年的 GGT 由 400 多单位降至 73U/L，肝脏弹性测定值也首次出现下降，由 45kPa 降至 14kPa。这个病例提示我们：当我们看到体表皮肤有类似改变的时候，要注意很可能是内里病变反映在外的线索。

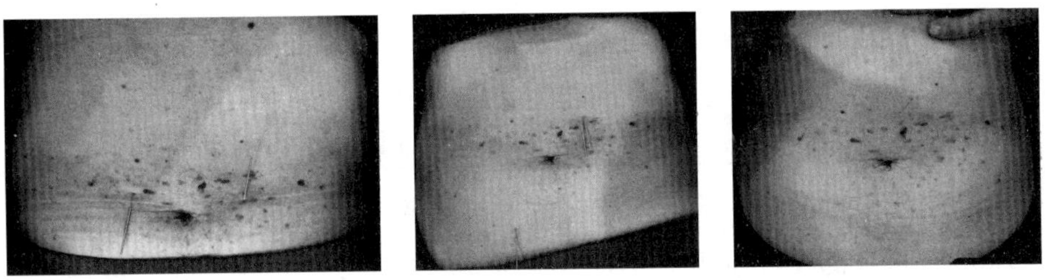

图 31　肝病的体表表现

四是皮温。在触诊时察看病人皮温的变化。这里要注意触诊的方法，不要用手掌触摸，可以用小鱼际的侧面、最好是用手背或指背。如果我们用手掌去触诊的话，当病人的寒气比较盛时我们可能会被其寒气所伤。我自己就受过伤。

其他如皮肤的汗出、干燥、润泽等情况，也都是医生要诊察的内容，比如临床上有时可以看到病人的皮肤像鳞状、鱼皮样的，绝大多数是病理性改变；其他如干燥、脱屑、皮肤粗糙、肌肤甲错等等，也提示气血的异常；皮疹的分布部位对于病证所在经脉也有提示作用。

上述四点内容中，一、三两点是我们去搜集的线索，帮助我们诊断、提示病人的经脉或者脏腑的病变所在，并不是我们要去治疗的地方，我们短时间内无法干预它；即便如上面药物性肝损伤的病例，局部色素沉着减轻只是治疗的副产品，我们治疗的不是这一点。二、四两点是我们治疗中要参考的。就像一条道路上某一段交通阻塞了，车流、人流阻滞在这里，另一边因为物流交通的阻滞造成相对的空虚，而阻塞的位置会表现出皮肤张力的增高、皮肤紧张，我们治疗是要把交通阻塞之处疏散开，这样气血就流通了，空虚的地方自然就有气血流注过去了。所以，治疗要找到张力异常与正常的交界处，即奇恒移形处，这是我们要处理的地方。空虚之处不必去处理，因为我们无法在短时间内“补充”局部的气血，但当我们一旦把“道路”疏通开，不用我们去“吆喝”，车流、人流、气血自然会沿着通畅的道路运行，空虚处也就被充盈了。

针灸治疗中的核心内容之一就是“独处寻奸”，所谓“奸”就是异常，奸处就是异常所藏匿的地方。我们找到“奸”之所藏处，就像破案抓罪犯——奸是罪犯，找到它的隐匿之处就可以把它抓住，案子就破获了。所以，我们要找的是奸所藏之处，也就是异常、瘀塞的部位。

在皮肤张力增高的地方皮肤会收紧、隆起，有的甚至会增厚、肿胀，这就是形变。我一再强调有气变、有质变、有形变，形变是我们看得到、察得到、摸得到的，形变的关键点在它的边缘，在隆起和凹陷的形状移形处，就像太极图中阴阳交界的“S”线的转向点，可以形象地描述奸处的位置。至于“道路”上车流、人流的方向，就是人体气血流行的方向。有人体实证者已经体证出经脉中气血的流行并不是单一方向的，就像我们的交通道路、立交桥，车流有上下、左右、南北东西，我们人体中气血流行的方向也不是单方向的，那是理想化的模式，把图转过来就是向反方向流行了。至于某一条道路的具体车流方向是向哪边（具体病人的气血流行方向），只有在诊疗中通过手摸诊察确定，是无法“说出来”的，手摸到“哦，这就是”，就像为盲人描述光和色一样，说半天他仍然不知道光和色是怎样的，但当他“睁开眼睛看”之后，不必再描述，他就知道什么是光、什么是色了，这是无法以语言来描绘的。我们摸到一次，就知道了。

实际在形变处，往往有一边界线清晰，能比较清楚地感觉有高起、或凹陷的清晰的分界线；而另一边的界线多是模糊的，奇恒两者之间的分界很难分辨出来。在正常车流和阻塞车流之间有分界线，在正常形与奇变形之间也有分界线，就像太极图中的S线，一侧为正常形态、一侧为异常变形，针刺进针点就在两者的交界处。如同疏通交通，既不能在阻塞的路段中间疏导，也不能在正常行驶路段疏导，而要在阻塞路段的起始处疏导，如此才能最高效、最快捷地恢复交通。

所谓“皮毛”者，涵盖皮和毛。临床中对毛发的运用可能并不多，但毛发分布的特点是我们应该注意的信息之一。因种族、地域及人种等因素，不同地区人的体貌有一定差异。我在临床中发现，小腿部的汗毛有些人在阳经侧某一段茂密，有些人在阴经侧某一段茂密，这种分布也提示其气血运行的特点，是我们要留意的地方，注意观察个体毛发分布的特点。

在皮肤上，还要注意血络的特点。比如，毛细血管的分布、静脉曲张的部位等，都具有个人特征，我们要抓住其分布的特点，对它进行正确的判断，比如分布在哪条经脉循行的线路上、血络颜色的变化如何等等。正如《黄帝内经》中所言“有诸内必形之于外”，外在的线索都在给予我们提示；而有诸外也必应之于内，外在的每一个信息都会引导我们去探寻病人内在变化的因由所在。

以上是有关皮肤的四诊，很简单，就是一个经验积累的过程，看得多、见得多、摸得多，就会有一个直观的象，就会知道皮肤会“告诉”我们什么信息。

（十）腹诊

这是我个人的一点临床经验。腹诊主要用望诊和切诊。

望诊，是望腹的形状，把握其形所隐含的象。阴阳的运用实际是偏正结构，如果说在脉法里我们是偏重于对阳气升降出入的判定的话，那么在腹诊中我们就是偏重于阴阳之“阴”，以三阴经、肝脾肾病变为主，可见由里及表或由表及里的病机转化，亦可判断各脏、各经之间生克乘侮的先后、传变关系，从而对脏腑五行生克乘侮制化关系做出判断。切诊，主要手法是食中无名指三指并拢，轻抚浮触或弹击病人腹部皮肤，以感知和寻找手下皮肤张力、紧韧、凹凸及皮下条索、结节、包块等阳性变化。具体操作后文详述。

1. 腹形望诊

首先是太阴腹形，像一个圆丘、一个平台，可以像天坛公园里圜丘的形状，集中在以脐为中心的腹部正中间或脐之上下，有的也可见方正的四方形，像平顶金字塔一样的形状。如果丘在脐上更明显，则偏于太阴；丘在脐下更明显，则偏于阳明。这是太阴腹形，它整体的形是中央高平、像一个平台土坡，四面下行，触诊时会感觉到中间有一个方形、或圆形的皮肤紧张区域，形变处有张力变化的界线。总而言之，是一个中间高、四周低，中央平坦的异常区域。太阴腹形中又含有阳明的内容。

厥阴腹形，像中国鼓或灯笼的形状，可见胁肋两侧向外凸起，腹部中间可以是平坦的、也可以是微微隆起或轻微凹陷的，重点是两边腹侧像中国灯笼一样向外突出。以脐水平线为分界，如果圆肚在上面、则偏于厥阴，圆肚偏下面、则偏于少阳。触之外凸部皮肤张力高、紧韧。

少阴腹形，在脐下可见小腹部像船锚的形状，或者是小腹下半圆形隆起、像簸箕底部，脐上平坦、或轻微凹陷；或者是中线部隆起呈中央高、外侧低的圆尖形、如丘陵，触之形变处皮肤张力高、紧韧。还有一种像伞形，在肋弓剑突下呈半圆形隆起，伞柄与锚把在腹中线区域合在一起。锚，应肾；伞，应心。

腹诊诊察腹部，而上下腹是脾胃、肝肾所在，但心肺居于上焦胸腔，其形态反映在腹部，我们可以从肋弓和剑突下的形变做判断，看有无比较饱满的形状，就像伞一样，肋弓下为伞面，中央为伞柄，又与小腹少阴合成一个圆形，上应心（火）、下应肾（水）。中央隆起属心、还是属肾，要依据伞或锚来判断，往往会偏于上腹、或偏于下腹。

在少阴腹形中，未讲解太阳。太阳比较特殊，在经脉循行中走行于人体背侧，分布于脊柱两侧，所以少阴和太阳的重叠往往在腹中部、腹中线上，不像太阴阳明或厥阴少阳以脐为分界，少阴太阳往往是在腹的正中线及其附近。除了表证之外——表证针刺多数不取腹部腧穴，慢性病和里证但凡是少阴或太阳病，往往是表里同病。

上述三种腹形，可能单独出现，也可能两两同时出现，但三者同时出现的我至今未见，不知会对应怎样的一种病证？

我们分开讲述了三种腹形，实际都在一个肚子上，合在一起看，外是一个圆、内是一个方，合于“天圆地方”之说，中央是脾胃、属土，上应心、比天、属火，下应肾、比地、属水、含元阳，又是一组阴阳对应，阴阳交合、天地交合。

如此我们会发现，在人体上有两个非常要害的地方，口和脐。我们的口和脐对于气血流注交汇而言是非常关键的。口是任脉与督脉交会和断裂之处，是人体先天与后天的分界，出生时脐带剪断、婴儿啼哭从口中而出，自此开启了人体后天以五脏五行为核心的载浮载沉。而对于脐而言，围绕脐有人体横行的带脉，就像人体的赤道线；但在脐带剪断之后，脐似乎就没有什么用处了，实际它是人体上下的分界。有研究者发现如果按照脐来划分人体上下，两者比例正好近似于黄金分割比的0.618，它分出了人体的上下阴阳、先天和后天。中焦为后天，下焦蕴先天，奇经八脉中的任督冲脉“一源而三歧”，人体的动力能源始发于下焦盆腔。脾肾水土合德，后天的能量与先天的火元在脐的上下、围绕着脐分布。有两种针法大家可能听说过或者学习过，即腹针和脐针，可以治疗很多疑难性病证，原因就在于取了人体以脐为核心的要害处。

人体的上下左右前后都与带脉的约束有关，相当于人体的“赤道线”；前后正中线上的任督两脉相当于人体的“零度经线”，二者都是人体中的重要坐标。人体真的是天地自然的一个缩小版，自然的秘密都蕴藏在人体中。中医学强调天人一体，故常以自然界变化的道理来解释人体生命活动的机理，自然界的阴阳更迭、消长胜复均可在人体的生理病理变化中得到印证。

“形变者下，有象必有奸”，我们望腹、切腹察的是腹部形的改变，外形改变了，就蕴含着象的改变，有象必定有奸，就会有疾病的显象变化。通过看腹的形，去抓疾病显示出来的“象”，在这个象里找到病变的“奸处”。

图 32 把三种腹形合在一起，脾土是中间的一个方形平面，左右的圈表示气的左升右降，与天阳升降图也是一致的；中线上的圈表示人体上下、前后气机的升降、水火既济。所以，虽然我们看到的图是平面的，但实际人是一个三维立体的存在，中国古人观察天地也是立体观察的，所谓“天圆地方”，在天体球形的中间看到自己所停驻的地理区域是方形的。这个球体上下的分界以腰线划分，正好是带脉所在的位置。腰线是人体向内收、躯干部最细的地方，位置平脐，是前文中提及的人体的黄金分割点（线），具有优美的黄金分割比例。而人体恰好以肚脐为中心，不但是我们先天与母体的连接处，也是后天人体承上启下、调左右平衡的关键处。带脉又是正经、八脉中唯一横行者，约束诸纵行经脉，

处于人体中的“十字路口”上，是交通运行的重要关隘。故在腹诊中，亦以腰线（带脉）来分人体的上下、阴阳。

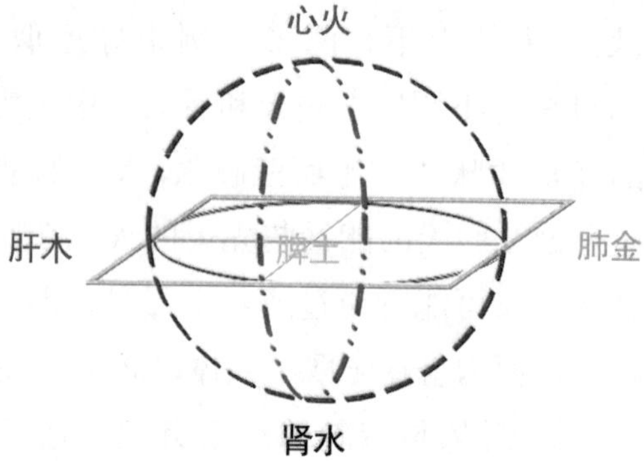

图 32　三种腹形示意图

所以，我们在看一个人的腹形时，但凡他的腰线消失了，他的腹形一定是异常的。有一句俗语，“腰带越长，寿命越短”，当我们的腰围增大时，可能我们身体内在的脏腑在结构、空间及功能上已经有改变了。下面我们看几例腹形实例。因为图片毕竟是平面的，提示我们的腹形可能印象不会太深刻，如果能在临床实践中去见习，应该会有更感性的认识。

（1）太阴腹形

这是两例太阴腹形。图 33 可以看到腹部中间微微隆起、但总体比较平坦，在平坦区域的边缘开始腹形向下移形、向下“削”下去了，在肚脐以上的上腹部“鼓鼓的”，像我们刚刚吃饱后的胃脘部的形态，这就是太阴腹形的一种。前面我们提到：脐以上属阴，脐以下属阳。图 33 是一位老年病人，男性，74 岁，他在 19 岁时就到了西藏，长时间在高原高海拔地区生活、工作，所以他有寒凝的病机，另外西藏的饮食习惯以青稞等为主食，他的症状是胃脘胀满、呃逆、返酸、手足冷，畏寒。在他的腹部还可以看到第二个征象，在他的腹中线、也称腹白线的上下，有一些颜色偏深一点的斑点，这是太阴状态。这个病人后来还转成了少阴状态。他之所以出现上述症状，是因为高寒、苦寒对于肾元、肾阳——人体这个炉中“火”的损害，所以他表现出脾肾阳功能的紊乱和症候。

图 34 是一位 50 岁女性，她的腹形是方形的，而且中央略略有点下凹的样子，为脾虚、脾阳不足证。这两个病人都可以看到无腰线，脐水平上下本该有的内收的腰线这两例均未见。

图 33 的腹形是圆丘形，有点隆起、圆圆的，腹部的感觉比较充盈，不是虚损，而是气滞、阻塞，整体皮肤、皮色看上去比较紧绷、张力比较高，这位老人的面色确实是比较红赤的，脾气很急，他来看诊时不能等候，要求很快就给他做治疗，是这样一种性格。虽然他表现出脾肾阳气的不足，但有虚阳浮越于上的征象，所以他的病证是阴中夹阳，表面的症状是偏于阳性的症候。图 34 的腹形是方形，像平顶金字塔的塔顶，腹部皮肤的颜色萎黄、无光泽，给我们的感觉是阴证的腹形、阴证的表现。这个病人是生产时大出血，当时医生甚至已经建议她要摘除子宫，她的子宫内膜有 3/5 剥脱，失血之后又长期值夜班，出现了失眠、抑郁、手足冰冷、一天十余次腹泻，稍进冷食或稍有受凉即出现腹泻，情绪低落，是一个典型的阴性证候的表现。

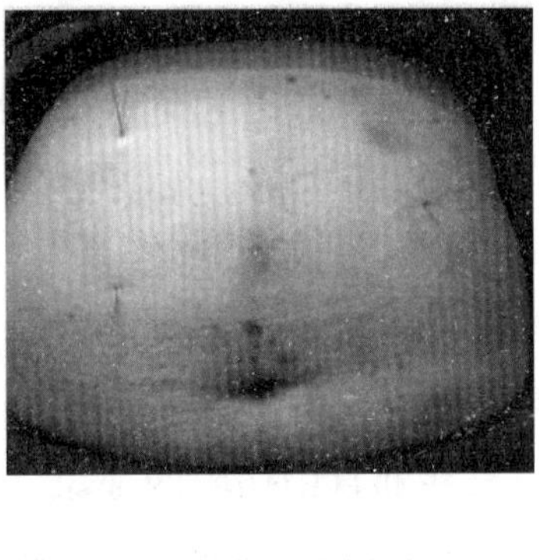

图 33　临床常见腹形图（一）

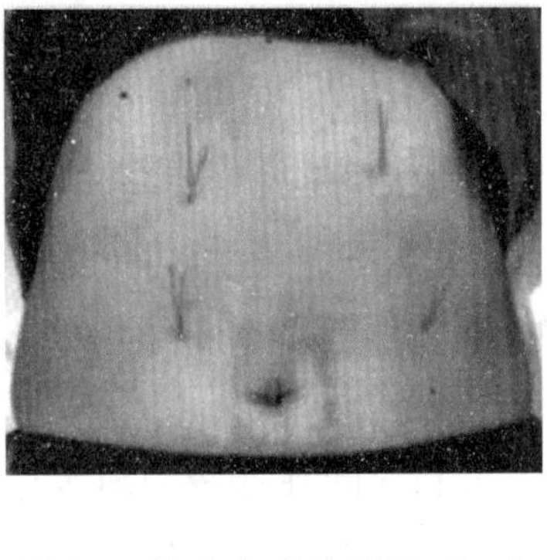

图 34　临床常见腹形图（二）

通过这两张照片，我们对“察色按脉，先别阴阳”的阴阳应该有一些感觉了。

（2）厥阴腹形

这是两例厥阴腹形。图 35 左图是一位住院病人，因脑中风入院，比较虚弱，不能自主饮食、需鼻饲进食。他的腹形是厥阴腹形，皮色是晦暗、如黄染、无光泽，皮肤脱水、有皱褶。这是一例虚证，阴证。最主要的征象是在他的左侧胁肋部，像鼓一样向外隆起、突出。以脐的水平线为基准，他的“鼓形”圆肚部分大多在脐上，属于厥阴状态。

图 35 右图是少阳腹形。这位病人是寒热不调，上热下寒，总是感觉烦躁。但是她的腹部隆起、皮色微微发亮、似乎张力比较高，与上一例比较，上一例是虚证、阴证，这一例偏于阳证，有一种阻塞、邪实的感觉。

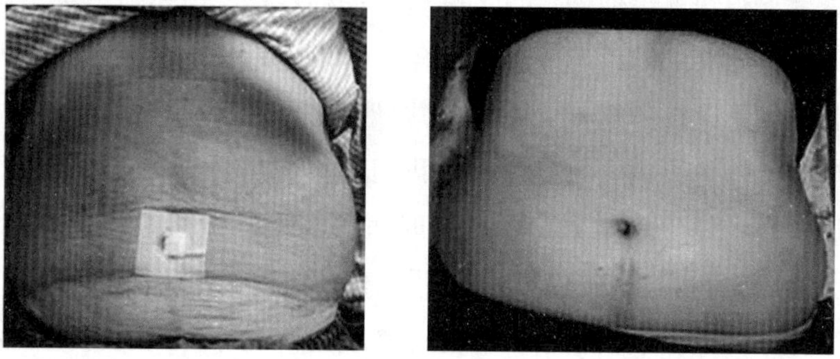

图 35　厥阴腹形

（3）少阴腹形

这是两例少阴腹形。图 36 左图并不是单纯的少阴腹形，带有一点厥阴、少阳的样子。但我们要看的是他腹部中线的隆起，此处有发亮感、呈中央隆起貌。这个腹形称为“水木合形”，少阴和厥阴都有，但是以中央少阴的隆起为主。这位病人是 17、18 岁时去中国东北地区插队，北寒带，又长时间在寒冷的河水里劳动，也有寒邪直中伤阳的征象。他的症状是哮喘，全身关节疼痛，手足寒凉、颜色青紫，失眠。这个病人经过治疗，中线的隆起变得平坦，表现出肝木的形状，这提示他的病证由肝肾累加变为单纯的木行病变。这个病人是木行人，四肢细长，年轻时体型也是瘦长的，经过治疗本病本脏的形状显示出来了。

图 36 右图是前面提到的多发脑梗、冠心病行冠脉支架的病人，他的腹形表现为剑突下饱满，中线上部皮肤有发亮的感觉，像一把伞的形状。

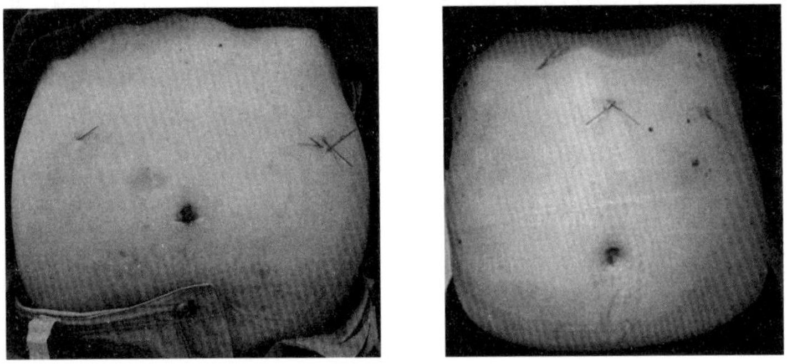

图 36　少阳腹形

2. 腹诊针刺实例

腹诊的具体运用也要四诊合参。望诊与皮肤的望诊是一样的，除了看腹形之外，也要看皮肤的皮色、皮纹、毛孔、斑痣等皮肤变性的情况。另外，黄种人与白种人可能有一些差异，亚洲人在胸腹部毛发的分布也有个人特点，有些人集中在上部、有些人集中在下部，每个人躯干部毛发分布的疏密和形状与自己的腹形也有一定的一致性，可以作为一个参考。

腹部的切诊与皮肤的切诊也是相似的，但我们重点是去找皮肤紧硬、涩滞、“S”线上阻塞的奸邪所在处，其中形变是最主要的诊察内容，主要手法如前所述是以食中无名指三指轻抚浮触或弹击病人腹部皮肤，感知和寻找有形变的部位，去找病人腹部形变出现的肿胀、增厚等区域的边界、边线。因为五脏的象都在腹部集中，它的奸邪所在处的边线的部位、边线的方向为我们提示了五行之间的生克乘侮制化关系，是生、克顺向的？还是反乘、反侮逆向的？这样，我们腹部针刺的方向就由腹部切诊的形变方向来决定，实际这是病人自身提示给我们针刺的方向是向心的？是离心的？是向上的？是向下的？是朝向哪个角度的？

我们看这一例（太阴腹形左图）。这一例是一个太阴腹形，几个针刺点围起来的这一片是腹部比较紧硬、形变的地方，下针点即是形变上、下部的边缘，右上方的针是向下刺，右下方的针是向上刺，但是在腹部左侧，上下的边缘不明显，形变集中在一个点上，好像有一条抛物线的形状，所以抛物线的顶点即是下针点，但用了一个并针刺的针法，一针向斜内上方向、一针向斜内下方向，是傍针刺法的变形。腹部针刺手法与其他部位有所不同，直接针刺即可，因为抓取的是形变的位置，而且腹部是脏腑分布的主要区域，针刺者只是引一下病人的气机，本身脏腑各自气机运行是按照自动程序进行的，与微针取“病之象”不是同一概念。这里显示和处理的是脏腑本身病变的象，而微针之类是全息症状的象。但腹诊针刺依然需要有针感，有针感之后卧针平刺留针即可。

全息微针的取法更偏重于对症的治疗，取的是病变所在的区域，把局部对应的气血瘀滞疏通开，而腹部更接近于人的整体，调整的是整体气机的五行生克和升降关系，针刺时只要引动气机运行的方向即可，以左升右降为依据，调整的是人体总体的气机升降。微针系统是针对局部的气机调整，或许可以说腹部是治本、微针是对症。治本就是调气机，调气机升降生克的逆乱，所以只要找到气机升降异常的方向引导归正就好，没有非要把阻塞之处调解开的意思。

这例病人（太阴腹形图右）四针都是刺向下的，因为她的边线是在这个地方，而下方两针虽然针在隆起的边缘，但下方皮肤更紧硬、入针点上方皮肤相对反倒松软了，即在入针点下方还有一个紧硬的反应，所以四针都是向下刺。四针针下都是紧硬区域的边线所在。

这例病人（少阴腹形图左）是腹部中线隆起，在其肝胆经循行区域，出现了水合木之形，右腹外侧紧硬，故于边界处向外斜刺，而腹部左侧出现了另一种针法的变形，姑且称之为“逆合谷刺法”，中间一针向外刺，旁边两针针刺方向向内、正好相反。合谷刺法是三针并用，像鸡爪的形状。这个病人腹部形变的样子像一个折角的形态，因此中间一针向外刺、两边两针沿折线的方向刺向内侧。

这例病人（少阴腹形图右）的皮肤张力紧硬方向是沿着肋弓走行

的，所以巨阙穴的两针是向上刺，但是他右侧胁肋的紧硬张力沿着肋弓分布、边线在内侧，所以是向外针刺，而左侧的紧硬是向上、朝心尖的方向走，所以这一针的取向是由外斜向内上。

由上可知，针刺的方向是由病人的病机病情决定的，而不是“我来决定的”。甚至我们看少阴腹形右图病例的几颗针具体的下针位点，左右两针取的是少阴经循行上的“奸处”，右侧这一针还稍稍靠近正中线一些，如果说取的是少阴皮部的话位置也还靠近正中线一些，因为肾经循行于腹部正中线旁开 0.5 寸；左侧一针已经偏离到左侧腹部中线以外了，从经脉循行而言距离腹中线 2 寸为阳明经、4 寸为太阴经，这颗针下针处基本要到脾经的区域了，但他的脉是少阴脉，我取的是少阴经穴。这就提示我们：这个病人的病机是“水滞土壅”，因为水（肾阳肾精）运行的障碍，引发出土的运化减弱，土气也壅滞了、运化不利了。所以，左腹部的一针是在土的经脉循行上取的是土位、调的是水气。

我们再看一例腹诊的病例。

这是一位老年女性，74 岁，她是以心律失常、频发室性早搏、甚至呈二联律、三联律来就诊。她的脉象是厥阴脉，腹形也是厥阴腹形（见图 37），在脐水平线以上两胁肋向外隆出，尤其是在右侧肋弓下有静脉曲张，相对而言，在肚脐周围腹部右侧较左侧隆起（见图 37）。以上是

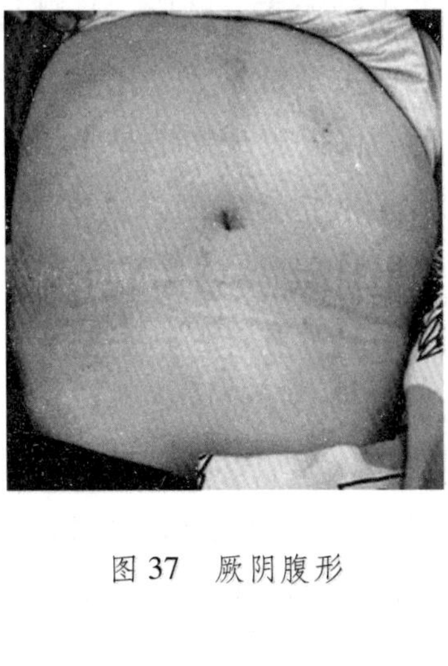

图 37　厥阴腹形

望诊看到的内容。她腹部的皮肤紧硬边线在脐水平两胁下由外向里分布，所以她腹部针刺的方向是由胁肋外侧斜向内上向心方向刺。初诊时，这个病人的心律失常表现为一小时内频繁发作，有时呈二联律、三联律，不能耐受外出买菜、散步等活动（心功能三级），每日夜间惊醒十余次，经过不足10次治疗，病人已经可以与家人外出购物逾一小时，每分钟偶发室性早搏、少于7次。

关于上述病例中的腹部针刺，有的是以围刺法把阳性区域围起来，有的是以一根针多向刺，区别是什么？围刺是因为阳性区域有比较明显的界线，单针多向刺是因为没有找到阳性区域的另一侧界线。比如有的病人沿着胁肋皮肤都是紧张的，但在胁肋外侧未察及紧张区域的边界，故不必再下针；如果是很泡的一片的话，可以在泡成片的边缘试试，也是围刺之意。我个人的临床经验，腹针对四肢取穴有累加效应，关键在方向，这需要有一定实践时间和病例量的积累，不着急，这就是我们每个人的“成长的过程”。

3. 腹诊的“五行有序”原则

我们总结一下腹部望诊、切诊的要点。脉诊是判断阳的问题，腹诊是判断阴的问题，五脏与五行相配，所以腹诊遵循的原则是“五行有序”，而序字后面是“时”、即时间顺序。通过腹诊，我们要发现五行之间生克乘侮的关系及其发生的次序、顺序，是哪行影响的另一行、是哪行造成另一行的问题，因果关联是什么、生克关系如何？因此，腹诊以脏腑病变为主要诊察内容，可以发现病证是由表及里、还是由里及表的转变。这些线索是指示我们、指导我们去发现病机是脏和腑表里之间、还是五行母子生克之间，以及疾病如何转化传变的关键，而我们在运用中最关键的是要找到奸处、异常处，找到它的紧韧与松软交界、张力变化的地方。什么是健康的腹、漂亮的腹？就是《道德经》里讲的那句话：“抟气致柔，能如婴儿乎。”“腹如绵”，小婴儿的肚子是软软的，又有弹性，没有紧张的地方，这样的腹是健康的、正常的腹。所以，凡是腹部有发紧、发硬的地方，多数情况下提示有病变处，是奸邪所藏之地，也就是我们治疗所要取的位置。

“五行有序”为我们提示了疾病发生、发展过程中的时间性。实际，五行就是气运动的五种方向、五种状态。在既往的描述中，五行东（春）升、西（秋）降，火炎上、水趋下，中间纵横联络的是土，它们共同完成人体气机的升降出入、开阖枢，彼此之间具有生克乘侮的制化关系。这里所用的春夏等概念蕴含着时间的含义，木对应于春，其运动的方向和状态是向外向上的，是气机升发的起始阶段；而火对应于夏，其运动的方向和状态是上炎、居于上部，是气机升发的鼎盛阶段；金与水亦如是，均对应于气机肃降的阶段，只是一个是降的初始、一个是降的鼎盛阶段（藏）；土居四行之中，旺于四时，起斡旋、联络、协调作用。在升降中又有浮沉，比如浮比升更进一步，升是向上，浮是飘起来。

总之，肚子上用一个“五”就够了，不必太过复杂。举一腹诊见五行生克关系的实例。

女性，42岁，职员。主诉晨起即觉咽干、咽喉部烧灼感，需进食水缓解，日间症状时作，夜间平卧时亦有咽干咽部烧灼感，病程半年余，伴脘腹时有胀满感，纳食一般，夜寐不佳。舌胖、质黯淡，苔腻、舌体中部明显、且伴有裂纹。曾多次就医，于西医消化科诊断为返流性食管炎，口服抑酸药物无明显效果。自幼体瘦（木形）、但下颌宽大（带土相），性格内向不喜言辞。经介绍来诊。首诊脉象为厥阴脉，治疗寻奸抓独，取手厥阴曲泽穴，下针至地部，针下涩、微紧，轻提三次，诉针感至腕，留针；足厥阴经亦寻“奸”取穴。前五诊均为厥阴脉，均于手足厥阴经寻奸取穴，咽部症状逐步缓解，发作减少、且程度减轻，腹胀满症减。至五诊诉夜间咽干、咽烧灼感消失、夜寐安，晨起亦无咽喉烧灼感、唯遗留咽干，但每于晚间17：00～18：00时仍觉咽部烧灼感。

按照发作时间看，症显在酉时，属少阴（水）；而腹胀、舌象又提示土壅。故其酉时返酸，应是土壅、致水气不能下行引起；腹部望诊见腹平坦，惟脐下耻骨上小腹部呈锚形隆起（少阴腹形）、扪之韧，也提示中焦土壅、下焦水滞；但病人脉呈厥阴态，提示木郁乘土，导致土气壅滞，进而引起水气不行，其病涉木土水三行，病机是木郁、土壅，以致水气不行，故治疗以疏调木气为主，缓解对土、水的克制。

本例病人体质、性格本是（阴）木行，气机原就易于郁滞不舒；又土弱，易被木克；而就水土两行关系看，土壅后症候显现水行受阻，故表现出酉时水气不能下行的症状，与小腹腹形一致。因此，这例的序就是木郁引起土壅，土壅导致水滞，又脉见厥阴，提示核心环节是木郁，治要疏达木气为先，再松土以利水行，使酉时水气降而化雨。这种“思维”，不过是把存在的、观察到的事实（线索）串起来而已，因为真相只有一个，事实就是一颗颗珠子，我们要做的就是把珠子按顺序串起来。经治，六诊时发作时间延后至20：30～21：00时，脉为少阳脉，仍于同名经循行处寻奸取穴，因症状不著，后遂停诊。

当然，五行生克之“序”不是单向的，其中还含着顺逆，一行与其他四行都有关联，关联的枢纽就是“序”。但，这个序也是因人因证而异的，不能以套路套用，具体病人五行之序的变动要从其身上“观”到，要凭“事实”而不是“臆想”。比如上例之返酸咽干，既可以因木郁乘土所致（相克顺序），也可以因土壅而致木郁（反侮逆序），实际状况如何需要医者在她身上观、察而来。真相只有一个，产生某个结果的可能性或许有数个，但我们要察找“真”的那一个。

此例脉象变化呈现病情减轻趋势：由里（厥阴）及表（少阳）。治疗抓住阳气状态的变化，所谓人之“阳气者，若天与日”，抓住阳气的变化就抓住了病机主因，又四诊合参、相互印证，提高了诊断定位的准确性，治疗取效就在预料中了。

“奇恒有象，五行有序”，前者是空间，后者是时间，实际是时空一体。由此例而知，“时空”是中医之治的要害，即“相顺则治，相逆则乱”之意。于针下也越来越能体味此意，针下真的可见四季更迭、晨昏旦暮、温暑寒凉，针、真的越玩越好玩。道法自然，诚不我欺！

（十一）六经脉诊

我要给大家介绍的脉法非常简单，用10分钟时间就可以讲完。所以大家不必觉得脉法很难，没有那么难。因为大道至简，道理如此，不必搞得那么繁复纷杂。

在《灵枢·九针十二原第一》里有这样一句话，“凡将用针，必先诊脉，视气之剧易，乃可以治也”，提出脉诊为针刺之先行，说明我们即便做针灸治疗也要根据病人的脉象来确定治疗策略和方案。而脉象告诉我们的是什么？是病人整体一气周流、阳气升降过程中有问题的那个点或节段，我们要凭脉找到这个点或节段、把这个点或节段的异常气机调整归正。

名正才能言顺，我向大家介绍的脉法有同道把它戏称为“六经脉法”，我以为也算概括了本脉法的特点，就乐用其名吧。

《素问·生气通天论第三》说：“天运当以日光明”，说明对于地球上的我们而言，太阳是天体运动的主宰者。这张天之元阳升降图（见图38）就是我所用脉法的原理图，提示的是病人的脉象表现中阳气随四季

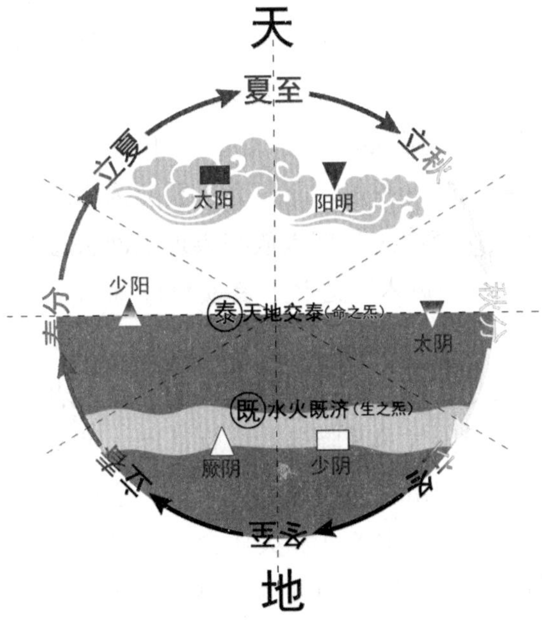

图 38　天之元阳升降图

变化而发生的阴阳转换。人体周身一气流行，我们可以通过脉诊找到人体阳气在循行轨道上有问题之处，从而准确诊断其病因、病机、因果、关联所在，为治疗取效奠定基础。

前文反复强调，阴阳理论对于我们医生而言重点是如何去运用，在脉法里我们用的是阳气的升降变化，其中以三阳表述一身阳气的升、以三阴表述一身阳气的降。中国古人认为我们人体的阳气是左升右降，所以我们以左手脉定阳气之升，以右手脉定阳气之降，如果病人左脉盛，说明此时他的阳气处于升发状态；右脉盛，说明他的阳气处于肃降状态。这种或升或降是由病人的病理机制和病情状态导致的，显示的是病人当下的病机。因四季有暖、暑、忿、怒的变动，故脉有中规、中矩、中衡、中权之应，所以，每个人的阳气多多少少都是处在或升或降的动态变化中，我认为基本见不到左右平衡之“平脉”，《黄帝内经》中所论平脉应该是与天时相应的四季脉，带有或如弦、或如钩、或如浮、或如营的特征。

经言人之“阳气者，若天与日”，这套脉法即是立足于对人体阳气的把握和判断，只要抓住病人当下一身之阳的状态和运动趋势去诊察和治疗，我以为就是抓住了核心，不必繁复地去分什么三部九侯、脏腑气血。天阳的变动引发人体阳气的升降出入，人体阳气的升降出入应该是与天阳的升发肃降收藏相一致的，故以天人相应为理念的天阳升降图即是这套脉法的内核，这套脉法是把人放在天地之间去诊察的。比如，所谓的“阳明燥金”“厥阴风木”之说，其实已经提示了三阴三阳的四季排列顺序，我们只是把它图像化、可视化了。而三部寸关尺是人体阳气由外向内的顺序，关寸比较其实是察看人体阳气是由表向里、还是由内向外的运行趋势，结合阳气的升降运行，就是察此时此刻病人的阳气是处于由内向外透达、还是由外向内收敛的阶段，这只是描述一种趋势和状态罢了。所以，这套脉法中的寸和关还含有表里、出入之意，要动态性地辨别手下脉气是向内、还是向外的趋势及强弱。比如，寸为表、为阳、为出，但在手下可以有由内向外的趋势，也可以有由外而内的趋势，要看手下具体的脉势脉神之变。

这套脉法中的“阴”和“阳”，不是平常说的阴阳的含义，而是借用其名、表述人体阳气升发肃降的状态，阳气是处在“地平线上”的升发、强盛状态，还是处在“地平线下”的肃降、收敛状态，以此来判断病人就诊当下的阳气是处于升阶段、还是降阶段？是升或降过程中三阴三阳的哪个弧段、哪个状态。故此脉法中称谓的阴阳都是描述阳气的状态和运动趋势，即一炁周流，所有的“变”不过都是这个圆上的某个弧段出现了问题，细分的话，也不过是找出问题出在“升”段、还是“降”段。

找出问题的方法可以有所不同，但脉法对今天的我们而言，是最简便的方法，所以，各人各法，连脉法都有了那么多家。这是因为，脉也只是炁之升降出入开阖枢的二次投影而已，所以我们才会各有各所“见”——我们的镜子，多少是有差别的。关于脉法，现在各家说法用法颇多，都有取效的方面，因为都抓住了气机表现的某一方面。所以，我们用自己所宜就好——总有一个面是可以让我们切入的。

至于开阖枢，是另一个立足点，即平常所说的阴阳的三阳之间、三阴之间的关系，是在阳气升发肃降的过程中某一趋势与其前后状态的关系。脉法里的阴是指“阳阖”的过程，阳是指“阳开”的过程。这套脉法里没有浮沉虚实表里等概念，只是阳升还是阳降及处于升或降中的哪一阶段而已。这套脉法摸的是“象”，更希望知道“相”，就是没有“像”。“像”，以经或脉的异常显现；“象”，以气机升降显现。前者表现为可见、可闻的“症状”“体征”（包括察经所见），这些都是“像”，已经成形、改变较慢、只有单方向变化趋势；后者表现为脉、舌等“动态变化”的证据，这些都是“象”，含双向可能性，昨天今天明天都有可能不同。所以，抓住变化的“象”及其变化趋势，调整它、改变它，这就是中医之治；而被“像”牵着走，就沦为被动了。

从这张天阳升降图上，我们可以看到阳气升降的变动趋势。左手脉动表示阳气的升过程，右手脉动表示阳气的降过程，而左右三阳或三阴的确定是通过各自寸和关脉势大小的比较，以此来判断气机运行处于三阴三阳中的哪个状态、哪个弧段。厥阴和少阳时阳气是向上的、升发的，所以三角形尖头均向上、呈离心方向，关部脉势大于寸部；太阳和少阴是升或降最高值的地方，所以以矩形标示，寸、关脉势一样大；到了阳明和太阴时，阳气是向下的、收降的，所以三角形尖头向下、呈向心方向，寸部脉势大于关部。

左：定三阳（阳升）
▽寸大于关为阳明；
□寸等于关为太阳：
△寸小于关为少阳。

右：定三阴（阳降）
▽寸大于关为太阴；
□寸等于关为少阴：
△寸小于关为厥阴。

大家可能发现在这张天阳升降图中，三阴和三阳的排列次序与其他常见的排列顺序有不太一样的地方。比如说，有人按照三阴三阳的开阖枢顺序来排列次序，在这种排列次序里少阴和少阳处于对角、这是枢的位置，厥阴和阳明处于对角、这是阖的位置，太阴和太阳处于对角、这是开的位置，与我这张图的区别是把太阴和少阴的位置互换一下。这种排列讲的是阳气升和降过程中的状态，而我这张图里所用的是阳气按照时间顺序萌动、升发、肃降、敛藏的象的位置，也就是前文论及的五行所描述的属性特征。所以，六经脉法用的是五行的属性，开阖枢用的是五运趋势。

在这张天阳升降图中，厥阴少阳属于木性，是萌动升发的春的性质，方向向上，处于阳气由冬藏向春生显露的渐进递增过程中，在脉势上处于由里出表的阶段，所以关大于寸；从象上说，是冬季蛰藏于地下之阳开始复苏、萌动、升发。阳明属燥金，太阴是湿土，燥金属秋气，以肃降、收敛为特性，此时阳气的运行趋势是向下收敛的，但处于阳始降、欲降阶段，在脉势上仍是在外、要转向内，所以寸大于关；从象上说，是太阳寒水状态中的水汽遇冷凝结，聚成水滴要降下来、沉入地下去接续太阴湿土的过程，所以，在夏秋交界时阳气表现出阳明燥金的状态、在秋冬交界时表现出太阴湿土的状态。夏之极属太阳寒水，冬之极属少阴君火，此时阳气处于鼎盛或冬藏的稳定状态，前者居于表之盛、后者居于里之盛，所以关等于寸；从象上说，阴（水）在上、阳（火）在下，天地交泰而水火既济，呈现为泰卦之象。如果反过来，阳在上、阴在下，就是天地离绝、呈现否卦的象了。地天泰、天地否，序也、交也，这两卦里含着“炁交、炁化之变”，是人体气机周流之精髓，含阴阳之交、天（心）地（肾）之交、水火之交。

这里实际还包含着先天与后天的生命之气。天地泰，叫“命之气”，阴阳相遇、相会、相合、相交，才长养生命，这是我们的先天孕育过程。水火相遇，才能既济，这是我们后天生命过程中的“生之气”，生命诞生就有了水液、水气运行的循环，是人体中的水火既济、气行炁化，这是后天的生命过程。所以，这张图中太阳是与少阴相对，而不是和太阴相对。阴阳交媾，我们才有了生命；水火交会，我们才有了生命运转的过程。正如道家龙门祖师吕洞宾所著的《钟吕传道集》中有这样一句话，“体用不出于阴阳，造化皆因于交媾”，阴阳交感是一切造化最深奥的根源和法则，这一理念来自老子的“玄之又玄，众妙之门”和周易的“一阴一阳之谓道”，造化二字太要害了。这就是医道之所在，所谓道法自然，以道驭术可以无穷。所以，不能把太阴与少阴调换，它体现的是完整生命交泰得命、水火得生的过程。

这种排列如果仅仅是我个人想象出来的话，可能就没有说服力了，在经典里的依据是《黄帝内经》的人迎寸口盛衰、《伤寒论》的六经病欲解时。在《灵枢·终始第九》中以人迎、脉口一盛二盛三盛定三阴三阳，在六经欲解时的排列里按照少阳-太阳-阳明-太阴-少阴-厥阴的顺序依时排序，本质上这两者对人体气机阴阳升降的分列、排序是一致的。而且，此脉法经由我师兄对四季日月之阳气升降的经年观察而验证，并经我及同道在临床实践中运用，其实效已由大量病案证实，不仅可以用于对针刺选经的指导，亦可用于对方剂用药的指导，失手极少。

下面我们讲如何具体切诊摸脉。

1. 脉诊摆位

主要是指病人怎样摆位、病人是怎样的姿势。这个脉法是两步比较定位，所以病人要取中位，左右处于平衡对称的状态，之后医生再去做左右脉的比较。

这套脉法在实操时的关键就是病人的体位，以平卧位为最佳，其次为端坐位，以病人自然、舒适、放松为原则，双手呈自然的立掌位，不可平摊在身侧，如此整条上臂才真的放松，不会有筋膜、肌肉的收缩、旋转，进而影响脉象真实状态的呈现和医者指下的感觉。

2. 两步比较定位

本脉法是双手同时诊脉，做左右和寸关部的脉势比较，以盛者为病判断属于六经中何经为病，再以此为指导，寻察手足同名经皮部的独藏之“奸”处下针，即“凭脉针刺”，以此指导针刺治疗，可以“无问其症”“弃穴从经”，无固定的用穴和处方，凭脉定经后寻奸下针，不分患侧、健侧，甚至不以脉平为目的，只是按照当时当下患者的阳气状态去调整其阳气的升降出入趋势，使之由“奇”转“恒”、气机运行恢复“不平之平（恒）”。

具体操作分两步，通过比较定位。第一步，左右比较，定阴阳（升降）；第二步，寸关比较，定三阴三阳。左右比较是要在一气周流的圆中发现病变处于阳气升的半圆、还是降的半圆；寸关比较是要确定在升或降的半圆里哪一个具体弧段是“奇变”之所在，也就是开阖枢哪个阶段出现了问题。其实，这两步已经具有不同于其他脉法的“比较”特色了：比左右、比寸关。所以，我所用的这套脉法没有常见脉法中的浮中沉、三部九候的内容。正因为这套脉法的特点是“比较法”，所以并不受患者心跳快慢、情绪波动等因素的影响，只要患者取上述体位，不论其是已经静坐一会儿、还是刚刚进门心跳未平，均可以诊脉，当然患者休息后气息平稳、心跳安定，更有利于脉诊的准确。脉法具体操作如下。

第一步，左右比较定阴阳升降。医生以双手拇指或食指在病人桡骨茎突定双侧关位，比较左右脉势的强弱，即双手同时、同力度触摸病人的脉动，体会病人左右手哪一侧的脉动先被感觉到，最先被感觉到脉动的一侧就是病变侧，左为升、右为降，左强为当下病人气机处于升异常，右强为当下病人气机处于降异常。此步切诊中需要注意的是：比较的是双侧脉动的脉势最大点。因脉存在漂移的可能，又或者受病证及个体差异的影响，有时左右脉动的最高点（脉势最大点）在左右腕部的位置并不相同、对称。此时如果在腕部对称位置比较左右，因不是双侧脉势最大点相互比较，故有可能得出错误结论。针对这种情况，我们可以以双拇指垂直于患者前臂纵轴、在腕部桡侧皮肤上轻触移动，由桡侧向尺侧、由尺侧向桡侧，探察桡动脉搏动的脉势变化，找到左右各自的脉势最大位置所在，之后再进行双侧脉势最大点的比较。

第二步，比较病侧的寸关定三阴三阳。中指及食指一个在桡骨茎突定关位，另一个在其前方定寸位，两指同时、同力度触摸病人的脉动，看病人的脉动在寸或关哪个部位最先被触及。这套脉法的力度是极轻微的，所谓的“感觉到脉动”实际未必是真正的血管搏动，而是血管搏动传导到皮下、传导到皮肤，我们感受到皮肤、甚至皮毛的动能大小，手下有脉动顶手的感觉就足够了，有时触及皮肤后需要稍稍下压一点，有时甚至我们尚未触及皮肤手下就已有似有似无的感觉了，所以要因人而异，看具体个人脉势的强弱。这套脉法极少用到常见脉法沉取至骨的力度。这种指下感觉的获得是一种实践过程，大家多摸几个人就有感觉了，文字无法描绘指下的感觉，但只要摸过就有体会了。之后，按照寸关大小的比较，即三角形、矩形来判定奇变是在三阴三阳的哪一个弧段。

切脉时的技巧要注意：①切诊部位，可以触摸血管左右内外，对于血管边界的判断不清楚时还可以轻轻推移脉管而切。②手法上，首先要诊其初来之势，如果指下难明，还可以加力下压、切断脉动后轻抬手指再诊。目的只有一个，即察脉之内外的阳气的升降开阖之变，观其时序、节律变化，其中阳气的升降出入以三阴三阳（六经）区分，盛衰趋势依五行生克制化而定。要注意的一点是脉诊所察是人体阳气的动态变化，故会因人、因时、因地而异，诊脉仍要遵循三因制宜的原则。我们与天地相合、相应了，才会与天地同律——没有相应的时候，具体的人抓具体的“机”，即他在当时、当下、当地的脉势。

脉诊的结果提示病人目前的气机是哪一个节段出现了问题，我们在其同名的手足经脉循行部位找到藏矸的穴位，找准其形变的中心点，进针治疗就可以了。寸关处脉势的差异表示的是人体阳气由表向里或由内向外的趋势和状态的不同，我们在寸关处感受到的三角形的形状表示的是人体阳气是离心状态的外出、还是向心状态的内敛，即气机运行是从里向表、还是从表向里的运动趋势；矩形的形状表示的是阳气最盛或最内藏的状态，盛极即变，阴极就要向阳升出去，阳极就要向阴降下来。所以，这套脉法提示的是阳气的升降、出入及其转变。我们讲一气周流的时候讲过气机的运动就是升降出入而已，脉诊中把气机的升降出入都探察到了。

这套脉诊对于操作者的要求是闭目塞听，静息凝神，属意于手，轻抚浮触。我们的注意力集中在手指，手指的力度是轻抚浮触、轻轻地放在病人的皮肤上，不要把他的皮肤压变形，去感受他脉动的力传导过来时的强弱、势能变化，所以只有当我们闭目、塞听，注意力集中在手指上时，手指的感觉才是最敏锐的。到目前为止，在我诊脉的过程中尚未出现我的心率比病人快的情况，诊脉前可以细长吸一口气，吐净后再去体会指下的感觉，实际是把自己沉下来、静下来。我们不带任何主观的判断，我们就是一个信号的接收器、就是一面镜子，所以只有当我们比病人更安静时才能接收到正确的信息，我们把自己的频率降低才能更准确地体察、观照病人的频率和状态。所谓"人能常清静，天地悉皆归"，清静者心也，我们修心炼心，为的是可以"无灯自明"，焕发我们心中、身中的光明。古贤有"一灯能除千年暗"的说法，即心明则无挂无怖得其究竟矣。

这套脉法对于病人而言，临诊前不需要先安静 10 分钟后再接受诊察，病人即刻前的情绪、活动状态等对脉象的判断影响不大，因为其左右脉的状态受一样的因素影响，不干扰我们对双侧脉象的比较判断，但是诊察的医者一定要安静、静心。

实操时还要注意：理论上病人的寸关尺应该是同处于一条近似平行于前臂径线的直线上，但在临床实际中我们发现有些病人的寸位可能会发生较大的偏移和变动，有人的寸脉斜向桡侧、有人的寸脉偏向前臂中心线，还有的在寸的上方摸到搏动最强点。这种寸位变异的情况，或许可以称为"脉的漂移"，以寸位漂移多见，关位少见。比如，2019 年夏季，我在临诊中发现不少病人的寸位漂移（或者说“变异”）很大，往往不在传统寸关尺位置的连线上，或者偏桡侧，或者偏腕中线，还有超过寸位、在腕横纹远心端的。这种现象是否与当年运气为土运不及，木气、火气浮越有关，还要再连续观察动态变化。虽然有可能是个别现象或者样本量不足产生的偏倚，但我们已经进入“大数据时代”，这些都是基于临床实际的原始数据之一，值得观察和重视。这也提示我们：患者的气血运行具有因时而变的个人特征。所以，脉诊第一步需要先定准关脉所在，之后如果对寸位把握不准，可以以关位为顶点、呈扇面形去探寻寸位所在。类似情况还有斜飞脉、反关脉等，这些是属于生理性变异的脉位，对于我们判断患者体质的五行属性有一定价值。有时我们很难分辨左右哪边脉势更强，此时可以先摸到病人的脉动，再左右手指同时轻轻抬起，哪边脉动先消失哪边就是“常”、仍有脉动的另一边就是“奇”。

以上是脉诊对六经病位的判断。

3. 脉势与脉神判断

脉象，就是人体一气周流之升降出入的“动态”象。所以，中医的脉具有“模糊”的特性，不能以“定量”“定级”来描述，符合“测不准原理”，具有不可测定性。这种动态象折射的是脉势、脉神的变化。故切脉不仅要诊“脉象”，而且要审“脉势”“脉神”，对疾病的诊断、治疗、预后等均有指示作用，可由脉势之来去和脉神之亢衰判断病机的阴阳虚实。如果我们把整体的脉动幅度看作是一条正弦曲线的话，脉来就是曲线的上升段、脉去就是曲线的下降段，脉之来去的波幅、力道、强弱、趋势、速度等提示脉势、脉神之变。看脉势，也就是看脉神的趋势。

所谓“脉势”是感受指下脉来的力道、趋势、强弱、来去，但未必指下感觉脉来力道强就是要出，比如少阳脉如果力道强也未必是出，还要看脉的来去之势，看是出得不及、还是出得过速等。出的不及，要“拉一把”，出的过速，要“挡一下”。又比如，在秋冬季见少阳春脉，就要看这是阳气未收敛、还是先行要“开春”了？若是阳气未收敛，则要赶紧助其收藏；如果是提前要“开春”了，就要帮它收一收。所以，有时画脉图可以更直观一些。脉神则是指脉象中的神气、神情，蕴于脉势之中。

比较脉势、对脉势有正确的判断是这套脉法中最重要的部分。我一般只浮取其脉，因为此时指下已经感应到脉势了，甚至有时只是轻触病人皮肤、根本不加力即已感知到了。只有少数情况下会取到脉的人部，至今还没有到达地部的情况。实际上，这种触感已经很细微、很精微了，这也使我对《灵枢·九针十二原第一》所论的“清静而微”有了切身体会。即便如此，还是有一部分病人左右的脉势差别不能一下比较出来。这时我会加上自身的呼吸：在呼气后屏息感应左右脉势的差异，而指下的力基本微乎其微。如此操作下，我的专注力集中于指尖，所以是闭目塞听屏息的，虽还没有达到练功时“关闭上七窍”的地步，但也是尽最大可能消除其他感觉的干扰。此外，有关脉诊时的呼吸，另一个重要方面是看病人呼与吸之间的停，亦即病人的“息”，以此对其气机出入、何所生病做出判断。

如果一个病人脉动的波幅尚正常（在正弦曲线的高低极值之间波动），但脉来无力，则提示脉中阳气的鼓动、推举之力偏弱，甚至感觉脉来未能及顶（曲线高点）即回落，则阳气升发无力；如果感觉脉来有力、甚至欲顶手而出，则多为阳亢、升发过度；如果脉来有力、却未及顶，则可能是阳气被抑、郁塞不能全然外达；如果感觉脉来正常，但脉去回落迅速，或者来盛去衰，则为阳气收降失常、内虚不能敛藏；如果感觉脉动波幅增大或上移、而力度尚可，则多为阳气升发太过、阴不敛阳；如果脉动波幅减小或下沉，而力度尚可，则多为内实外虚、阳气外达受阻（见图 39）。

脉之来去的力道、速度变化往往体现于波幅的改变中，此外，脉动的节律、速率也是重要指征，几方面结合整体判断，可知脉势、脉神之变而有脉之阴阳之辨。总之，脉之来去、上下皆有雍容舒缓、平和安固之态，诚如古人所谓“审乎脉之根苗，息息之来不暴，点点之报有神”，至如宾、去似客，“象如燕飞下上，形若鹅行往来”，胃神根俱全。

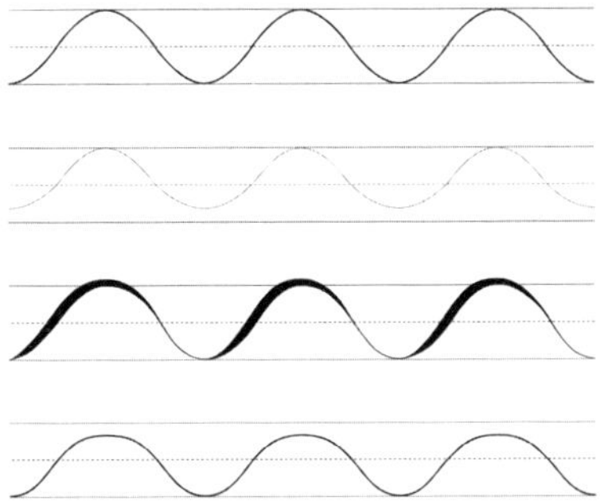

图 39　脉动示意图

一个人一次只可能见到一种脉的状态，但同名脉却还有在经、在脏、在腑、在表、在里等的差别，这就是阴阳的无限可分性和多层次性，实际也是对病人真正病机的判断。比如见阴脉，其中的阴阳如何分？向里？向外？欲升？欲降？所以，很多时候在同一时间段有两个以上病人见到同一种脉，但他们的病因病机各不同，在脉上表现的脉神状态就不同，以此指导针刺治疗也就有了下针层次的不同。

脉法的本质是象学，诊察的是病人一身阳气运行的变化之“象”，即阳气的升降出入之态。脉诊是对阳气动态“象”的把握，是人体一气周流之升降出入的“动态象”，这种动态折射的是脉势、脉神的变化。我们把人体阳气的运行模拟于天之阳气的运行，这个气是人体的“生气”、正气，是维持生命的动能之气。因为天人相应、天人合一，所以脉中气动的变化应天、应地、应人、应病，可以反映病人与自然的关系、自身气机运转的状态、疾病发生发展的变化。当我们与天地相合、相应时，就会与天地同律；未相应时，具体的人抓具体的“机”，即他在当时、当下的脉。通过脉诊，我们察看病人阳气的奇恒、强弱、过或不及，甚至要能摸出脏气、经气、元气的状况。

简要言之，人之生理、病理不过就是先天后天、主客内外、阴阳升降之类，观察和把握一个人给予我们的“形象”，就像九方皋相马一样抓取其内在神机之变，千万不可搞成“像学”、只抓取外在的形象。就如一张照片里的形象是单向的、已经成形的，而“象”有多种可能和动态的变化。当我们提起一个人的时候，我们想到的是这个人的一颦一笑、一举一动，是他动态中给予我们的印象，而不是想他的照片。因此，脉学是察其“象”的，脉诊的关键是察其来去、察其脉神，有神之脉雍容和缓、来去有节、如宾似客，也所以诊法要在心领神会，应抓其象悟其神，而非囿于文字或表象。

《黄帝内经》中说脉者，“与天地如一，合阴阳”，它是我们看一个人在天地之间气机运行的节律、规律。就像音乐，我们可以通过音乐的旋律、节奏感受到音乐的韵律，脉是人体气机升降出入、开阖枢在动脉搏动上的二次投影，内含人体自身的气机律动之象和天地节律在人体的应和。正如顾植山老师所说“脉象首先是自然界气化运行的节律性周期在人体的反应”，脉的实质即是律，是人体与天地间气机炁化律动的象，它有多个面反映律的变化，如果能抓住一气周流中的问题关节点，即可取得调整气机的效果。所以，脉诊是我们可以掌握的诊断技术。而调脉即是调节律的同步，就是调整人体气机炁化之变与天地气行之律的同步。

中医之治谓阴平阳秘，实际就是动态节律的同步，也是天人合一之意，此时人的脉可以称为“平脉”，与天地同律（不再有“时差”的问题）。所以，中医的脉诊具有“模糊”的特性，是不能以“定量”“标准”来描述的。中医之道是“易”，易才是事物最本质的状态，所谓“易”才是常态、有常，才是阴阳之变，把握这一点才可以不变应万变。世界上唯一不变的就是“变”，把握内外的变化、依据天地的变化而适时调整者，谓合道。孙子兵法说“兵无常势，水无常态，能因敌而取胜者，谓之神”。古人强调“脉贵有神”，所谓“得神者昌，失神者亡”，切诊要在把握病人的脉神之变。所以，脉诊有时要注意我们对患者脉的“印象”、对脉的象的感受。

气形质混而为人，脉是气形质的征兆。一个脉，可以是本经本病的表现，也可以是表里病相互累及的表现，还可以是病变传变到表经（透出于表，病情好转）、或表证转入里证（加重）的表现。故，不是凭一个脉就固定了治疗的套路，要四诊合参，一物四象，对其病的阴阳表里虚实才有准确把握。我们从脉中可见脉本（症）→病本（机）→人本（五行人体质），这是以中医体质“可变”“可调”之易为基础的。中医体质可变，是从临床中观察而来，以脉为例，初诊可由脉见到症候的五行之“象”，经过治疗脉转变而可推断出病机的所在、因由、五行之序（生克乘侮制化）等，再治、疾病向好且平稳，则脉再转变显露出其人先天体质、后天长养所形成的个人五行特征，这是由察病到察人的动态演变过程。如此，在中医的整体观中，既含有五行之“序”的时间流，又包含脉所显示的刻下之“机”，所以可凭脉抓独。二者含有疾病的整体性，即时间的整体和空间的整体，体现了具体时、空下的具体个体的特质性。

相同的脉如何辨阴阳？辨病位是在经、在脏、在腑？看脉势脉神。中医诊断课讲脉，要胃神根俱全，胃、根都易理解，如何辨神？雍容和缓，徐疾从容。比如，同样是太阳脉，在阳气升的“表”，但在脉神上可以是由少阳而来、从半表半里向表外透，也可以是由太阳之表向半表半里内入、从阳升向阳降过渡，区别就在于看指下脉的神气，是来盛去衰，或者来势无力、去势恋指不欲行。再如两个厥阴脉，一个浮在天部，来势强而去势缓，肝火，属阳证，在经；但阴不足以敛藏而虚浮。另一个沉在人部之下，脉弦而细，来不及而速去，肝郁，属阴证，在脏。阳明脉，一个在经，口干喜饮，恶热贪凉；一个在腑，口臭龈烂，腹胀便秘，二者针刺深浅自不相同。

临床有时很有意思，我曾多次在查房中同时察到两位病人是同名脉，但其脉势脉神截然相反。比如，一位病人是厥阴脉，之后诊其脉神，在一呼一吸之间右寸明显出现弦象，但来势无根而顶指，去势又遽衰无力，我由此判断这位病人是木火刑金，易怒而肝郁不得疏，郁而伐金。虽然患者高龄，一派正气不足的虚弱样貌，但仔细问过陪护确实是无力发火、但脾气不小。另一位病人也是厥阴脉，但他的脉有郁而不发之象，来势力道虽尚可、但不及顶即已回转，去势又郁郁恋指徘徊，我判断他性格内向、性情压抑，是那种“有事闷在心里”的个性，家属闻言频频点头，患者亦因卒中后抑郁在口服药物治疗。两位患者均右脉盛于左脉，提示阳气处于阖的状态；右关大于右寸，属初春阳气欲出的厥阴状态，但脉势脉神不同，显示的病证阴阳亦不同。

我在临床上还观察到如下的现象。我的病人经过一段时间的诊治，会越来越多出现相同脉象的情况，越是随诊时间长的病人这种现象越集中，每次门诊大约有三分之一、甚至过半的病人，无论病证如何不同，都可以见到同一脉象。而且，这些病人脉象的变动还有一定的时间性。比如，仅一个周末前后，立春前以厥阴脉为多，立春后却多见少阳脉了。不知是否是立春节气的影响。越是病证单纯、身体素佳、或年轻的病人这种趋势越明显，病证复杂、身体老弱者倒少见一些。不知这种现象是否提示：经过治疗，患者的脉（或者说身体状态）逐渐趋向于与当地当时的天地气象相合？我的师兄在他的实践中也有相似的体会。按照天人合一理论，节气应该可以影响人的脉象，天地四季阴阳是影响人体的根本所在，脉象是生命活动的表征之一。因样本量尚小，不宜下什么结论，存疑继观，希望不是臆测。

至于脉位的深浅，其实不是脉神判断的标准。有的浮脉是病在脏，是脏内阴精虚羸，不能敛藏阳气而致浮越而出，此时该敛阳内行，引阴外迎。还可以是沉脉，但脉势郁郁不得伸，是卫外之气被郁闭而不能外出，此时就要引之外达了。四诊的运用都要在具体病人身上实操而来，文字只是空谈。如此，诊明，自然效宏。

我所用的脉法还要分辨脏腑五行之间的关系，以此指导治疗，在下针时各层次之间还有五行关系的影响。比如脉见木，要看是水木关系？还是土木关系？水木关系中，是因在木？还是因在水？由此又有疏木、涵木、补水、温火的不同。土木关系中，是因在木？还是因在土？由此又有疏木、培木、松土、固土的不同。而其实，不少情况是水土木三者并见，这时就要看是土壅致水滞、进而木失涵养？还是肾不温化、脾阳不足，从而木气克土？抑或是木气郁而升发不足，致土气呆滞，又影响水之炁化受阻。其间的病机真相还真不是一句两句可以说明白的，只能具体病人具体分析了。实际操作比较细微，层次之间也不是截然分开的，手下的感应是主要凭倚。

这套脉法极其简单，但经临床验证效果尚满意，原因何在？因为所遵循的是“人法地，地法天，天法道，道法自然”的原则，不过是把人体阳气比拟为天之阳气罢了，所谓“法”，即效法、遵循和模拟之意。这套脉法中没有浮中沉取位，没有脏腑对应，也没有滑涩弦濡之分，我只看脉所显示的病人一身阳气升降出入的“象”。在以此脉法指导治疗时，是取与脉象同名的经脉，在同名经脉循行部位诊察，找哪个穴位的“门开着”、隐藏着奸邪奇变，这就是我要下手治疗的地方。

中国古人对事物的命名是非常严肃、严谨、庄重的事情。为什么十二正经的名称要分别以三阴三阳命名？其中是有缘由、道理和深意的。我们现在可能不知道三阴三阳与经脉、脏腑之间是一种怎样的联接，使得它们有了如此的命名，但我们可以采取“拿来主义”，把这种命名“拿来用”，以古人的命名来对应运用脉象、经脉和脏腑等，比如见到了厥阴脉就可以取厥阴经治疗。所以，我最初对于脉象的描述并不是称为“某某（比如厥阴）脉”，就是为了避免与经脉名称混淆，在脉象的描述上我更愿意称为“某某（比如厥阴）态”，即病人的当下气机运行处于三阴或三阳中的某种状态，之后再进一步分辨这种状态可能发生的与其他三阴三阳状态转化的趋势。

此外，有人疑惑脉法的脏腑定位和某种特殊脉法有关男女定位的差异。其实还是那句话：脉法是象法，不该是“像”法。确有古法传承的脉诊是要求双手切脉的，但那是因为有升降、有道路、有气血等等的差异，为精准掌握气行的情况而已；并不是因为有男女之别。男女在生理上，只有生殖系统在解剖上、功能上有差异，但这只是“肾”的一个面而已；其他脏腑结构及功能并无性别的差异，故我个人见解脉诊上倒不宜以左右脉分男女。

真理只有一个，但以多种样貌呈现在我们面前。所以，各家脉法不过都是抓取了真理的某一个相貌而已，都会有一定效果、但都不会面面俱到，就是说还没有100%的脉法。原本经典中早已有“神圣工巧”之谓，即是明示后人：切脉本已是四诊最末者流了。所谓“男女”者，真的就是指性别之男女吗？应该是以阴阳分际的气血之谓更贴切。如果曲解经典以至于此，我不认为我们有多大可能接近古圣真人们。比如，道门丹道修习中有所谓乾功、坤功之分，这是在返还先天前才有分别，在筑基的引仙十二法45段中并无男女之分。而且，区别也就在下田大鼎而已；中田、上田并无区别。所谓“孤阴不生、独阳不长”，世上本无什么纯阴之女、纯阳之男，西医学都明确无论男女都分泌雄、雌两种激素，只是性别不同、各自有所偏重罢了。就人而言，在天癸至之前、天癸绝之后，实际也无太多男女之别，天癸所决定之男女不过是为了续代孕产而已，是人体传代的一个开关变化。故，在脉上分男女，我个人以为有舍本逐末之嫌。

4. 脉诊举例

(1) 学员一主诉月经量少，伴四末欠温。时值夏季，见太阳脉，与时令相合，太阳主时而见太阳脉，身体状况应该还不错，即便有问题也容易调整。脉来势不及，提示鼓动、推运之力偏弱。脉神尚从容和缓，有神；仅脉势力道稍欠，鼓动之力不足。察腹见少阴腹形，是其脉势欠力的原因，里脏对表腑托举之力不足。

(2) 学员中多见厥阴脉，厥阴属木，冬春之交见木之脉是合时的，若见土脉反倒气机更不合时、差得更远了。学员二的厥阴经走行偏向太阴经，而且体型瘦长，属木行，木气偏盛，容易出现木克脾土症候，生气后食欲不振，“气得吃不下饭”。这就是木行人。五行并无高下之分，并不是说她有什么不好，只是“我是这样子”而已。对于木行人而言，未必需要经常疏肝，木气升发在木气偏盛时易升发偏过，故宜降肝气、往回收一收。这就是因人制宜，不仅在治疗上，也在日常的自我保健、调适方面。

(3) 学员三见厥阴脉，其关脉脉势是满位的，带有弦象，偏细、硬，力道适中，但其寸脉无力，指下感觉不到蓬勃、向外透发的劲头，他是属于所有生命力憋在种子壳里，欲破土而出、但不能顶出种壳。他内在很有力量，但感觉出不来、不能透发，外在可能会表现出虚弱的样子。他的治疗，我们要帮他把外面的土层松散开，让他的阳气如春芽破土而出，他的腹形应该是土和木行之间的，或许在腹中部有紧韧处，但方向大概率是从太阴位向胁肋延伸，我们用针要向斜外侧疏解木气、松散土气。

（4）学员四处于“没睡醒”的状态。诊脉时是上午 9 点多，正像少年、是八九点钟的太阳，属少阳，而他是阴脉、阳气在敛降，是要入阴、睡眠的状态。学员自述确实如此，感觉很累、很疲乏。

（5）学员五见厥阴脉，脉势也是满位，节奏、气势都很好，但力道偏沉，所以他要疏放自己、不要收敛太多。他就像正月里刚刚立春，步入春天，但诊脉的时节已经到了立夏，他的节奏偏晚一些、尚处于升发期。他可以多走路，多运五行，把蓄水池蓄满，水就起来了。

（6）学员六见太阴脉。太阴脉是秋天脉象，她的脉象与当前时节相差半圈，现在的天时是阳盛之初，她是阳衰之初（阴之初），她的阳气处于收敛状态，收在内里、但有些不宁。经言“地得一以宁”，她的脉气不宁，正是因为当下阳气已经萌动、初盛，她却延后了，而阳气之动又欲与天时相应，要外达而不得，被内里阴气拖住了——她的阳气处于阳降过程中，所以此时要调整她的太阴、阳明，此阳明非脉之阳明，是与太阴相表里之阳明，把其阳气收降后尽快助其外出，让她由秋追上春夏之变，使她的阳气尽快透达出来。她的阳气敛藏在内、欲向外达，但现处于秋之敛降阶段，我们推它一把、让它尽快完成由秋至冬、再到春夏的过程。

气机运行要顺行，不可逆行，如此阳气才能完成完整的生长化收藏的过程。此时察经要察太阴经，且往往在原穴附件有奸。我们诊察她的手太阴经，可以见到大鱼际欠饱满，而太渊穴处增厚、且一直延续至前臂中部。原穴是脏之原气出入之地，她此时的太阴原穴的门户关住了、盖住了，原气藏于内不能外出，打不开门。比较看，我的太渊处薄厚适度、门是开着的，她的太渊处增厚、原气出入之门被关住了。现在要先把原穴之门打开，让太阴之原气外出，“把钥匙给我，我给你开门”。这就是凭脉、察经、寻奸，找到奸处，下针即可。

（7）学员七见厥阴脉，脉波幅不满，脉势不能到头，即来即回，提示有肝血不足的状态，托举阳气外达之力虚弱，因此见脉之来势不满。女子以肝为本，肝主藏血，她见上述脉可能有肝血不足、经量偏少的表现。

（8）在病房查房中遇两例表里脉的病人，对照来看很有意思。两人是同一病房的病友，一位是痛风，厥阴脉，59 岁，身材瘦长；一位是首发小脑梗死，少阳脉，64 岁，身形矮壮。二人神色、气色如常，面色尚红润，发黑、间有白发；生活均可自理，行动尚算自如，一个因疼痛行走略跛行，一个因共济失调行走有摇摆，均被医嘱限动。

厥阴脉者，脉势有力、有弦象，但脉势不能达于天部顶点，浮取在最高点时感觉脉势不能及顶。此人气质比较安静、沉稳。我直接问管床医生："病人的同型半胱氨酸高不高?"——我不问病人是否有血糖、血脂、血压异常，因为我的判断是：此人血液中稀薄的"液"的代谢、也就是"水汽"的雾露炁化出现了问题，这是阴血中属"阳"的成分；而对应于血液中稠厚、属"阴"之精微的血脂血糖，他应该还没有出现明显的异常。管床医生的回答验证了我的判断：病人的同型半胱氨酸数值增高，但血脂血糖正常。我进一步引申：这个病人是一个说话算数的"领导"，要求很高，手下人或家里人不容易达到他的要求，所以他会经常不满意、动怒生气；他需要在发怒时去外面走走、活动活动，把郁结之气散开。这一点被病人首肯。

另一个少阳脉者，脉势无力、软，浮取很弱、需中取乃得。此人比较内向，但相貌比较年轻。我也是直接问管床医生："病人的血糖血脂是否异常?"我没有问病人是否血压异常，因为我的判断是：此人血液中成分的异常与前面一位正好相反，他的稀薄"液"的代谢没有问题；他是血液中稠厚、精微的血脂血糖出现了异常。而且，他虽然年逾花甲，但他的血管硬化不明显，所以血压应该正常。得到的回答再次验证了我的判断：病人血脂血糖高，血压正常。在未知病人并发症的情况前，我发挥了一下：病人的家庭条件应该不错，他的毛病是"吃"出来的；而且其自身的身体"底子"不错，虽然已逾花甲，但还没有明显的血管硬化。病人点头认同。

以上述两例为例，我们可以看到什么是自身因素致病、什么是环境因素致病。痛风者，是自身性情、代谢特征及效率引发的问题，这属于自身体质性因素导致（情志和体质因素），虽然有高嘌呤饮食诱发和加重的方面，但是外因通过内因起作用，相同情况下，别人不发病、他就有可能发病。他的病程已经20年，出现关节痛10年，这也验证了他是稀薄的血液成分代谢异常逐渐累积而最终致“病”的。小脑卒中者，是饮食习惯致病，如果他之前能够“饮食有节，起居有常，不妄作劳”，或许可以避免此次的卒中发作。所以，我告诉病人：“黄灯亮了，以后要遵医嘱，管住嘴、迈动腿。”嘱咐管床医生：加强二级预防，避免复中。

前文曾简述脉中血气之行有精、气、阴、阳之分，这两例均是血中精的异常，尚未殃及血中阴，治疗尚易。在治疗上，痛风厥阴脉的病人需要疏肝解郁，把郁闭不能完全外达的木气舒发出来。这里的解郁与“厥阴主阖”不是一个概念，是木性疏散的意思。所以，给予了在他不满意、郁结时出去活动、疏散郁结之气的建议。之后，若气机转向为阖时，则可能出现太阳或太阴脉，此时再图“水炁转化”之治本之策。卒中少阳脉的病人需要提振少阳之气，他的少阳脉是枢机不利、不能转枢阳气的开阖。也就是门打不开，是因为门轴坏了，不是门外堆了东西或推门的力气不足。因此，此例宜针刺在少阳经脉的人部，要把少阳经气振奋起来、活泼起来。之后，他的脉或许会转为少阴。少阳、少阴均主枢机，且与作强、技巧有关，也就是西医所谓的“共济”之平衡功能。少阳属阳，在表、主气升之枢，少阴属阴，在里、主气降之枢，二者都是人体活动能力的关键因素。

在察奸取穴方面，厥阴者可能在原穴或络穴处有奸，是脏气动能不足、不能外达所致，所谓引原气外达是也。少阳者可能在合穴或络穴处有奸，是经气不能舒达所致，所谓加强动力是也。但，具体每一个特异的个体有其自身的五行体质、性情、习惯、作息等差别，这些因素都会在他身上留下烙印，最后治疗取穴还需要在病人身上“摸”出来。

我查房只是指导治疗，并不予每一个细节的治疗处方。所以，上述取穴也是凭四诊推测而已，具体治疗由管床医生自行处置。不过，气机之变已明，治疗也就简单了，随手应奸就可以了。只是，我并不强调所谓穴性、主治之类，因为千人千面，在临床中我至今尚未遇到两人同病取同样腧穴处方的情况。

（9）一例强直性脊柱炎患者，老年男性，68岁，20岁发病，病程48年，目前脊柱颈胸腰段均已有骨融合。病人瘦削，已经不能长时间、长距离自主行动。他的脉是少阳脉、细、紧，中取乃得；舌体胖大，舌质淡、紫，舌苔薄略腻、水滑，舌体中间脊柱部位反倒未见太明显的异常。病人以“双下肢行走受限，腰背颈痛”为主诉入院治疗，查房时双下肢症状已经有所缓解，疼痛减轻，但自诉：双膝、双股后觉挛紧，后背、颈项紧滞不舒，从中医的角度而言病人当前以筋病为主要问题，故有身上发紧、下肢活动不太自如的症候，总体上属于阳虚气血不足，可以经过治疗调整。

经治，筋病证状好转后，病人的病情应该更加稳定，可能会以骨病为主了。骨病是他的本病，后续治疗比当前单纯一些了。只是，骨病也是他的治疗难点所在，在目前的医疗水平下，其已出现的骨融合属于不可逆的病理过程，治疗的目的是改善症状、预防病情的急性发作，这时的状态也就是“带病延年”“与狼共舞”了。我跟住院医说：如果经治，病人筋病改善，那么他的脉可能会转为少阴脉，提示他的本病“骨病”开始显现出来，上述筋病证状会减轻，而病人会诉颈背腰痛等症，会以骨的疼痛、活动受限为主要表现。此时，治疗就以减轻症状、延缓或防止病情的急性发作为主，但已经无法完全逆转其骨融合引起的骨痛了。

5. 脉法问答

（1）这套脉法中无尺脉，为什么？

答：其他脉法都是寸关尺并取，这套脉法中只有关与寸的比较。因为尺是先天、天癸之象，寸关是我们后天气血的变化。尺脉提示我们先天的能量、蓄电池的蓄电量是多少，这是我们无法在后天改变的，医生改变不了病人的蓄电池容量，所以我不看尺脉。中国人过生日称之为

"祝寿"，而不是称为"祝命"，寿是我们的肉身存世的时间长短，从出生到死亡的时长；命是天癸所主的人之生殖力的时长，即《素问·上古天真论第一》中记载的"女七男八"节律，繁衍传代的定律：

> 女子七岁，肾气盛，齿更发长；二七而天癸至，任脉通，太冲脉盛，月事以时下，故有子；三七，肾气平均，故真牙生而长极；四七，筋骨坚，发长极，身体盛壮；五七，阳明脉衰，面始焦，发始堕；六七，三阳脉衰于上，面皆焦，发始白；七七，任脉虚，太冲脉衰少，天癸竭，地道不通，故形坏而无子也。
>
> 丈夫八岁，肾气实，发长齿更；二八，肾气盛，天癸至，精气溢泻，阴阳和，故能有子；三八，肾气平均，筋骨劲强，故真牙生而长极；四八，筋骨隆盛，肌肉满壮；五八，肾气衰，发堕齿槁；六八，阳气衰竭于上，面焦，发鬓斑白；七八，肝气衰，筋不能动；八八，天癸竭，精少，肾脏衰，形体皆极，则齿发去。

女子七七、男子八八天癸竭，女子到49岁、男子到64岁我们的命就没了，但我们的寿还在；特殊情况也有人"命长"的，中国有两位著名的美术家齐白石和韩美林，他们都在80多岁时老年得子。

在特殊情况下，我也会诊察病人的尺脉，比如临终前，目的是判断他的蓄电池中还有多少电量、生命还能维持多久，是否尚存维持生命的足够电量。此时我会察其尺脉。

（2）其他脉法、诊法与这套脉法在运用中如何选择？腹诊所察与脉诊、舌诊、耳诊、面诊等是否一致？

答：这两个问题其实是一个问题。实质上，所有的诊法都是一样的，都是"三生万物"显示出来的不同样貌。六位盲人摸象，摸到的是同一只大象的不同方面而已，只要存在同一个理——都是由一气周流的原理演化而来，这些方法就都是可以用的、实质是一样的，而且应该是趋向于同一个目标的。所以，无论我们察的是舌、面、耳、头、腹、脉哪一种象，用的是哪一种针法，只要能做到一气周流、升降出入之间的阴阳之变就都是可用的，所谓“条条大路通罗马”。一气周流的圆、气机升降出入的箭头，无论哪位老师讲、如何去画，讲述的应该是同一个道理，都是周身一气的流转和变化，都是天地旋转、四季昼夜、人体气机、升降出入，我们所学、所用的内容都是为了趋向这一个核心，帮助我们解决问题。抓住这个核心是解决问题的根本，不在于我们是用铅笔、还是用钢笔作画，用什么样的工具不是关键。

（3）诊脉时有人是符合当下季节的，有人是滞后的，有无提前、超前的情况？

答：应该说所谓的“超前”实际是紊乱，“气候异常”，是病人自身体内的季节紊乱了，发生了气候突变，所以有类似秋季见“冬脉”之类。比如，一年有四季，脉分六经，如果我在夏季见到太阴脉，这是超前、还是滞后？理论上脉与天时不符，可以有提前、可以有滞后，可是人为什么会有这样的变动？是因为天地之气变动了，我去与之感应才产生了相应的变动。还记得天地升降图中的15°或30°角的延迟吗？人绝大多数情况下是迟滞、滞后于天地之变的。如果有“提前”，并不是说明他的身体很健康，而是他的身体节律紊乱了。真正的健康是天人合一，人体节律与天地节律是一致的。人体脉动无论是提前、还是滞后，都是疾病状态显现的“象”。

（4）诊脉是每次都要与天时季节比较，看有多大时间差？还是不管天时如何，只要凭脉找同名经脉诊察、治疗就可以？

答：还是那句话，人体有内在“自动化程序”。如果现在天气表现出少阳或太阳态，而病人是厥阴脉，前提是我们认为他的厥阴脉是病态的，如此我们调整他的厥阴经就可以。我们调他的厥阴经，启动开关，他会自动运行，向天地的少阳、太阳状态转换、呼应，这就是病家自治、启动自愈系统。我们只要发现病人现在处于哪个病理状态，是升降出入中的哪一个阶段，我们去调整他、打开开关，他会自动自发地去与天地相合。

但在临床实践中，有不少病人本是阳脉，经过治疗会转成阴脉，阴脉体现出他本病本脏的病变，阴脉出现之后他的病情由复杂转为单纯，经过治疗他的脉象还可以再转为阳脉，这才是病证减轻、向好的表现。而不是说现在我们见到的是少阳脉，下次见到厥阴脉，他的病情加重了、恶化了，不是的，这是病人的病证由复杂转为单纯了，表现出本病的状态来了，我们再把此时的脉象调至与天地相合，又会回到少阳脉。这是治疗的整个过程。

(5) 既然脉象描述的是三阴三阳的某种状态，那么天时的状态与脉象一致时仍要治疗这个状态吗？比如现在的正常脉象是少阳脉，而病人的脉象也是少阳脉，还要去治疗他的少阳经吗？

答：我们诊疗的前提是奇恒之辨，辨别病人是正常、还是异常的状态，而诊脉的前提是在诊察一个病人的脉，但如果我们现在不是在诊疗病人，只是对某人行脉诊，我们可以通过对他的脉势、脉神等征象判断其是“有病”、还是“无病”。这是第一前提。而实际正如《黄帝内经》中所言，人有阴阳二十五人的差异，其中真正的平人是极少见的，每个人在任何时候都或多或少的与当下的天地时空节律存在一定程度的偏差，有一些“奇变”的表现，只是是否表现出不适或病证而已。这里又与病之无病、未病、欲（将）病、已病、坏（顽）病的分类相关联了。

脉诊举例中的第一例，她的脉就是正常时令的脉象，但又含着她个人的五行体质、情志性格、生活习惯等特征了。所以，即便都是少阳脉，它为我们显示的不同人的象也是不一样的。

(6) 诊脉时对于三阴三阳的判断，比较寸关时有时第一次摸感觉是寸大于关，再摸会感觉两者一样，这时一定要分辨出是哪一个大、还是有介于两者之间的情况？

答：这个诊察得非常细致，是有这样的情况。我们切诊第一印象寸与关哪个大，决定了我们对脉象“态”的判断，但有时我们需要再向下按压，看寸关之间变化的趋势，来确定这个态的变动是要向阳发展、还是要向阴发展？就是看脉中五行生克乘侮的变动趋势。

在切诊第二步对三阴三阳状态的判断中，首先是轻抚、浮取，比较寸关的大小关系来确定当下是处于三阴三阳中的哪一状态；其次，也是关键，在于发现寸与关之间的变化动向和趋势如何。真相只有一个，当下的脉也只有一种优势状态存在，不会有两种状态并存的情况。在天阳升降图中，三阴三阳的序在同一个圆上是连贯的，六个弧段没有重叠的区域；但在某一弧段中，病人气机接下来的发展趋势是顺行于圆周的运动向前走、还是怠速于圆周的运动而迟滞为前一个弧段的状态，或者判断病人的气机是要外出、还是内入的趋势，在于第二次切诊时发现的寸关之间的关系，这是我们要清晰辨别的。

比如同是少阳态，提示阳气处于半表半里之间，一脚门里、一脚门外，它是要向外走、还是要往里进？是门外有障碍把它挡住了出不去、还是它自身力量不足出不去？是需要我们拉一下、还是推一把？通过第二步寸关之间关系的精细比较，我们才能确定这个少阳态要向哪个方向变化、它的趋势是什么。所以，描述脉象的“某某脉”“某某态”实际涵盖了“状态（空间）”和“趋势（时间）”的含义，可以从中辨别脉象的阴阳属性、病位的表里内外、气机的出入趋势等。比如，少阳是病人目前的状态，但我们需进一步比较其寸关的脉动之势、脉动来去的过与不及和两者之间的关系，来判断它将要如何变化以及为什么会如此变化。所以，脉象中蕴含着时空的内容。实例如第四章“病案带教记录”中病例一（详见本书第 330 页）的脉是少阳脉，时值春夏之交，脉应弦，可见少阳、可见太阳。这位病人见到少阳脉与时令相合，他的病证时间是在当前时段的，我们需要辨别和判断的是他的少阳脉的趋势如何。

（7）可否理解为脉诊中看升降就是看最高点和最低点，看出入就是看中央？

答：可以。但如此就只看到这两个点了，没有看到这一段弧度里力的变化。其实力的最大点并不是在最高点，最高点是力要衰减的开始。比如，某一点似乎力道不足，但有越来越大的趋势、逐渐力顶上来了。我们要看的是“势”，即力变化的趋势和方向。势是一个时间段内的变化，不是时间点的概念。

所谓知常达变，在诊察异常脉象之前，我们需要先掌握正常脉象是怎样的、搞清楚脉动的生理基础是什么，古人又从中总结归纳出怎样的规律、这个规律用来干什么。脉动的生理基础即是我们反复提到的“节律”，从西医学而言，脉动节律来源于心脏收缩、舒张对动静脉和毛细血管网的鼓动，在我们手下就是“脉象”的变化；从中医学而言，脉动首先是气动的展示，人活一口气、一气周流，任何一个时点的气动都是整体气机升降出入开阖枢里的，它受到之前气机升降出入的影响，并会影响后来的升降出入。这就是时间的连续性，也就是我一再强调的：中医之治是时空之治，其中的时既是时间流，是一个时期、时段的流动；又是一个时间点的机变。空也包括空间的流动和空间的“当下、刻下”的机变。

(8) 是不是也不用分那么清楚？有是证是脉就这么治，既治疗了、又预防了？脉有现在、过去、未来的分别吗？

答：对，正是此话。所以，我所用这套脉法适合于“懒人”，不必纠结啥过去、未来，抓住当下就好。

而脉中当然也是有过去、现在、未来的，因为它具有“时空”的内涵。如上所述，脉首先是气动的展示，在一气周流中任何一个时点的气动都不是孤立的，它与之前、之后的气机运行有承接、顺序的关系和影响，我们既要明了时间流中的前后关系、又要抓住时间点的变化趋向，其中的核心就是抓住当下，当下好了，病人的未来也就好了。所以，不用分那么清楚。而且一次治疗是一个点，我们可以以一点带线、带面、带空间、带整体，因为没有一个点是孤立的，它一定是整体气机升降出入开阖枢里的一环，“当下好了，未来就好了”。

另外，“懒人”才是推动人类社会发展的动力。他们有两个方向，要么是伟大的发明家，发明越来越多越来越好的工具，解放人类；要么化繁为简、断舍离，结果剥离所有外在的累赘、直指核心，比如老子和庄子。这两个方向一个在形而下努力，一个在形而上努力，二者合一又成一对阴阳，就像东西方的文明。

(9) 脉象是病人病证的“象”，能不能在一次治疗中把病人的脉先转为少阳、再转为少阴，就是调到正常？

答：很难。因为气行是有时长的，《灵枢·营卫生会第十八》里面说营卫日行是五十度，就像十二经流注一样，经气流注是有时序的、有时间的，不可能从城东一下子到城西，需要顺应经气的流转给予它时间。而且，不是说“医生要给病人调到少阴脉”，是病人的气行决定他自己的脉象转变为少阴脉。

这里就是阴阳。医患关系是我们所面对的最大的一对阴阳，在医生下针时，医生是阳、去调病人的气，病人为阴；但是，一旦启动开了病人体内气血的运行，则病人是阳，从气血运行的角度上说，病人是主动的。医生疗效的取得要靠病人的“自愈”能力、自我调整能力。医生能影响病人，是通过针法调气的效率和程度，医生手下功力的大小、给予病人影响的效率多少，这是医生可以控制的。但最后“治”的结果，是要依靠病人自身的能力和能量。所以，医生扎一个死人是无论如何不会取效的。

（10）如果脉是厥阴脉，但下肢三阴经循行距离很近、且经脉腧穴有可能发生偏移，那如何判断揣穴察到的就是厥阴经穴？

答：我们盖房子之前一定要有建材，经脉循行线的掌握就是我们手里的建材，本书未涉及经脉循行，但经脉循行路线应该是每一位针灸医生必备的基础知识。足厥阴经的循行有一点比较特殊，它有一部分是阴经走在阳位，从足大趾背侧丛毛处循足背内侧上行，之后才经内踝前一寸、至小腿内侧面前缘，在内踝上八寸交出于足太阴经后面、循行在小腿内侧面中线上，至膝内侧沿大腿内侧中线上行，至阴部入阴毛中，环绕阴器后抵达小腹，这是肝经在下肢的循行。我们在诊察时是不会偏离这条“河道”的，以这条线为中心寻察周围皮肤的阳性改变，只是在诊察过程中发现有的会向足太阴经偏移、有的会向足少阴经偏移，提示我们病人病机在木土或木水关系之间出现了交错。

例如，第四章“病案带教记录”中病例二（详见本书第 338 页）的脉是厥阴脉，在春夏之交见到了冬天的厥阴脉，说明她的阳气还没有升发、升提起来，她的整体气机运转是迟滞的，还处在“冬天”的状态。就此病例而言，我们看到她下肢的肿胀出现在足厥阴经的循行线上，我们摸到的紧硬也是在足厥阴经的循行线上，通过几次治疗，从病人的反应和病情上看，我推测她下肢的肿胀会发生改变，比如我们把她的肝郁疏散开了，肝经这段的肿胀就可能消失了，我们再去察就有可能在少阴经循行线上发现异常（应骨之病），少阴的问题会成为主要矛盾，脉也可能转向少阴脉，那我们就要调治她的少阴了。

仍旧强调：我们要记住阴阳的关系是“易”，是变动的，我们抓住现在这个时空点下病人气行的“机”所在去治疗他就好。下一次如何治？还是根据那时的时空点病人的气“机”去治他。

第二章　中医之治：无问其症，以平为期

我们讲了这么多，其实就是在讲一气周流的那个圆，在说阴阳之间的变化。说了那么多没有用，我们来看如何用。

在临床诊疗中的应用，说三句话足矣：察色按脉，先别阴阳；无问其症，以平为期；因人因时因地制宜。第一句讲的是诊断，第二句讲的是治疗，第三句讲的是遵循的原则。

一、中西药物治疗的差别

在当代社会的医疗体系中，现代西医学是主流，以中医为代表的传统医学或者说替代疗法是这个体系中另外的内容。那么这两种医学的差别是什么？我们以中西药物治疗的对比来做解读。

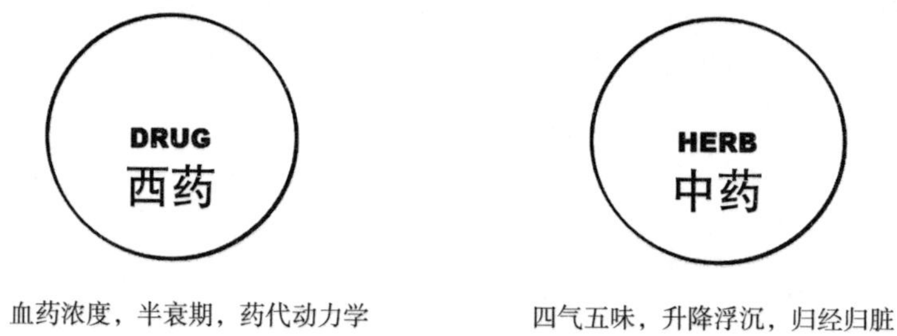

图 40　中西药物对比图

西药治疗病证研究和利用的是有效的血药浓度、药物的半衰期、作用靶点及结合率、药物在人体内代谢的药代动力学等。以草药为代表的

中药治疗讲求的是药物的四气五味、升降浮沉、归经归脏，这里蕴含着空间的含义。中药利用的是药物的寒热属性、浮沉趋向、对脏腑经脉的空间归属，利用的是药物作用于不同空间的性质。中药并不追求在血液中的药物浓度。

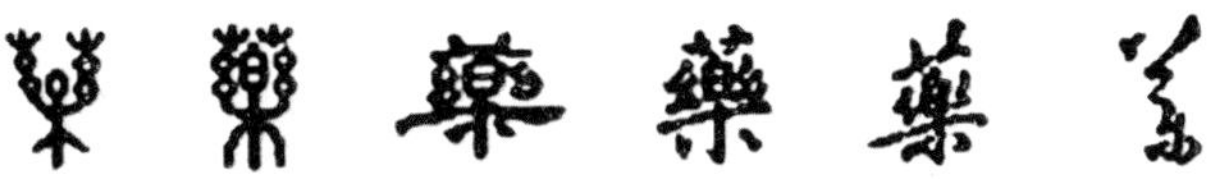

金文　篆文　隶书　楷书　行书　草书

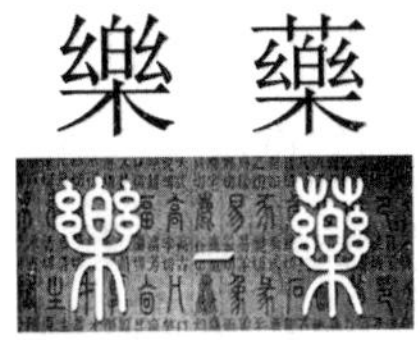

中文“药”字的繁体字是藥（艸 + 樂），表示消除病患痛苦、带来健康快乐的草木材料。从字源追溯，樂字在《说文解字》中说为“五声八音总名”，《乐记》说“乐者，音之所由生也；其本在人心之感于物也”，《音下》曰“宫商角徵羽，声也。丝竹金石匏土革木，音也”。

中医有“百病生于气而止于音”的说法，《灵枢·五音五味第六十五》中就有如何以宫商角徵羽五音调治疾病的详细论述。故从字源而言，“药”是“藥”的简体字，樂既是声旁也是形旁，本义是一种弦乐器，引申为和谐成调的声音、即音乐（yuè），还有愉快、安乐之意（lè）等。藥，金文以“艸”（草本植物）加“樂”（愉快舒服）组成；篆文承续金文字形；隶书将篆文字形中的“艸”写成“艹”；简体书为“药”（艸，草本植物；乐，舒服），表示将特殊草木材料系敷在伤口部位。

音乐的特征是有音调、有韵律。中国古人把声音分为五音，有各自不同的频率和音高，与人体五脏相应，说明人体生命过程中也有不同的频率。相同的频率可以引发同频共振，不同频率之间可能有相互叠加的能量的损耗。中医治疗是用同频率的药物或手段，来调整、干预出现问题的脏、腑、经、脉，使它们恢复到原有节律、频率的振动状态。在中国远古时期，医生治病不是用现在的苦口的药物、疼痛的针刺，他们是用声音、用音乐来治病的，谓之五音疗疾，“一曲终了，病退身安”。而且，中国古人认为五音不仅可以外听，更重要的在于还可以闻之于内，通过内听其疾之所在，再以五音六律调治，具体还分声、响、音、律等种种不同，所谓“声响有相，音律无形，表里虚实，各应其位”。后世以音律之变演化出了五运六气理论，成为中医整体观和天人合一理论的重要组成内容。

“闻而知之谓之圣”，我们在闻诊过程中要听察病人音声、音色、音律的改变，由此对他有一个大致的判断。过去的老中医经常训练子弟练习闻诊的功夫，要求能达到尚未见病人，仅听闻其声音就知晓其病证的程度。而在切脉过程中，实际也要“听”脉的音律之变，也是用“听”；甚至王力平老师讲过多次，在我们用针时要于针下“听气”，判断针下来去、所至者是正气、还是邪气，要“听针”。

对于声音的感受和觉知，中国人以“呼应”一词来描述，就像回声一样，我发出声音、你有回应，这才是彼此之间的互动。我们做针灸治疗亦是如此。什么是“听针”？我去感受你发出来的振动频率，对你的振动做一个回应、做一个调整，我对你产生呼应，有呼、有应，才有了回声和医患之间的阴阳之变的感应互动。医生与病人互为阴阳，不是只有医生要主动，而是医患之间你来我往、互有呼应，才能完成阴阳的交互感应、相互作用。就像四诊中一问一答，医生既要“问”其病所在、又要“闻”其所答，要去听、还要去应答，有来有往，回应他的应答。无论是诊断、还是治疗，都是阴阳之变（辨），所以阴阳贯穿于整个诊疗行为的过程中。

二、两种医学体系的思维差异

这样，我们就可以引出中医思维和现代医学思维的差异。

中医认识事物的方法是“观”，就是去看，无论是用肉眼、用手眼、还是用心眼，一定先要去看。看什么？看天地间四季、昼夜的寒暑阴晴变化，看我们自己身体内里气血周流、脏腑呼应的变化，进而得到变化的规律性总结。所以，中医是以旁观者的立场去看，看事物全然的演进和真相。

西医学的发展以现代科学和技术为基础，与之具有相同的思维模式。现代科技的思维是“想”、讲求逻辑和论证，看到一个事物、一件事情，先主动对它设立假说，之后做实验去验证它，创立一个理论；当再有新的事实推翻它、否定它，就再设立新的假说，进行新的实验、新的验证。

打个比方。就像侠客岛上，那么多聪明绝顶的饱学之士解不开的武林秘籍，却被一个目不识丁的石破天解开了。为什么？因为思维方式不一样。前者着于文字相，想不明白；后者只是“观”，所以“看”明白了。我并不是品评两者高下优劣，只是反思。自西学东进之后，玄学（含中医）与科学的交锋延续至今，且还会再继续下去。以我自己为例，我接受的是现代科学教育，思维方式其实已经被“想”洗染和固化了，曾经并不知道：对于世界的认知，还有一种方式是“直观”。

看用的是“神（心）”，想用的是脑，神与脑是形而上与形而下的差别，二者之间的分界形成我们的思维定式、思维习惯的一种阻碍。想者，心上相，心如镜，映照的是外在事物的“像”，镜子再平整光洁，映照出来的像都有变形和扭曲，与真相有差异。神（心）与脑的分界实质是我们的意识在对事物认知过程中的一种设定，思维最难突破的就是对界的跨越，即“破界”。打破界的阻隔需要“修心”，增大意识的力量。我们观察的物质都是有形有界的，而以光、色、温度等为表现形式出现的能量是无形、（相对）无界的，所以，现代以实验论证为基础的科学的局限是它的物质性。它的思维是一种直线性的推理思维，我们要突破思维的定势就要突破神与脑的分界、破除“想”的惯性。就像我们对盲人描述光和色一样，如何用逻辑和语言为他讲明白什么是光、什么是色？你让他睁开眼睛看就行了，一眼所见即是，“这就是红色”，“这就是光亮”，不必再用语言来繁复地说明，不需要逻辑。

而从治疗思路而言，中西医的差异，或许可以用我的针灸启蒙老师杨震心老先生讲述的一个真实现象说明。杨老师是江苏常熟人，夏季的时候他们那里的池塘长满了水藻，无论怎样派人去打捞都很快又长满了。

但是，等天气凉下来，不用人工再去干预，池塘里的水藻都消失了。这是因为改变了水藻生长的环境条件，水藻自然就不再生长了。所以，对于疾病、甚至如癌症，中医要治的不是那个病变和占位的肿瘤，而是“降水温”——改变它生存的内外环境、使它丧失生长的条件，如此疾病、肿瘤自然就会消减、甚至消失了。西医对于疾病治疗尚以“对抗式”的思维和理念为重，就像“捞水藻”，比如抗生素的使用、肿瘤的切除及放化疗等，把人生命活动过程中的“正常”与“异常”对立起来，以对立、对抗的模式处置人体功能和结构的失常，最终难免有“杀敌一千，自损八百”的结果。

追寻“实体结构”，这是西式思维或者说是现代科技的分化式思维，它的优势和特点是放大了人的“物理能力”。而中医的思维是“整体观”“活体观”，是把人置于他所身在的时空中去认知他“活”的过程，追求的是人体内外的“和合”与“稳态”，而非对抗式的医疗。正如有一句话所说，“生态平衡无论是在自然界还是在人体内都是第一重要的”，现代医学对于人体内外稳态的忽略和无知正成为它自身的发展瓶颈。对于后天的人体而言，最大的时空就是天地之间。

但是，整体观和活体观很难被证实和被测量，因此就不易取信于人，能了解和进入其中的也就在少数了。科学巨擘钱学森先生生前曾评价“中医是前科学”，认为中医是早熟的、超前的“科学”，所以，只有科技的再进步、突破了它自身的“物质性”束缚，或许才有可能解读和认同中医。就像人体的各项生理指标，西医学可以用仪器、数据佐证它的存在；但中医学没有相应的数据、指标来证明，只能依靠病人的主观感受和疗效来佐证，这就有变成一门玄学之虞，所谓“信则有，不信则无”，就很难被全面认可和接受。现代科技的发展日新月异、一日千里，仅在数十年前人们还很难想象通讯和交通可以如此发达、高效，古人传说中的“千里眼”“顺风耳”“天涯若比邻”都已成为现实；且科学技术一旦有所突破，即可大面积迅速普及、惠泽全民，这也是当今科学技术成为社会主导的重要原因。

两种医学体系思维的差异，或许根源于二者观察客观世界之视角和认识方法的不同。正像有学者所说：西医是自下而上的认知模式，中医是自上而下的认知模式。其实，这都是人对自身和自然的认识过程。中西医爬的是同一座“山”，虽然所用“语言”有中英文的差异，但对真相的认知不该有本质上迥异的差别，任一事物的发生都有因和果，或许中西医对因和果的认识方式不同。西医，或许是直线性的，由果导因、逆向地去寻求源头，所以可能需要经历几个“回合”才能到达第一个“环”，正如西医理论的确立大都经过了假说、实验、验证、应用、推翻、新假说的历程。而中医自古的认知方式是直中其因——见其体，再述其理——有其用。所以，中医的法门是观，西医的法门是想，一个跳脱于山外观山、一个身在山中未识全。而中国古人对天人地、自然的求证法门其实一直以来都是“实修实证”，只是随着西风东渐、技术的进步，这种内在的认知方式逐渐由主而次、甚至到今日已经少有人知了；我们的思维也都被引向西式的“直线性逻辑思维”，以至于对古人经典记载的、他们以切身人体实证而来的“实验笔记”已经读不懂、看不明，甚至起了质疑和否定的思想。

当前大数据和高性能计算（超算）的发展，正逐渐颠覆人类既有的认知视角和生产、生活方式，中医学的复兴也不可能绕过它们，而它们对于中医学的深度挖掘会否有助益？是否可以解读如中医之“术数”“五运六气”的奥秘？天台山程玮老师曾以天气预报的发展为例解读人类认知视角和思维的差异，我个人非常认同，以之作比中西医学的差异算得上形象。过去天气预报准确率不高，所依据的数据主要是源于各地气象观测台站搜集的当地当时的地面数据，推算不出大气层、气候的总体趋势，所谓“不识庐山真面目，只缘身在此山中”。而现在随着气象卫星的上天，人类已经可以跳出大气层去观测地表和气象的演变趋势了，这个时空的观测视角已然是“破界”了，所以大气层及洋流等的变化数据“尽在掌握”，天气预报的准确性、长时性都是过去之气象台站预报时代所不可同日而语的。

大数据、重复性工作被超算和人工智能（AI）取代已是大势所趋，就像围棋，不过就是一个高等运算罢了，人类头脑被阿尔法狗打败也是必然。在大数据、超算和人工智能等高新技术的辅助下，中医的学习和运用大概也会有翻天覆地的变化，对中医学的挖掘和发展应该也有裨益，但原则上不应该脱离传统中医的本旨和核心。所谓“和于术数”者，按大数据模型计算即可；而阴阳变化者，应法之则之，只可以神来应和，正如《素问·八正神明论第二十六》所言：“黄帝问曰：用针之服，必有法则焉，今何法何则？岐伯对曰：法天则地，合以天光。”提挈天地、把握阴阳，如此可达到上古真人的境界，即身中日月合于天地日月，这样就可尽天年而去、可神而明矣。或许，此时方可说解开了“术数”之秘。而中医现代化需要有普化的手段和载体，可以把下工、中工的活交给仪器去完成，提高诊断的精度和效率，有助于我们节省“神”的耗散，能集中精神干正事、主要的事，并为上工提供最完善的资料、让上工去做上工的事。人类已经进入 AI 时代，是需要解放一些重复性劳动、提高工作效率了，没有必要将技术视为洪水猛兽，正如李开复所说：“AI 的出现是件幸事：它没有抢走我们的工作，而是将人类从繁琐的重复性工作中解放出来，让我们有时间去做自己喜欢和擅长的事情，构建出人类与 AI 共存的美好蓝图。”若能如此，则甚好。

当前，部分诊断技能和技术已经可以由机器人来替代完成，但现代技术能在多大程度上“取代”医学领域中重复性、数据性工作，还要看它的“数据库”容量发展到多大。实际自然天地、日月星辰的运行也是“数据”而已，只是这个数据库太过庞大，且生物性的人与天地运行尚含有“不可被计算”的部分，这大概需要等待科技的“破界”发展了。

有学者提出，传统文化是基于以人体为代表的碳基计算机系统，现代大数据及人工智能是基于硅基计算机系统，前者以心物一元感应方式将易道术数、规范场规律等予以应用，后者以大数据演示模型予以应用，故两者的信息处理载体不同。其实，所谓碳基、硅基就如同中、西医学，都真实存在、且是一体两面的组合。当代超算技术的优势在于基于大数据建立了接近真相的模型，帮助我们“跳出山外”去认识世界、认识自己，但模型毕竟是一种共性的表述，对于个体生命而言，重要的是获得

"生命的体验"。所以，基于碳基生命本身的切身实证对个体成长而言极其重要，是不可或缺的生命实践过程。

而实际，中国的古代术数系统就是一种大数据模型，运用于中医学就是人体生命活动和病理变化的大数据与模型体系。所谓"大数据"和"模型"本是中华文化的特征之一，最典型的模型就是太极图，这是中国古人创建的一个了不起的描述事物对立统一运动的模型，图中的那条S线和阴阳鱼眼是中医人最该留意的内容，其他如易学术数、河图洛书、阴阳五行等理论和学说亦至今仍历久弥新。所以，这一次以AI、大数据为旗手的人类文明"觉醒"或许是又一次螺旋式的进步；而对于中医之复兴，亦毋庸置疑，因为它合乎器术发展之"潮流"，但需要与跨学科、跨专业的同道携手（比如中西医），如此中医才有未来。

对于现代科学技术，王力平老师曾数次提到"我们要利用好"，一则用其利以解放医生的劳动力，节省下时间和精力去做更核心的工作；二则可以借用其语言、理念解读和传播古贤智慧。大视角是思维，大数据是技术，而技术是"道用"的重要抓手，当代术为之昌而道为之远，现代中医不该也不能排斥"技术"，因为时代和人都已经变了——这也是"易"与三因制宜之用。故，思维和技术都是现代中医所需具备的。科技，不分族类、疆域、国别，是人类共有之文化成果。

不过，大数据、超算、人工智能等技术再先进，也只是对人体感官功能、运算和分析能力的巨量化、宏观化、超速化，尚未超越人类感觉、觉知的维度。科技无论对中医、还是西医而言，其实都是"器"之用，是"有以为利"的作用；中医不需要"科技来武装"，但中医需要在现代语境中以"科技"为语言来诠释自己、解读自己，如此才会说服和争取同盟者、信服者。现在西方的西学中医者中有一定比例是西医出身，他们对中医的热忱和信仰发自真诚，这其实是他们对西医学反思和觉醒的结果。科学，是人类对客观世界的重要认知，它对人类生产力发展和社会进步的巨大贡献毋庸置疑，以致现在"科学"拥有了压倒一切的"话语霸权"，但它不是人类认知的全部、更不代表"真理"，现代人类需要返璞归真，返璞即反思，归真即修正，这是我们的任务和使命。

非常庆幸，在对于人体和天地的认知上，我们的祖先留给我们“气象卫星的视角”，帮助我们去认识自己、认识他人、认识世界，所谓“见天地，见自己，见众生”，这或许也是人类认知世界的高阶追求。

三、中医的认知方法

在中医的认知方法里，不主张加上人为思维的想象和推理，而是主张直接去观，观到事实和现象的真相，我们只是客观地观察它，不对它进行主观的干预和掺入，即以直觉“观天观地观内在”。因为，人身上并无一个独有的东西，都是天地之象的映射，在天地之间找到、想明白了相同的东西，对人也就明白了。所谓“天垂象，圣人则之”，再于人身验证。

观的具体方法有内观、有外观，故内以观己、外以观天地。中国古人采用坐地观天的方式，观天地看到了天圆地方、天左旋地右转，观日月看到了升落更迭、阴晴圆缺，即所谓俯仰自得，“仰则观象于天，俯则观法于地”。内观又称为“返观内视”，就是返观自己看到了身体内里阴阳的八卦变化、脏腑经脉的五行六经演变交替，由此我们知道了自己、知道了别人、知道了天地。这就是中国文化中所倡导的慎独自观、明心见性的体悟法门，追求的目标是八卦在身、五色圆满。前者是八种身心状态，后者是五种气机运行之象，只是常人不大可能同时具备所有的状态和象罢了。而如果我们能够明白“一就是八，八就是一”的时候，才算“知道”了，如此再进行诊疗实践，或许才可能称为“上道”了吧？自古但凡修炼有成者，无一不是在返观内视方面有精准深刻、并直达本源的觉知和认识。此是另话，本书不表。

中医的第二种认知方法是证。中医的认知和实践，都是由观所得的对天地之日月星三宝和自身之精气神三宝的认识中验证而来。中医，从来不是看书成就的，更不是臆想或想象、猜测得来的；中医是验证而来的，首先是对自身生命的验证，其次是对病人生命的验证。我看到了生命、疾病运动的这些现象和事实，并在自己身上、病人身上、在对周围事物的利用上证明它具有相同的运转规律。无论是通过外证、还是内证的方式，中医对人体生理病理，以及人与自然的关系的认知都是经由这样的实证实验而来，无证无验则什么都是空的，空谈、空论、空想而已。空谈理论，不切实际，谈不上“善言”，只有理论与实践相结合，才能使“道不惑”，要求学习医学者必须具有广博的知识和丰富的实践而后可以言医。

由上可知，其实无论古今东西，人类对外部世界的认识是一样的过程，只是各自侧重不同罢了，所以钱学森先生对中医有“前科学（超前科学)”的评价，它具有与科学一样的实验、实证、实践过程。如果深入进去，我们会了解：中医真的是科学的、可验证的、可复制的，是古人在探索生命的过程中观来、证来的。

其实，无论是“观”、还是“证”，中国古人有一个很贴切的词来概括，即“格物致知”，这是中国古人认识世界、认识自己的法门。大千世界之理概以言之，不过就是“物理”二字。物理者，即“物”之运行（运动）之理耳。所谓阴阳者，易也、变动也；五行者，物质运动的五种形式和趋势罢了。而“运动”为何？如何产生的？不过就是因为有“力差”的存在，而引起的两个物体之间、两个部分之间的相对位移罢了。这种位移要发生，必然要存在一个前提：就是能量“差值”（ΔT）的存在，无论是电势差、压力差、浓度差、渗透压差……各种各样的“差”是引发“运动”的那个“力”，中国古人称之为“势”。势的本意即含有力的意思，在物理学、数学上也是表示“力”的概念，而力是矢量，具有大小和方向。所以，这种“势”的存在是产生流动性的前提，也是生命活动的前提，即只要是活的生命，他/她/它的体内一定存在“势”。如果“势”是平的、等于0，即无差值，那么就是一个死物了，不存在生命的流动性、也即“活性”了。古人谓“左升右降”“地气上升以为云，天气下降以为雨”，就是对物质运动和位移模式的形象表述。所以，“物理”二字在古中国不是一门学科，而是追求的一个治学目标，即“穷究物理”。《黄帝内经》说为医者要上知天文、下晓地理、中傍人事，如此中国自古就无什么“文”“理”之分，都是要格物以致知罢了，大家都是同一路上的同道。

而物质运动的验证、实证的过程就像人的思维和每一个个体的成长一样，任何人都要自己独立去完成自我的成长。我的针灸老师王居易教授说过一段关于我们认知的话：人类的认知和思维过程，是我们每一个人都必须自己去经历和重复的，老师的作用只不过是把他自己走过的路指给我们看，帮助我们缩短了自我摸索、走弯路的时间，但这一条路上的每一步、每一个思考都要我们自己再去走一遍，整体的思维过程必须由我们自己完成，这样才能真正领会、领悟到这个理论、这种思维的实质，成为我们自己所掌握的。

这个过程就如同一个人的诞生和成长。首先从一个受精卵开始、直到成长为一个生命体，我们要把生命演化重新来一遍，以十个月的时间完整地完成曾经的数十万年生命的演化、进化历程，哪一步都不可或缺，每一步都要这个个体亲身去经历，忽略或省略任何一个环节这个生命都是残缺的、残疾的。之后，我们要自己从一个新生儿一步一步长大成人，父母的呵护、养育，师长的教导、引领，同伴的陪伴、互助，都只是帮助我们更好长大的条件，但长大这件事必须由我们自己去完成，每一步、每一阶段都需要自己亲自去走过，只有我们自己一口一口吃饭才能成长，长大成人是我们自己的事，父母、师长、伙伴都只是外部的条件。所以，个人的成长必须自己去完成，老师帮助我们缩短这个过程，但路要我们自己走。

就像讲课，我对自己讲课带教有一个比喻：我只教学员如何按照原理来盖房子，应该如何奠基夯实、打桩立柱、铺砖砌墙、上梁盖顶、安门装户，就连如何粉刷、装修都不过多着墨。所以，学生盖出来的房子是中式庭院、西式洋楼，还是中西合璧，都是他们自己的事，与我无关。因为我并没有图纸，也没有套路教给他们，甚至连“建材（基础知识和理论）”都需要学生自己准备，我只是告诉他们房子应该怎样盖，盖出来的房子是什么样完全取决于他们自己，具有他们每一个人自己的风格和特征，但学员或许可以由此学会如何盖“自己的房子”。这样临诊时，他们就不会被各种名目繁杂的病名唬住，对绝大多数“诊断明确”的病证就有思路、敢尝试了。我不教学生如何造砖头建材，这是学院老师的工作；我也不教学生如何按图纸建屋、搭预制板盖房，我不教套路招数。金庸的武侠小说里有两位老师是不教弟子功夫套路的，一是张三丰教张无忌太极拳，两次打拳的招式都不一样；另一是风清扬教令狐冲独孤九剑，无招胜有招。我只希望把造房子的原理教给学生，没有现成的图纸与建材，但由此可以学会盖自己的房子。

如同工艺品的制作，中医师是一个个手工艺者，做出来的应该是各具特色的艺术品，而不是像工业产品一样、都是流水线上同一模子下复制出来的产品。临床上也常见到，不同中医治疗同一个病人都会带有各自的气质和风格。这就不是程序和套路的事了，路都是这条路，但路上跑的车不一样，因此具有了个人色彩。白石老人谓“学我者生，似我者死”，九方皋相马连马的毛色、牝牡都不在意。我们学习某一技法技巧，学习老师手法操作的外形是一方面，其中如何发力、用力、着力点以及力道如何因应客体而变化等这些技巧可以因人而异、具有个人特色，学老师之“意”远胜于学老师之“形”，因为高明的技巧很大程度上依据于操作者对人体结构和功能（气机）的深刻理解，及对客体每时每刻或说当时当下的感受与感知，是有关“手艺”和“艺术”的事，完成的是艺术品、不是流水线上的工业制品。所以，每个人都有自己的风格和特质，都应该找到适合自己的路，就像登山，目标是同一个，但上山的路有多条，找到自己可以攀上去的那一条就好。

现在有一些中医课程重在教套路和招数，局限于追求“术”和“技”层面的东西，热衷于技术和技巧，让学员按图索骥、照着图纸造房子，却没有传授给学员有关中医诊疗的思维、原理、道法，授人以鱼、而非授人以渔，以致于中医的发展出现一代不如一代的状况。说实话，这种现象，对于中医的复兴和发展并无益处。值得我们反思和修正。但，矫枉不可过正，在我们忘掉招式之前，首先心中要有招式才可以忘掉啊，没有学过套路和招数，拿什么去忘呢？所以，基础知识和基础理论是必须的储备，没有建材，盖房子无从谈起。

目前，五运六气学说正兴，有一句大家耳熟能详的话，“不以数推，以象之谓也”。所谓“数”者，计算也，公式也，套路也，在一定适用范围内是有用的、好用的，就像科学的理论、公式等也都有适用范围，但一旦超出、“真理”也是谬误。而对于变易不拘的真实世界，是存在超适用范围或不可计算的内容的，此时，如果我们再用既有“套路”“公式”“算法”来看待和处理问题，可能就只见树木不见森林了。

在教育界有这样的说法，要教孩子“能探知未知的世界，不是将已知的事告诉孩子”，“只透过老师的力量来教学是不够的，要透过学生来相互支持”。在医学专业的学习和讲授中，其实存在一样的问题，我们是要学习“技、术”，还是要学习“道、理”？我们是要给人一条“鱼”，还是要教会人如何“渔”？所谓“授人以渔”，是当学习者脱离了师者之后，能够自己面对各种问题，可以见由心出、策随已意，而不仅仅是模仿或复制师者传授过的、相似的情况，却面对不曾见识或不知道的境况仍然心无所措、不知所从。因为，道不远人，无处不在，而理本相同、法无定法、术可百变。传术、传法终究是在同水准以下的重复罢了，传理、传道方才能够运用无穷、青出于蓝而胜于蓝。

所谓“有道无术，术尚可求；有术无道，止于术”，如果我们仅仅追求“术”，至多也就是“匠”的层次，“合道”才有“工”的境界。《黄帝内经》中将医者分为上中下三工层次，而在传统有关职业进阶的分类中有“奴、徒、工、匠、家、师、圣”七层之说。其中对于“工”从字源而论，其本义是曲尺，引申为“规矩”，字形更有“人立天地间”之意；匠是盛装七种木工工具的工具箱，只是一种“盛器”罢了，本指木工，后世有“匠心”一词褒之，也有“匠气”一词贬抑，且在中医经典《黄帝内经》中亦用“工”字来表述医者的分阶。故，努力做一个合乎规矩、道理的工而不是一个只承载物器的匠，应该是一个医者的追求。

这些是题外话，下面我们来看中医是如何盖房子的。

四、中医之治：时空之治

中医治疗无论是中药、针灸、手法，还是我们学过的、知道的、甚至不知道的其他的方法，所有治疗技法的核心就是时空定位。诊断和治疗，就是我们找到在三维立体时间、空间之下一个人内在空间和气机运动的时序上出现的问题，然后把无论是空间结构、还是时间顺序上有问题的地方修复回正常状态。药物、针灸、手法的治疗本质即是导引——时空定位，导之引之，导气令和、引体令柔。例如，气机流转中气行要过来、没过来，那我们把它引过来、领过来，它要往一边跑，我就把它引导到正确的路线上来，这就是导引，其实质仍是阴阳。研究中医，不考虑“时空”的因素和维度基本如盲人摸象。时空对我们个体的直接影响或说感受就是经度之“时差”、纬度之“四季”的差异；而阴阳，其实不过是论说和表述自然界中事物的关系罢了（见图 41）。

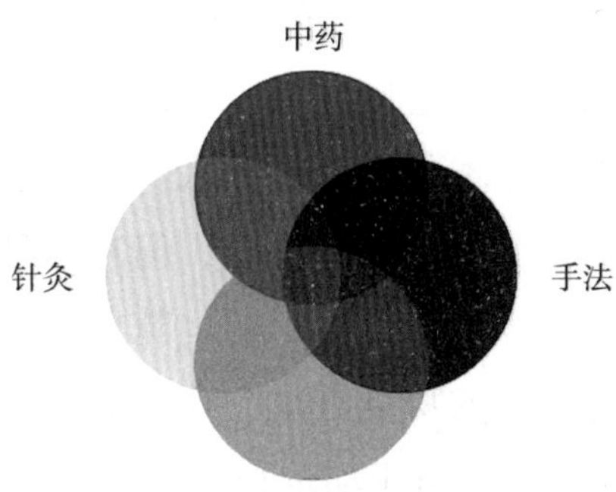

图 41　中医治疗技法

《黄帝内经》中有《移精变气论》一篇，实际论述的就是中医之治的核心变化。所谓移精变气，即是通过对气机、炁化的调节、调整，推动精与气、液与气之间的转化、转变，从而完成人体的生命过程。这个过程中包含人体的五脏、经脉、气血、升降、出入、开阖枢等所有生命物质形态及其运动形式。连接枢纽就是呼吸的调控，以呼吸把人体的有形肉身与无形神气、形而下的结构与形而上的功能有序、协调地组织起来，让生命按照它既有的节律和秩序完成阴阳平秘的运作过程。

中医对医生层级的划分有上中下三工的称谓和分类，但对于何谓工、如何划分上中下，恐怕各有各说，并不统一，甚至还有以治愈几个疑难病证就自诩为上工者。探究字源，可知：工，是对古代医者的称谓，如《说文·酉部》说“医，治病工也”。《灵枢·邪气脏腑病形第四》中对工的定义是“见其色，知其病，名曰明；按其脉，知其病，名曰神；问其病，知其处，名曰工。……故知一则为工，知二则为神，知三则神且明矣。”在疾病的诊断上，能做到四诊合参、且诊断全面准确者，就是高明的医工了，如经言“善调尺者不待于寸，善调脉者不待于色。能参合而行之者，可以为上工。”而经典中也对工的业绩、成就进行了量化，比如“上工十全九，中工十全七，下工十全六”（《灵枢·邪气脏腑病形第四》），《难经·十三难》中也有“知一为下工，知二为中工，知三为上工”的论述。而且，上工还得能治疗“未病”，大家耳熟能详的句子就是“上工不治已病治未病”，中工治欲病，下工才治已病。

就下工而言，道家的定义是懂阴阳、知阴阳、通阴阳的医生。我们面对一个病人时，病人最基本的阴阳是什么？就是他的结构和功能，解剖学意义上的肉体存在是我们生命的基础，但它不是生命的全部，生命的存活形态就是在这具身体中各个组织的间隙里、空间里体液和血气的流动，生命的流动性所承载的功能是生命存在的体现。中医把人体内的组织空间称之为“腠理”，其间流动运行的液态津血与无形阳气是生命活动的根本，因此对津、血、气流动的调整就是治疗的核心。

我一直以来认为中医的核心是阴阳，但凡能弄明白阴阳的、大概就称得上是“中医”了。而道家谓“下工者，懂阴阳、知阴阳、通阴阳”，如此看来，我所以为的中医不过就是个下工水准罢了。中医讲凡生而为人，必具精气神，那么粗略对应、三工大概就是分别对治精气、气神、神灵吧？如此，这样的中医下工该如何治病呢？

中医治病，目前流行的或者说主流的技术就是中药、针灸、推拿了。这三种术，看似互不相干、各有特色，但我忽地发现：其实，它们治病都是一回事，不外乎就是个定位罢了。看病之位为何？治之位在何？如何治此位？

先说中药。我曾以为中药与西药的治疗没有本质的差别，都是以偏纠偏、以毒攻毒，所以，药物治疗都是单向的、要讲究“比例”和“份量”，也所以是末流的。而其实，中药与西药最根本的区别在于归经归脏，这就很“中医”了。中药用对了（这是前提），就是“精准制导”。我的老师沈志刚先生曾经从“神农尝百草”讲起，欲从中药的归经归脏指给大家看一条自古而来的中医的路，但似乎听懂的人不多。

那么，中药之归经归脏归的是什么？不外就是归于某个空间罢了。通过四诊合参，定出病家的病位于何处：在经？在络？在脏？在腑？在气血营卫的哪个层次？一旦定准了病之位，以归于该处的中药为引、导诸药于此即可，众药在此或汗、或下、或吐、或和、或温、或清、或消、或补，不过是把堵塞、壅滞、狭窄的空间恢复顺畅、流通而已，即便是空虚之处，也难于一时填充，不过就是把周围阻塞之处疏通开，使得其他地界的气血、津液流动过来罢了。

至于针灸治疗，就更是在于手下空间里的活计如何操控了。《灵枢·根结第五》中说“用针之要，在于知调阴与阳。调阴与阳，精气乃光，合形与气，使神内藏”，因此强调“必审五脏变化之病，五脉之应，经络之实虚，皮之柔粗，而后取之也”，如此才可做到“上工平气”，否则就是“中工乱脉”、甚至“下工绝气危生”了。我曾把针灸定义为“定位（调气）艺术”，就是明说针灸要定病位、定穴位、定刺位。所以，无论是哪家针法、手法，但凡能使针下空间回复，并能通关过节、把“气”（或称为“力”“能量”“势”）引导、传递到所需之处，让这一条“通路”恢复畅通，则无需吆喝，气血、津液、阴阳、神气等会自动沿着通路流转，且是按照自动化程序运行。灸法、推拿手法，原理亦复如是。

只是，王力平老师还说过：针刺要正中穴之中心位置，之后才有三线（天地人）听针之法。这样，一个“穴”也是一个空间，而且还分着天地人三种不同的局部空间。而王老师还说过：不同穴位实际还分着天、地、人的不同，面对同一个病人，看不同医生取哪里的穴位治疗，天部穴？人部穴？地部穴？似乎，这个取法是与医者有关，是依据医者特点而来的；但，都可以治病。所有的经络、腧穴都摆在那里，只看你手下如何操作了。若是把它看作一个点，可以刺在阳性点上；若是把它看作一个立体三维结构，手下就可以上下左右前后腾挪，任运由你；或者，更可以如纪昌学射，“视小如大，视微如著”，则何处病痛不在手下呢？如此，得之矣。

现在中医界临诊仍有不少是以“病人不难受了”为疗效评判标准，有时病人带了检查结果来亦不参考，谓之怕思维受影响。这其实也不完全错，但实话说：“病人不难受了”，这只是一个时间点的变化而已；治病乃至治人，是要看一条河的流淌。“治病（症状）”相对容易，下工之治即可完成；“治人（整体病）”很难，应该属于中工之治了，这大概不是肉身之结构就能涵括的，至少得捎带上一点心理、心神之变了。所以，医患应该长期相处，甚至成为朋友，如此才能了解其人、知其病之源所由（比如，家庭关系、心理情绪等因素对病证的影响）。如果我们有心向正道上走的话，囿于“医症”之医就不够了。一切真相原本在那里，看不看到于道无损；看到了、领会了，就是自己的了。

总而言之，中医治法的内核就是导引之术，导之引之、令气和顺而已，至于临床之用，全在认清病位的层次所在、知其顺逆往来而引过来或导出去，使气血运行恢复常态，从而疾病向愈。就针刺而言，针下是矢量，有方向、有大小、有速度，所以行针时在针行路线上有“最佳路线”的选择，可以最高效、最“省劲”，用最小的力与意达到最佳疗效，即四两拨千斤。就像手工艺人遇到什么材料就做什么作品，随物就形、依据原料的物态来确定作品的创作，这正是“易”之阴阳之道的本来面目。而中医之治的实质，诚如《素问·至真要大论第七十四》所言：“谨察阴阳所在而调之，以平为期”，就是要把人身体内的春夏秋冬、朝夕旦暮与天地的四季、昼夜调整一致、和谐，恢复人体内的“生态平衡”和正常节律、秩序。这就是天人合一。我们体内的四季未必是与天地的四季相合的，相合时我们就是健康的，不相合则可能生病了，我们给患者治病就是要把他的四季调和到当下其所在之地的四季晨昏。天地之变、人体之变其实就是阴阳之变，所以如果读者们对本书中其他内容无感的话无妨，我希望大家能记住阴阳二字，然后在面对自己的病人时也去找他的阴阳、调他的阴阳。

五、以平为期

（一）何谓平与不平

既然《黄帝内经》中论述的中医之治是“无问其症，以平为期”，那么何谓“平”？不仅是平衡，还有合律、即合于天地之律的意思。合者，相合、一致之意。我们看下面的图。

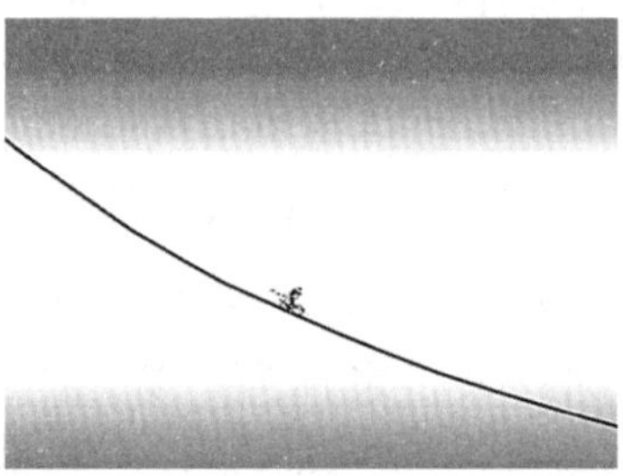

图①

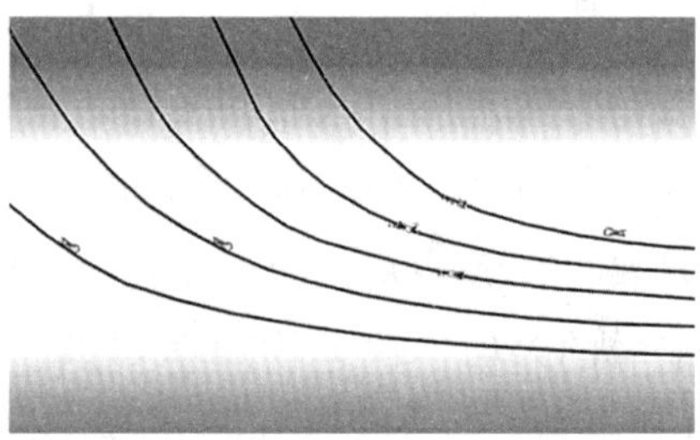

图②

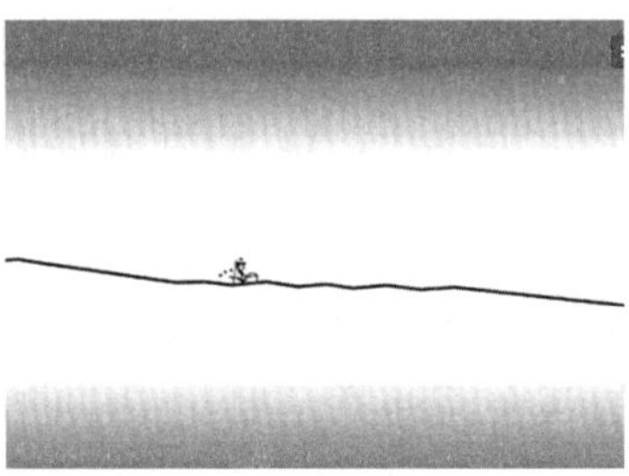

图③

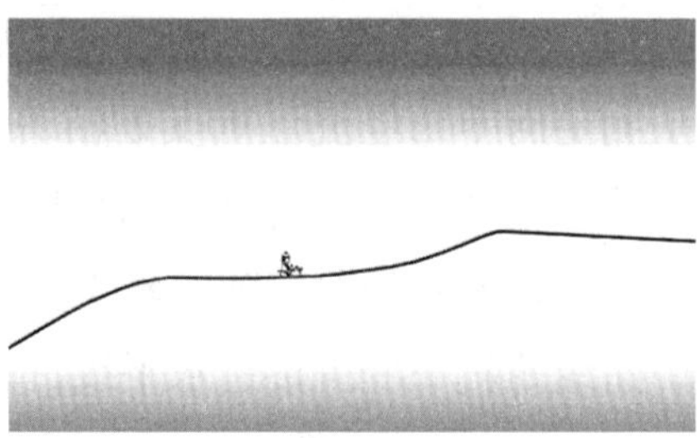

图④

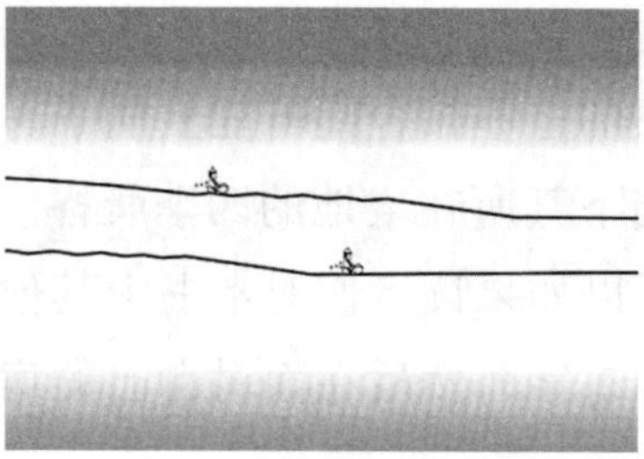

图⑤

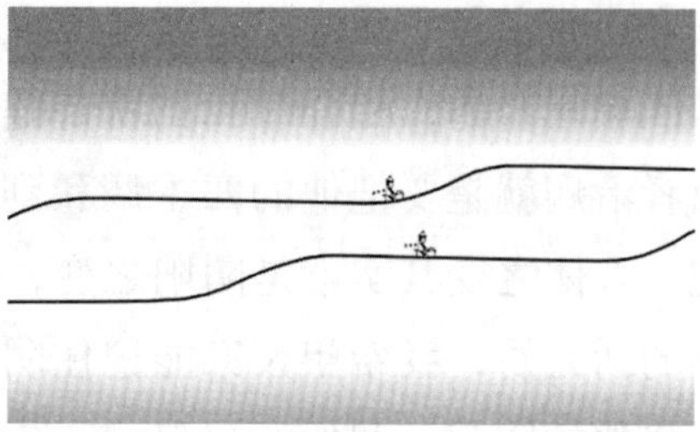

图⑥

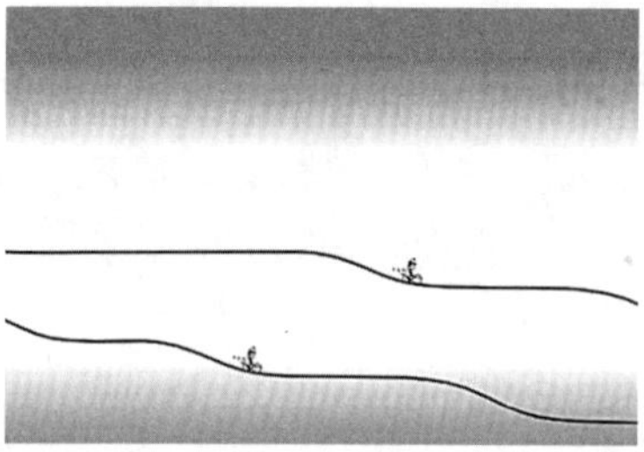

图⑦

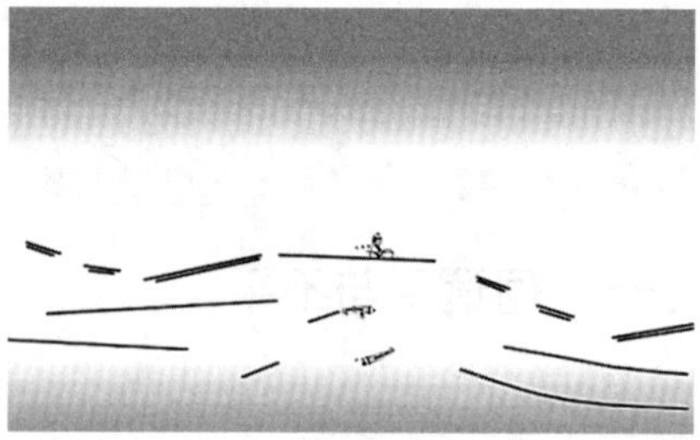

图⑧

这是一段视频中的截图，一个小人儿在滑雪，雪场的地势高低起伏，视频有一段非常优美的配乐，小人儿合着旋律忽高忽低、忽上忽下、忽急忽缓，很像人体中气血的运行，前两图是正常的流动。我们的气血周流就像水的流动一样，从势能高的位置流向势能低的位置，流动发生的前提是要存在势能差，即存在差值 ΔT，在任何两点之间产生流动一定要存在能量的差值。这是物理学知识，中国古人将之称为“势”，俗语谓“水往低处流”之意。两点之间势能相等时连线呈一条平线，势能差为零，对生命体而言就丧失了生命指征，是死亡的征象；人活着，气血时刻在流动。现在已经有跨界的物理学家和生物化学家在人体十二经脉的井穴上测定出十二经流注确实是沿着两经之间差值 ΔT 的方向递减，这才出现了十二经脉气血的贯通和流注。

图②中几条线的曲度随着斜率由大变小，气血流通的速度也在减慢，图③中曲线的斜率变得接近水平线，它的气血流通肯定要比图①曲线慢，如果图①是“平（常）”的话，图③是“不平（奇）”，它的差值 ΔT 已经是异常的了。图④中曲线的斜率甚至反转了，本该是低的地方变得高了、高的地方变低了，最后一图中的曲线是混乱的。有些情形下，曲线的斜率可能在增加，比如图②中最右侧的曲线，这也可能是异常。所以，什么是平？当气血流通的频率、节律、速率、方向都在差值 ΔT 的正常阈值范围内，此时气血的传导、流动就是正常的，这就是“平”。如果差值 ΔT 在正常阈值范围之外，无论是超出（太过）、低于（不及）或者反向（反作），都是异常状态，此即“不平”。“不平”表现于外的征象，我们称之为“奸处”，是差值 ΔT 的一种特殊或说异常形式，是诊疗所要寻察的地方。无论平或不平，都不是固定不变的，也会因时因地因人而变，这也是“变（易）”之理，是世界运行的本质。比如，在不同季节、不同地域，不同个体的各自正常阈值都存在差异，即便像气温、湿度、降水量、植物生长等自然现象在春秋、冬夏都是不一样的。这是天地自然的旋律和我们自身的节律。所谓“平”，还包括把我们的身心节律与外在的天地之律相合。如果我在冬天出现了春天或者秋天、甚至是夏天的频率，这也是“不平”。

如果我们说这个差值 ΔT 是正常的（平）、那个差值 ΔT 是异常的（不平），如何在病人身上去找不平？就是找到最大的差值 ΔT，此处就是不平所在、奸邪所在，称之为“独处藏奸”。我们可以在病人的经脉循行线、以及皮肤、腹部等部位去找异常之处，找我们感受到的差值 ΔT 最大的地方，这就是不平之“奸处”。由此，我们可以总结出两句话：奇恒有象，五行有序。“奇恒有象（形，征），五行有序”，其实都是阴阳之用罢了，而阴阳者不过是两者之间、两部分之间的“关系”。五行，是事物之间、事物内部的运动趋向和各自属性。

有学者在五输穴测量各穴的势能值，发现正常情况下同一条经脉的五输穴中井穴的势能值最高、与其他四穴的差值最大，所以气血以井→荥→输→经→合的次序向人体内部流通，这叫通天之气。当我们把双臂向上伸展、双脚踏在实地时，我们接收的是天地之气，四肢末端的十二井穴是连接人体与外界的第一门户。典型的五行有序就是井荥输经合的传导，具有时间次序性，彼此间的流动按照从井到荥、从荥到输、从输到经、从输到合的次序进行，如果从井到输、到经、或从荥到井等都是反常、失序的。这就是人体在天地之间的时间性，是有序的。五行有序表述的是方向性、时间性。一个事物出现有“序”之“变（气形质变）”，自然就有“象”显露于外，其变的程度与阈值的关系会展现出正常（恒）与异常（奇）的差异。这种流动的“常（恒）”与“变（奇）”就应该是康健与罹病的肇始，而把“变”调转为“常”，就应该是治了。

“奇恒”二字源自《黄帝内经》，我们平常称作正常与异常，所谓“知常达变”，一个是正常、一个是反常。何谓常（恒）？何谓变（奇）？就是两点之间、两部位之间的差值 ΔT 的正常与异常。对于生命体而言，这个差值 ΔT 必须存在，这就是“常（恒）”；当差值 ΔT 超出正常阈值范围，这就是“变（奇）”。正常和反常的表现都有征象，是我们可以观察到、探察到的，“奸”就是异常差值 ΔT 表现在外的象，最大的象即“形变”。无论是细胞膜内外的渗透压差、电势差，还是不同组织间的浓度差、温度差、压力差等，这个差值 ΔT 的存在才是流动性存在的前提，是我们生而为“动物”的各种生命活动的动力之源，一个个体才可称之为“活体”。所以，道家有人死则“经绝脉断”的认识，就是指经脉中生命流动性的丧失。

一般情况下，“奇变”差值的大小是异常程度（病变程度）的标记，即病情轻重的衡量。而往往这个“变（奇）”（$\Delta T = T_2 - T_1 < 0$）是由负值增高的，即两点间原有的“渗透压差”“压力差”“电势差”“浓度差”“张力差”等的 ΔT 绝对值变小了、甚至由负转正了，所以，原来由甲向乙的正常流动就延缓、甚至反向了，正常的“水往低处流”就不能完成，人也就生病了。

但奇未必是差值 ΔT 变小、变窄。这里有两种情况，第一种是天气反常，第二种是我们自身的问题，这两种因素都可以造成原本正常的六气成为相对于某人的六淫。前者是六气变化太过剧烈，差值 ΔT 增大，相对于“我”而言成为致病之邪；后者是我自身的调节范围因病缩窄，我的阈值差值 ΔT 减小，正常的六气对于“我”成为致病的六淫。内因、外因也是一对阴阳，阴阳无处不在。所以，我们为什么要扩容？当我的阈值无限大时，还有哪一种六气的变化可以伤害我？这仍是“正气存内，邪不可干”。

什么是六气、什么是六淫？如何区分哪个是六气的风寒暑湿燥火、哪个是六淫的风寒暑湿燥火？风寒暑湿燥火是存在于天地之间的气象的一个反映而已，对于天地而言它有六气之分、六淫之分吗？例如，我们以温度来标示热或者寒，气温与体温之间存在一个差值 ΔT，当这个差值 ΔT 在我所能承受的阈值范围内时，它叫六气；当这个差值 ΔT 超出了我能承受的范围，它对于我而言就叫六淫。对于不同耐受阈值的个体而言，同样强度的六气有的可能只是正常的六气变化，有的可能就是不能承受的六淫之变了。所以，所谓六气、六淫要与人体正气的强弱对比而言。而“正气存内，邪不可干”，提高自身的阈值范围也是一种修炼。

如同维持一个国家的正常运转既需要有军队，也需要有官员、工人、农民、商人等各行各业的从业者。当一个国家是和谐运转的，它的卫气（军队）自然也是强大的；但如果过度强调军队，会把其他行业的力量削弱。卫气是什么？我穿上军装我就是卫气，我穿上工装我就是工人，我穿上制服我就是官员，它只是身中同一气在不同部位发挥不同作用时的名字而已，正如气行于脉中称为营气，行于脉外称为卫气，它就是我们这一群人，每一个人都是全能的。

既已知平与不平，则治不过就是把不平“调平”罢了。所谓平，《吕氏春秋·达郁》中的一段话可与《黄帝内经》互参：“肌肤欲其比（致密）也，血脉欲其通也，筋骨欲其固也，心志欲其和也，精气欲其行也，若此则病无所居而恶无由生也。”而我们想达到的“调平”绝不是所谓的“左右调平”，调平不是将左右脉调成一样，这不是“平”。《黄帝内经》中说“天不足西北，地不满东南”，连天地都是不平、不对称的，我们这个人怎么可能左右对称、左右一样呢？即便如太极图，除了圆心一个点之外，其他再无阴阳大小完全等值、对称的地方。我们要在这个动态的不平、不等的过程中，去找它平常的律、正常的律，这就叫“不平之平（恒）”，是我们真正要调至的目标之“平”。所以，合于天地之律才叫平，不是左右相等叫作平。如同一首乐曲，正是因为有音调的抑扬顿挫、音声的长短缓急、音色的婉转高亢，才有了音律音韵之美，如果它的音调是平的、音色是单一的，那这首曲子也就失去了旋律之美、天籁之音。这种天地不平之平（恒）表现在人体，如左右利手的个体差异。人体的左右两边存在不对称的情况，但这就是人的平衡，左右协调合作才能正常工作、生活，比如行走，在重心和步态左右交替的不平衡中维持行走的动态平衡，两侧关节此起彼伏的屈伸转换正像太极图中阴阳鱼动态的旋转，体现处处不平处处平的优美和圆满。而在自然界，一年之中四季的气温、降水量等数据也是不相等、不均衡的，天地都存在不足不满的不平，人也不会左右完全相平。所以，平不是平均、对称，平是合于天地跌宕起伏之律。

按照五运六气理论，每年的运气也有太过、不及或平气的变化，那我们也需要顺应天地运气的太过或不及吗？人是天地人三才之一，还是道大、天大、地大、人亦大的四大之一，说明人具有主观能动性。天地病了，我们也要跟着病吗？它病就让它病去吧，我们保持好自己、不要随天地之“病”把自己也搞病了就好。我们生而为人之后就具有了自己的律，当我们不断扩容，使自身频谱和阈值范围逐渐加大，则涵盖的天地之变的差值 ΔT 也越来越大，天地变动的烈度都在我的可调范围内，它自然也就不能干扰我了。此即“正气存内，邪不可干”。

生命之“活”，实际就是炁液交互的蒸腾和转化，就是液态、气态的“流动性”。既然“活”的特征是生命的流动性，而流动性存在的前提是在要发生流动的两个部分之间存在“势差”（压力差、电势差、浓度差、渗透压差、温度差等）。所谓的正常就是两者间的差值 ΔT（$\Delta T = T_2 - T_1 < 0$）在阈值范围内；异常，就是差值超出或低于阈值范围。以六气与六淫为例，所谓的“寒”是绝对的，即气温与体温的差值——温差。《素问·风论第四十二》中说“风者，百病之长也”，但是医圣张仲景写下一部名著叫《伤寒杂病论》，为什么称之为“伤寒”？张仲景是河南南阳涅阳县人，处在中原地区，属于北温带。在这一地区，一年365天、一天24小时中外界气温高于人体体温37℃的情况非常少，绝大

多数情况下气温都低于体温，故气温与体温的差值 ΔT 对于人体的感知而言即是“寒”，温差在人体耐受的阈值范围内就是六气之寒，超过人体耐受的阈值就是六淫之寒邪。所以，《伤寒杂病论》的命名确实准确、且有深意，它不叫《伤风论》。

也正因为如此，疾病之象表现出来因为感寒而收引、发紧、僵硬的更多，所以我们去找疾病的象主要察的就是发紧、僵硬之处。由此可知，治疗就是把紧、硬之处调软、调松，让它回复到正常的差值范围、正常的柔软度。也就是把差值 ΔT 调到正常范围内，让它回复到和天地的动态节律同步的状态。这就是“调平”，调“以平为期”之平，要把病人身上紧、硬之处调柔、调软，无论是用针、用手，只要把紧硬处调柔软就好。

生命的特征是流动性，而差值 ΔT 的存在既是流动性的基础，它本身的波动又引出了恒或奇的变化，治疗就是把奇调回恒。调恒的目标如《道德经》所说“复归于婴儿”，像婴儿一样的柔软、均匀、对称，与天地同节律。小婴儿处于最天真自然的生命状态，饱睡饿哭，天地如何变化它就跟着如何变化，而成年人有了自我的主观意识，有时不再随着天地之变而变，故逐渐失去了柔软和均匀，变得紧张或僵硬。

柔软是无病的一种表现，而“紧张”“僵硬”必然提示有奇变的存在，处置方法就是使紧张、僵硬之处变软变柔，而紧张和松软的交界处就是奸所藏处。所以，我也寻“xiàn”，但我寻的不是凹陷之陷，我寻的是边线、界线之“线”，是常与变、奇与恒的边线。最大的“变”就是形变。形变者有象，所有的“变（奇）”显示于外的就是象，而最大的形变就是肿胀。我们通过四诊合参，确定了病变大致的方向、部位，之后循线索寻察，可以遵循“有诸内必形之于外”的原则，同时“有诸外也必应之于内”，如果发现患者某处有紧硬或肿胀的形变，很大可能即是奸处所在。我们找到外在有形之变，也就找到了治疗的关键部位，所谓针灸定位之穴位所在。因此，我是“寻象”下针——这也是第一步诊断“一物四象”之所以重要的原因。

（二）如何调平

如何把人体的“不平”调“平”？四个字，“唯象下针”。

我们找到病人不平（奇，奸）的“象”，把他的不平调平（不平之平）。各类全息针法、微针针法的实质就是取象，取病人显示出来的疾病之象，此时可以取效；如果病人没有表现出疾病之象，或者我们未察及他的疾病之象，即便病人不惧针刺之痛，但针刺也很可能无效、或者不易取得好的疗效。我们是通过手下的针去改变病人内在的环境——内环境，恢复他内在气血流行的通路和空间，使阻塞的道路重新通畅、塌陷的空间再度复原。内环境这个词是西医学的术语，围绕在人体每一细胞外的空间、腔隙及其中的体液就构成了人体的内环境，是细胞生存和进行物质与能量代谢的场所，治疗的目的就是恢复内环境中的出现异常的空间状态——包括物质的交换、体液的循环。这是中医之治的空间（space）含义，它原本就存在，只是在疾病状态下出现代谢或流通的异常，治疗就是把该空间中异常的物质及能量的交换和流动恢复正常。

调平第一步要找到奇变之处。如何找奇？方法很简单，就是通过四诊，望色、按脉、察经、寻奸，之后下针即可。也就是定位：定病位，定穴位（奸处），定刺位（层次）。因此，首先诊断要准确，这样疗效才有基本的保证，诊断越精准，疗效才越明显、甚至最大化。其次，有奸必有象，内在病变在外会有一个反映，我们找到奇恒之变的界线。界线的十环点在哪里？就是太极图 S 线的形变处，正常与异常的分界点，也就是我们在病人的经脉循行部位反复寻找的形变最明显的奇恒交界处、正常与异常的分水岭，即差值 ΔT 最大的地方，也是“独处藏奸”的奸处。气形质混而为人，但凡有气变、有形变、有质变，外在必有征象，其中最大的征象就是“形变”，寻奸就是找到最大形变处。具体操作可以用手在四肢或躯干局部环绕触摸、循察一周，找肿胀处或张力紧张处，用力要轻，力度如给婴幼儿做抚触一般，以皮肤张力的“势”和力线方向为主轴。张力的力线含有方向、大小和深浅，是一个矢量。实际我们会发现，多数情况下这样的力线与经络理论中的经脉、经筋循行线路也是一致的。

如何调平？对治之法就是把差值 ΔT 的“奇变”调整回“恒常”的阈值范围，即把奇（异常）调平（正常）。既然两部分之间的差值 ΔT 的大小、正负决定了流动性的速率、方向，那么调平也就是“顺势而为”“顺流而下”——势，即已含有上下游的势差之意。“奇恒有象”，外在的形变是奇变最大的“象”，调平则奸可随形变而消，所以我谓奸处是三合一处（见图 42）。

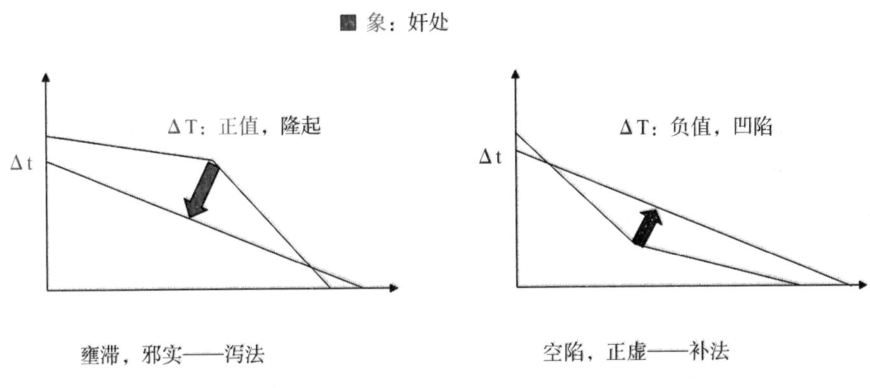

图 42　调平示意图

形变之奸处是患者病机、病位以及他自身特质（如五行分属）的表现处。所谓治病求本，这个奇恒交界处（即奸处）既是诊断察到的奸处，又是治疗的下手处，还是治疗后疗效的判定处，即“三合一”处。经治，形变消失了，说明治疗有效。操作上可以手法、针法并用，做“扯皮”“拉皮”或“提皮”，想办法把皮肤上异常的张力回复到正常张力状态。比如，在皮肤隆起、肿胀的局部两端、两点之间做牵拉，使局部皮肤及皮下被拉长、张力释放，双手配合如同拉皮筋、拧毛巾；在皮肤凹陷、松弛的位置做提拉，提起、放开，改变局部皮肤张力的大小。这种拉扯或提拉不是胡乱地任意而为，而是要依据皮肤张力的“势”、力线的方向和大小施力，张力是一个矢量概念。因为类似手法在四肢运用较多，所以这条力线多贯穿关节，操作中还要注意各关节中心线与力线的方向和夹角关系，要把各关节的中心线尽量调整在同一平面上，此时再去诊察力线与各关节的方向关系，就会发现患者的问题所在，察循皮肤的紧张处，把紧张的力线松开、复原。“提皮”操作见后文“提皮针法”。

所谓张力高，只是一种说法，其实我更注重的是皮下有无“肿胀”的感觉，无论是眼见的肿或手摸的肿，我都认为是异常处，即气血瘀滞之处。相对于其他形变而言，肿胀、高张、浮肿之处的形变更有意义。我个人操作多以针法为主，单针、多针均有运用，视形变大小、程度而择其适宜者，或单针多向刺、或双针傍针刺、或三针合谷刺、或四五针做恢刺或扬刺等。作为“三合一处”，待病人复诊，我会先看此肿胀处有无变化，若有减轻、不问他也知其症已减。也就是“无问其病，以平为期”的意思，平应该不单是脉平或症平，而应该是病人之症、征、证的异常都有向“平”的改善。

“病有千般，不离阴阳”，但阴阳无形、阴阳不测，如何能在有形有质的人体上直接找到阴阳？气形质及其相互转换，这是阴阳。阴阳不是物质性的、或者说不仅仅是物质性的，阴阳的本质是关系、是变动。找到形变处，就找到了阴阳之变；针在形变的边缘，就抓住了“病处”所在，治也就应手而得了。奇可以通过形变找，恒如何找？奇，只是局部、只是异常；除“奇”之外都是恒，整体即为恒。

炁化的炉火水壶系统是以“五行乃一行”“诸气乃一气”为基础的，所以运用在临床上，我没有“某病，某方，取某（些）穴”之类固定的处方和套路，也不会讨论“为什么用此穴，不用彼穴”“某几个穴各有何差别”之类的问题。我只是去寻奸、抓独、调平。这些内容原本是我们日用而不知的，当我们知其用，就会想知其然、再进一步还想要知其所以然。这是我们学习和实践中医的驱动力。

另一方面，气正则形正。如果我们想外在有一个端正的外形，则内里气机要端正，内里气机是正的，外在表现的形自然就是正的，这也是相由心生的一种表现，我们先把自己的外形修理得端端正正，不是歪瓜裂枣的。作为一名医生，若要正病家之形，则先要正己之形，如果我们内在的气机是正的，再去给病人调治就会很轻松；如果我们自己都是歪斜的，再给别人去治疗就会很困难。当我们看到一个人时感觉很亲切，愿意与之亲近，说明我们双方的气是相合的、同频的；如果我们看到一个人贼眉鼠目，想躲他远一点，他的气就与我们不相合。我们给病人的印象和感觉至少应该是与他的气要相合，如此我们才能治疗他；否则，他对我们很反感，我们再去调他也会很困难。一个人的形是正的，说明他的气也是正的，就像东方人塑造的佛像菩萨、西方人描绘的圣母形象都是形态端庄、充满光辉的，非常美，自然就吸引人想去亲近他们。他们的样子人见人爱，医生也应该是这样的人。

中国有一句著名的诗句，“不识庐山真面目，只缘身在此山中”，我们思维水平的界线束缚了我们看一个问题的眼界，我们只能从与自己同层面的视角去看问题，想不到自我眼界之外的状态，就像我们要看清一座山峰的全貌就要跳出这座山，站在山麓之外去看它。对于中国人而言，可能我们的历史比较悠久、又人口众多，所以我们看到的实例多，经验教训也多，可能会更早一点跳到山外去看山的整体，这大概是中医不太同于其他医学的特点。

《黄帝内经》告诉我们，对于疾病的认识我们不要去看病证有什么样的表现、有什么样的病名，而是要抓住阴阳之变，治疗也不是去对症处置——头痛医头、脚痛医脚，而是要求我们去调平。这应该是中医比较内核的思维和思想，这本书要告诉大家的也只是“阴阳平”三个字而已。平不是平均、不是平等，它是随着天地的运转在不平之中的动态平衡。

六、中医师的修养

既然中医的核心是要辨阴阳之变、调阴阳之平，那我们如何让自己更敏锐地觉察病人的阴阳之变？更精细地调整病人的阴阳之平？一句话，磨炼虚己的功夫，提高我们的精微感知力。

（一）自心清净

若要“清净”，先要“清静”。首先，我们要放空自己，让自己安静下来，把我们自己的“镜面”擦干净，让自己处于开放的状态才能接收更多的信息来反映病人状态的真相，才能清楚地看到病人的阴阳状态是怎样的，他的阴阳变化会有怎样的趋势，我们该如何去调整他紊乱的阴阳之变。我们之所以“看不见”，是因为我们的“速度”太快了。比如行车，当车速很快时，周边的风景很难看清楚，车速达到200公里/小时以上就只有管状视野了。若想看周详、看仔细，我们需要把速度放慢，甚至可以端把马扎坐在街边“看风景”，这时街上的景物风情就都入眼了。所有的真相原本呈现在那里，静下来、慢下来，一眼所见即是，世界原本在那里。只是，我们太“忙”了，忙者，心亡也。因为尘心走得太快，所以我们错过了太多美景。心静了，才能听见自己的心声；心清了，才能照见万物的本性，就像《庄子·应帝王》中所说“至人之用心若镜，不将不迎，应而不藏，故能胜物而不伤”。我们对于外界信息就像镜子映照万物一样，如实反映、如实观照，来者照之、去者不留。

在2019年2月的课上，王力平老师明确地说了一句话：“一般人修炼都是自己修炼自己，而医生可以通过病人来修炼自己。”我一直在想老师说的这句话，医生如何通过病人来修炼自己？后来我觉得自己想明白了。

在道家的修炼法门里有一种方法，叫炼己收心，目的是能辨人体阴阳、察体内阴阳之变、调阴阳奇变之平，方法是从观自己身体、内里的变化入手。具体练法就是把自己清空漏尽，然后内观自己，闭上眼睛、眼光往里收，看自己内里。当我们足够安静的时候，会在身体里发现有疼痛的地方、跳动的地方，这个被称为“玄关”，就是我们身体里有病的地方，之后要集中注意力、集中念力，把这个有病地方扩展开、扩展到全身，结果是把它消解掉了。这就是修炼自己。玄关的关就是关隘，阻住的、关住的关窍；当我们把自己的玄关打开、扩大，它就变成了我们身体里的玄窍，窍就是机窍、关键的点，成为出入的门户，我们就把堵塞的“病点”变成正常的穴位的门户。道家认为人体中的玄关是疾病产生的源头，所以道家认为最好的医生是谁？是自己，医者自医，这就是自我修炼。

前面我说过王力平老师传授我在临诊之前先做几个毛孔呼吸扩场，把诊室清理清理，这就是医生通过病人来修炼自己的方法。我通过毛孔呼吸把自己的空间扩大到整个房间，房间里的病人就成为我的玄关，我去观察这个空间里的阴阳问题所在、阴阳变化的趋势，去调整它的阴阳变化，这就是我对病人进行诊断和治疗。在这个过程中，不但病人受益，他被治愈疾病，医生其实是更大的获益者，在对病人的诊疗中训练了自己体察阴阳之变、调整阴阳之变的水平和能力，那么我们再去调整自己不是更容易了吗？自己的提升不是更快了吗？也就是说，在日常的诊疗过程中，医生就可以一直训练自己辨人我阴阳、察阴阳之变、调阴阳之平的能力。所以，不是我们在那里打坐、站桩才是修炼，对于一个医生而言，在接诊病人的时候就是在练功。这也是前文中论及的“医生以自身为参照”，通过自身的阴阳之变去感知天地的阴阳之变和病人的阴阳之变，调整二者之间的差值、使之趋于一致与和谐。

道家五术中有一个“五术医说”，讲的是人若要清净，就去做喜欢的事，如此心里高兴，人就清净了，即所谓“身静神安是清净”。我们在做喜欢的事情时，心情愉快，心中无别事，自然就清净了。此时，人之身心如果能进入凝神、定息、清虚、自然之态，就能找到自己；如此再去医治病人，自然能“善言化言变”，通天达地、“知三而神明”了。具体训练方法，一言以概之即“常静坐以安心神”，从身心安静入手，进入身心安定的状态，长此以往，就有可能体会到气机调畅、五行通顺、内外凝定、凝神寂照的况味，有“万物同此一呼吸”的体悟，再进行医疗实践则可以达到“医之无为”的境界，此时的诊治手法自然是轻柔和缓、清静而微，我们可以以手下的针或仅仅是双手去引导病人的气机，使它由“奇（异）”转为“恒（常）”；甚至，我们都不必出手，仅仅是用我们的语言或者“磁场”即可引导患者放松身体和心灵，比如心理诱导（催眠），重点是把他紧滞、瘀堵的部位疏通开，唤醒他的觉知，让病人的身体自行“回忆”和“还原”。

（二）扩容

其次，如果说我们每个人都有自己各自的频率的话，若一个医生的频谱很宽广，他就能够包容、治疗更多不同频率的病人，一只碗只能装一碗水，但大海可以容纳所有的水，这就是“有容乃大”。所以，医生应该不断地“调频”“扩容”，让自己能有更大的容纳度，如此则可以“知常容，容乃公，公乃全，全乃天，天乃道，道乃久，没身不殆”。

我们前面说过“相由心生”，林肯说人过四十要为自己的相貌负责，其实就是一种“自我塑形”。如果一个医生的容量足够大，他给病人的感受就是温暖的、明亮的、亲切的，具有向心力，这就是古人所谓的“威仪相好”，你的样子让人觉得有吸引力，使人愿意接近你、亲近你。这就是医生的修养，正如《道德经》中所说“归根曰静，是为复命，复命曰常，知常曰明，不知常，妄作，凶。”如何达到这样的程度？放空自己、让心安静下来，能接纳所有的信息，这就是大地母性的力量、坤的力量、静的力量。我一再说我们的心就像镜子一样，镜子足够平整、足够干净，就可以接收到更多的信息、所谓“映物”，也可以有更精微的感知力，也就是《道德经》所言“致虚极，守静笃，万物并作，吾以观复”。所以在给病人诊脉时，我知道了安静是一种怎样的感受。搭脉时我的心跳没有比病人快过，说明我比他要安静，这样我才能接纳他的信息；我很浮躁，他的信息都被我打出去了，就接收不到了。在道家另一部经典《太上老君常说清静经》里有一句话“人若常清静，天地悉皆归”，当你足够安静的时候，天地都是归附于你的，所以“清静为天下正”。由此我们也就知道了中医所说的“正气存内，邪不可干”的含义，当我们内里足够明亮、足够清静时，邪恶之气就会远离我们，不会对我们侵袭。

作为医者，我们通过练习自我的内功导引，能够达到神气意相合的境界，完成自我修复和自我感知力的提升，一则可以修复自我的身心，达到延年益寿、康健无疾，二则可以有能力感知病人与自然的谬差之处，从而帮助他们回复自然、健康、和谐的状态。如果我们不能完成这个“调谐”的过程，要先审视自己，看自己在承担天地与患者之间连接的哪个环节上出现了问题，正如道家所谓“两气不合，错在于我”，我们调整自己、去适应和连接天地与患者之间的差异，帮助二者相谐。如此，才是一个医者的天职所在，所谓“上善若水，利万物而不争”，自然无为地顺应天地和患者的状态去调谐。

从知识学习而言，我们身处今天科技昌明的时代，各个学科的发展日新月异，各种新发现、新发明、新技术层出不穷，只有触类旁通、博采众长，才能扩展见识、提高认知。所谓“要想汲取真知，必须吐泻出自己心中的偏见”，这是对所有学人的警示。任何一个人所见所识都是他“眼光”所及的范围，视野窄自然看到的东西就有限，视野广看到的内容就宽阔。“你看到的，是你想看到的”，一个人的思维的极限决定了他的眼界、视野的边界。所以，对自身局限的突破需要我们努力拓展自身认知的外沿，所谓“功夫在诗外”，智慧要从专业之外的其他学科和大自然及日常生活、生产中汲取。中医人不该对西医学有排斥和抵拒情绪，反而应该取人之长、补己之短，如此才能携手登顶人类健康之峰。

例如，以针灸治疗最常见的疼痛类病证为例，其实“治痛很容易”，即便是在痛处下手都可以减轻一部分疼痛，但问题是如何根治疼痛之源？对疼痛之源的认知决定了不同思维者各自能走多远。治疗，不仅仅是止痛，更要还原，结构还原、功能还原，还原回造物主所给予我们的近乎完美的身体。正如锻炼和竞技具有不同内涵一样，治痛和还原也各有截然不同的方向。任何一位医者不该排斥自身专业以外的同行认知，比如中医应该重视西医的生理学知识，因为那是对事实的认识，我的老师也数次要求我们好好学习生物学，因为那是人类对客观世界的共有认识之一。但这并不是邯郸学步似的丢掉我们自己更优秀的宝贝、去拾人牙慧，而是取人之长、补己之短的有容乃大。

（三）我的体验

在这里与大家分享我自己的一次亲身体验，是我经历的一次身体的觉知被唤醒、并回归本来的经验。2018 年元旦，我参加了台湾林两传老师的针法诊断课程，在林老师的娓娓道来中，我慢慢找寻身体的“回忆”与“还原”，由此也明了了医者只是帮助唤醒病人的觉知，让它找到回家的路，然后自己还原回去而已。

两位高年资学长在我身上试验“太冲针法”，他俩各持一针轻轻抵在我的双侧太冲穴上，我关闭两目，去感知足部和身体的应和。足趾间轻微的针刺感，唤醒了我对双足的觉知，微微的刺痛逐渐模糊了，一股清淡的氤氲之气从足底向上漫上来，从足跟、至胫后、至股后，再缓缓达至臀腰间、两胁处，最后抵达了背部和两肩，一种温热、盈满的感觉流布在皮肉之间，就如同中国水墨画中墨色在宣纸上洇开来的感觉，又像是水流缓缓散漫开，但是我没有感觉疼痛，因为学长只是把针轻轻点在我的太冲穴附近的皮肤上。忽然的，我被这种神奇的觉受感动，王老师、沈老师一直反复讲授的“微妙微微妙”大概就是这样一种感觉吧！我静静地躺着，呼吸自然而然地放缓、放轻微，感觉专注于身体的那种微妙的体受。猛的，足背的痛、胀把我所有的注意力都拉回到脚上，学长的行针有点用力过度了。随后做终端筋膜松解，因为脚趾的被辗转，分散了我一部分的注意力，身上的氤氲感渐渐淡了，整个人安静舒服地躺着，觉知却清明地巡游在身体的外廓上。而不同施针者、比如男女，所引发的感觉也是如此不同。针毕，我的脸色变得润泽、光洁，较针前有很明显的改变。

以上感受纯粹是我个人在接受针刺过程中的体验，是以我既往数年的呼吸练习、身体体验、甚至是二十余年对中医之路追寻的蹉跎为基础的。而我们对自己身体的觉知、对手法针法的操控，实际是该动静结合、张弛有度的，觉知功夫的高阶应该是以静心清明作底的精细、微妙。这也是古人认识到、并传于我们的阴阳之道、太极之意。由此我才知道，我们既有的手法是多么粗糙、粗暴，从而干扰了病人身体的觉知，使它迷了路。诚如经言“知其往来，要与之期”“迎之随之，以意和之，针道毕矣”，只有医者心中和手下清明，才能觉知患者皮脉肉筋骨的势的微妙变化，只有心中和手下足够细腻、细微，才能引动其觉知，并引导其回归于本自具足的来路。如此已矣，法随心出。

七、西医学的进步与中西医结合

（一）西医学的进步

西医学的进步是非常快的，我举两个例子，现在西医学中有两门新兴学科，一个是“功能医学”，一个是“再生医学”。

功能医学的思维和理论与中医学非常接近。它认为疾病是一个整体过程，人体内在因素的改变是引发后续功能性或器质性问题的主因，当病人出现了症状，是要寻找症状的模式与背后的连接；认为同一种疾病可以有不同病因，强调要思考疾病产生的原因，要了解疾病来龙去脉的“地图”，认为上游机能的改变才产生了下游的症状或体征——这就是审病求因、同病异治、异病同治，也为后面治病求本奠定了基础。它也具有一种整体观，除了考虑个体因素、强调个体化医疗的同时，还考虑到病人所处的社会、环境以及个体成长状况等因素的影响——这就是整体观与天人合一。所以，它认为治疗不是处置“症状”，而是根据对病人生理机能变化的评估和诊断，检视系统的失衡，研究如何恢复正常机能，修正了导致症状发生的功能问题，症状就会自然消失，它也是以恢复人体正常功能为目标，而不是以治疗症状为目的——这又与中医“无问其症，以平为期”的思想一致。

又比如，近几年热门的有关“科学家发现‘人体新器官’——细胞间质”的话题，研究人员表示他们发现了人体的新组织或结构，一个以前从未见的充满液体的空间网络组织，该组织中含有互连的充满液体的空间，由厚厚的胶原蛋白“束”组成的格子支撑着。他们发现这些充满液体的空间存在于全身各处的结缔组织中，比如分布在皮肤表层下方，沿着消化道、肺和泌尿系统等围绕在肌肉之间。新的研究显示这种组织更像是一个“开放的，充满流体的高速公路”，而不是一堵“墙”（纽约大学Langone 医学中心的病理学教授Neil Theise 博士）。中医界将之解读为对“三焦腠理”和“经络”的验证。

过去数十年来，人体中这些充满液体的空间一直未被发现和认识，因为人们习惯于用显微镜观察细胞世界，但这些结构并未出现在显微镜下的载玻片上。现有的制作组织样本的切片、染色等操作会导致液体流失和结构坍塌，从而明显改变其外观和功能。而“体液”系统，是迄今为止在人体“精”的层面上最大的未知领域之一，作为构成人体的三分之二组分，体液系统里还有巨大的未知内容。体液的流动、代谢、调控正是“活体”与“死体”的本质区别，而结构却是活体、死体所共同具有的，这也是我个人不赞同把针灸“结构化”的原因之一；更遑论人生天地之间，还有气的层面、神的层面。

我以为诸如功能医学等新专业、新理论、新发现的出现和发展，是西医学的自觉进步，在某一层面上具备了真正的中西医结合的可能性和可行性。只是，西医同行们大概还未领略、或说尚未借鉴能帮助他们更好、更快提高的中医学理论和概念。而同时，西医学在技术、设备、甚至对人体认知方面的进步，也完全可以为中医学所借用和借鉴；另一方面，友军的教训和瓶颈对我们而言也是警示，提醒我们不要重复别人走过的弯路。

而再生医学主要是对干细胞的应用，在体外诱导下定向发展某种特定的细胞和组织，利用干细胞去替换或者修复人体已经损坏的细胞、组织、器官，使之恢复正常功能。这方面或许正是中医的不足之处，比如战争、灾害或者车祸等造成的急性损伤，以及外科手术的创伤修复、输血等情况，这些是中医的短板、西医的长处，是两种医学各自的优势和特点决定的。

西医进步很快，西人进步也很快，在学科发展之路上，我们中医人能否承接住祖先的智慧、不辜负中华文明的繁衍，领军新的征程？这样的新长征需要不同学科、不同专业的很多人从不同方面同时并进、共同完成，一句话，需要跨界的团队作业。我们可以不求一下子揭开生命和宇宙的终极秘密，但只要有一小步的进步，像这次发现“新器官”，引领人们逐渐认识中医、喜爱中医也是值得的。

随着现代科技的发展，相信会有越来越多的“新发现”“新发明”“新学说”问世，并与古老的理论和认知互证。不过，个人以为诸如所谓“人体新器官”的发现，不会是简单地对应于中医的三焦、腠理或经络，它大概只是揭示了三焦或经络的一部分真相，经典中有关人体气机运行和炁化的理念仍旧未被发现和阐明。不急，正像钱学森先生所说，“中医是前科学”，中医与科学其实是两兄弟，只是中医年长得多、通透得多，他静静地等待小弟长大……

（二）中西医结合

现代医学对人类健康的发展有两大贡献，一是抗生素的发明和运用，对于传染性疾病尤其是大规模的疫病是强有力的遏制，二是两次世界大战促进了外科学的发展，在急性的严重创伤救治上使人类取得了质的飞跃。对于感染性疾病的治疗，我不认为中医处于劣势，但是在创伤性损伤的救治和挽救生命方面，现代医学确实对人类做出了极大贡献。

因此，从整体人类的健康发展来看，我一直认为两种医学就像是共同攀登医学险峰的两队登山友军，无论是从东面爬坡的中医、还是从西面爬坡的西医，可能各自成功登顶的困难都比较大，而当两队携手一起攀登时，可能才会成功登顶。中国有一句成语叫殊途同归，不同的道路走向同一个目的地、目标，以此来形容中西医学的未来再贴切不过。好的医生以治愈病人为目的，西医、中医、主流医学、替代医学等称谓只是名相和工具而已，各有专攻和专长，也就是所谓的“技艺”。每一个医者可能有一样两样技艺用得熟练、顺手，但真正的大医不应该、也不会拒绝任何有益于病人疾病康复的技术、方法和理念。这或许才是

"道"吧，大医生也是艺术家。

两种医学体系之间相互取长补短、互通有无、并肩偕行，应该是医学发展的未来趋向。比如，在诊查技术和手段方面，中医人就应该取人之长、补己之短，尤其是近数十年"功能影像学"加上大数据的发展，为医学向腹地的深入提供了飞翔的翅膀。在我个人的求学探索之路上，就有不少次被西医师长和同道启发与开拓思维的经验。

2001 年，当我第一次知道正电子发射断层扫描（PET-CT）技术可以对人体的代谢成像时，我曾以为这是中西医结合的排头兵、桥头堡，虽然现在知道它还是太"宏观"，对中医的现代解读不是如此可以完成的。2001 年我在 301 医院读研，核医学科主任田嘉禾教授为我们讲课，最先给我们几十位博、硕士研究生看的是同一个人、同一个时段拍摄的头颅 CT 和头颅 PET 影像片。头颅 CT 显示的颅脑结构完美清晰；头颅 PET 的片子只有一个头颅的轮廓，内里是一片灰白色。田主任问听课的数十名医学研究生：如何解释？无人能答。答案揭晓，这是一位死者的影像片，死亡后所有的组织结构仍旧存在，但功能已然丧失。之后，田主任讲述了一例病案。一位老干部既往有冠心病史，来医院进行例行体检。这一次他本人自我感觉良好，各项常规心脏检查结果也均过关，他、以及他的主治医生都对他目前的身体状况和检查结果满意。然而，最新的 PET 心脏检查结果提示心脏影像呈字母 C 形，下壁有一部分未显影。当时田主任即告知病人注意心脏情况，并立即电话通知了心内科主治医生，但患者和他的心内科的主治医生都未以为然、未予重视。在 PET 检查十五天后，病人突发下壁心梗。课后，我立刻跑上讲台请教田主任："我是学中医的，在过去中医业者中曾有'预测疾病进展和预后'的说法。PET 可否承担如此的预测功能？"田主任看了我一眼，缓缓地说："这个工作，要由你们来完成了。"此后，我也曾关注过 PET 技术的临床应用，多数是用于检查癌肿的发生和转移，另一项主要应用是用于未病人群的体检。当年我的硕士研究课题是中药对血管性痴呆（VD）的疗效研究，观测指标除了服药前后的大量智能和生活量表对比外，有两例进行了服药前后的脑代谢 PET 对照，结果令核医学科做检查的医生惊讶：患者的脑代谢有了很明显的改善。

2002年，原301医院病理科的纪小龙教授也为我们讲过一课。当时他刚从美国做访问学者回国不久。课上他提到了“原子力显微镜”，据说可以直接观察活体细胞的功能活动及出胞、入胞过程。他在美国时没有足够资金购买其他人的标本，就以自己的尿液为标本进行观察。据纪教授说，当时中国只有两台这样的设备，均在京沪的高能物理研究机构，未见有医学研究者使用。现在又有了“共聚焦激光显微内镜”，可以深入到组织内部观察细胞显微结构。这些高端仪器是人类的好帮手，可以帮助我们进入并深研过去未知和无知的超感官领域。比如，有关经络的研究，是否有结构实体？如何测定它的功能？它与人体的整体调控如何联系和沟通？这些问题的解答均需要有一个现代技术可以测量的切入点，希望随着科技的发展，有一天经络的真实面目会被科学地展示出来。

西医学的进步依仗的是现代科学技术的发展，而科学技术是全人类的共同认知和共有文明形式，不该被中医所排斥，而是应善加利用。举例而言，我国的风云四号气象卫星上装配有大气垂直探测仪，这种利用傅立叶变换原理的探测仪可以为大气做“超级CT”，从地面开始把大气层“切片”，可以将大气层切成上千层，并测出每一层的温度、湿度等数值，为灾害性天气监测和大气化学成分探测服务。过去有理论认为青藏高原的冷空气下沉、并流向东部，抬升那里的热空气，这个变化过程主要是理论推测，并未实际观测到过；风云四号探测仪获得的数据很可能让我们首次真切地“看”到这个过程。这样，《素问·阴阳应象大论第五》中“天不足西北，故西北方阴也……地不满东南，故东南方阳也”“东方阳也，阳者其精并于上，并于上则上明而下虚……西方阴也，阴者其精并于下，并于下则下盛而上虚……此天地阴阳所不能全也”的论述或许就会有可视化的验证。

（三）关于中医学的现代解读

在人类数十万年的发展历程中，对于世界和生命，我们还有很多的未知和无知领域，科技与中医的关系实质就是古人所谓的“器与道用”的关系。中国古人认为凡物皆生于阴阳二气的变动，阴阳之变引发了万事万物的发展演变。对阴阳之变的概括，正如《周易·系辞》中所论述的：“形而上者谓之道，形而下者谓之器，化而裁之谓之变，推而行之谓之通，举而措之天下之民，谓之事业。”无论是有形、无形，抑或有质、无质，凡能对阴阳之变有准确把握和化裁运用的，就符合道之意、器之用，有通达利民的功效。“道”的变化必然引起“器”的变化，反之亦然，道、器之间的转化也可以使事物随之变化。器，谁都可以用；道，往往日用而不识。对于今天的我们而言，可以通过对“器”的深入来寻求对“道”的认识和理解。

中医学，是形而下之器与形而上之道的结合，且是以“无形为本，有形为标”，虽然过于强调“形而下”或许有舍本逐末之嫌，但科技对于中医也是器的利之用，可以帮助我们多一种观察世界、认识世界的途径和角度。

我们今日所处已经是器时代，我们脱离不了以器为利的科学技术的影响。但当今科技的两面性及其瓶颈也日益显现，科学长于对固态有形、可测量的物质及其形态、性质的研究，即“物质性”；而其局限是对于无形的、易变的、难以测定的存在形态和参数尚未有实质性的认知。对无形、未感知世界的初步研究和兴趣，使得有识之士自觉或不自觉地由“器”向“道”回归，或许这也是社会发展的大势所趋，符合螺旋式前进的规律。

以科学解读中医有时候可能不得不“东足适西履”，以适应和契合现代大多数人的认识与理解，实际就是一个“翻译”的过程，在“中英文”之间构建一个交流、沟通的桥梁。只要行起，徐图渐进，不断前行，应该终有成效。现代人与中医的隔膜在于思维模式和认知角度的不同，即便是当今的多数中医业者也都是经受过现代基础教育（科技）之后才进入中医的学习和实践，所以对中医的深入具有难度也是自然，甚至有时对中医的解读出现自相矛盾也并不奇怪。

只是，对中医的研究和解读，如果不从活体的“生命功能”入手，所有的“新发现”都会不了了之。比如，2003年我在北京协和医院读博时，生化教研室的一位黄教授给我们讲授“神经-免疫-内分泌”网络系统的概念和理论，我当时很兴奋，以为是对经络学说的现代解读；但至今查到的文献，大多数都是针灸业者把这个概念运用在论文里为解释自己的观点背书而已，西医主流并见不到相关更实质性的研究和论文。所以，如果对于中医与传统文明的现代解读只是拿一些指标、数值、图像等诠释，则很可能只见树叶、不见树木，更难见森林了；不过，人的实践活动本是思与行的统一，思考问题我们需要升维、站到高处俯瞰全貌，解决问题则要降维、放下身段从实处做起。

再如，有人说“经络是信息和能量的通道”，那么测量这个系统是否可传递信息和能量，以及如何传递就是很重要的工作。现代科技在捕捉和测定所谓的“信息”与“能量”上，尚缺乏合适的设备和指标，即人类的认知和技术尚未发展到对“形而上”之信息或存在形式进行实质与深入研究的阶段。“经络是信息和能量的通道”，只是现代语境的解读，还是停留在可感知、可测量的“物质”层面的概念上。目前有关经络的绝大部分研究也都是在“精”的层面上做文章；而中医理论里有关“气”和“神”的概念，至今未被认识、更不要说有对应的定义或指标去描述、去测定。虽然对经络实体的研究仍未取得突破，但针灸业者每天都在使用“经络”“腧穴”的理论和概念，且有临床实效做基础，一旦对经络“可视化”的研究取得成果，则经络应该不再神秘，也会让对经络的质疑偃旗息鼓。因为，经络本不神秘，是人体与生俱来、本自拥有的，只是我们日用而不知罢了，以至于被人为“神秘化”了。

神、气层面的经络感知、感应是超越感官六识的，要超越现有的“界”的维度去探知。因此，如果技术没有突破，解开经络之秘恐怕为时尚早。这是目前之“科学”和“技术”的局限或说短板。但，在对外宣传与交流中，这样的研究仍是必要的，我称之为“翻译”——古今的翻译、中外的翻译。现代科学讲究直接的科研证据，不管我们以前和现在知道多少关于经络的理论和假说，甚至能用经络治病，如果没有直接证据，特别是结构实质，都是不足以让人信服的。只是，中医的“被证实”还有待于科技的再进步。中医本身不需要再去发现或发明什么，我们的祖先对于自然、宇宙和自身的认知已然触及宇宙生成和生命生成的源头。期待科学技术有更多里程碑式的发现和发明，可以证明中医的“科学”内涵，让更多的人认识中医、拥护中医、热爱中医、发展中医。

就如同我们站在一、二、三层楼看风景的角度和高度不同一样，楼层不同，看到的景致也不相同，但每个层次都真实存在，只是个人所见之“风景”都是自己眼中的客观而已——这一点，要相互尊重、相互理解。宇宙自然的奇妙，真的超出我们的想象。很多真相，真的不是我们所“想”的、所“以为”的，相、象、像都是人认识世界的印象，都反映出真相的部分准确性；只有“想”夹杂了主观的猜测，对真相的认知已有了扭曲和变形。所以，不要去“想”，去“观”就好——一眼所见即是，中医的法门是观。所有的真相一直都在那里，只是我们的感官太粗糙，遗失了太多信息。

每个时代每代人都在用自己的方式解读经典、运用经典，处于过去与未来间的连接处，这也是传承和发扬，更是每一代人所独具的任务和使命。所以，我们也不一定要100%还原古人的认知过程，我们有我们的语境、认知和社会环境，只要认识到共性、规律、即“道”的存在就好。这大概也是先贤们所期望的吧？我们都是接受过现代科技洗礼、凡事要看到“证据和证明”的人，如果在形而下的层面上能让人们更了解中医、进而相信中医，哪怕远不完美也是进步。

正是因为现代科学技术发展的迅猛和普惠性，科技的突破性发展对全民都是利好，所以，王力平老师、沈志刚老师等一直致力于把古人由修炼而得的认知、体悟，以现代人能够理解、接受的语言和方式传播、普化，把应该共享的文明成果传递给全体民众。健康和教育是每个人都该享有的权利，在今天这两项需求或许必须依靠技术的力量才可能尽快、尽广泛地得到满足。所以，中医同样不该排斥现代科学和技术的加入与解读，中医人也不该拒绝技术的帮助。还是那句话，或许最终会是中西医携手、互补短长，共攀人类健康之峰。

八、中医学的教育和研究

中医传承了千年，时至今日，该如何结合现代社会的现实状况继续发扬、继承下去，这是很多中医人都在思考的问题。

（一）关于中医师承的看法

从我自身的学习经历来看，学医肇始即是接受了现代高等教育模式的灌输，以既往中学教育所传授的现代科学知识和思路为基础，来学习另一种迥异的理论体系、思维模式，要硬生生地把以往的直线式思维改换成圆周式思维，从白话文转变为文言文的学习；同时学习着西方医学的生理、病理、药理学等课程，两种学术体系、思辨模式的冲突在所难免。加之大班授课、课堂讲学、卷面考试的教育形式，类似于现代工业的流水线生产，由此教育出来的“产品”难免有不伦不类之感，其质量自然参差不齐，不中不西或半中半西者蔚为可观，我自也是其中一员。

等到临床实习、临床工作之后，绝大多数中医学生又沦陷于现代医学的门诊、病房诊疗模式，临诊患者首先考虑的是西医的诊断、检查、检验，进而依据西医学检查、检测结果给予立法、选药、治疗；所谓的中医中药内容，也不过是依据一些中医学名词、术语，因症选药、择方，难以体现中医学整体观念、辨证论治、因人因地因时治宜的理论和方法学特征，更遑论体现中医的疗效优势了，中医学术地位的边缘化已是不争的事实。

中医学在中华民族繁衍、发展过程中所起的举足轻重的保驾、护生作用毋庸置疑，甚至在世界自然科学发展史中的地位也是无可取代的。作为中医人，我们如何来挽救中医学术、继承中医学术、在先辈与后代之间真正起到承继的作用呢?

中医学以往的育人模式是“一对一”的师带徒形式，弟子拜师后长年跟随老师学习、生活，在这种“贴身”的育人模式下，老师学术特点的复制性极强，弟子日后的悬壶生涯大多深深地打下老师风格的烙印，中医学也由此产生了诸多流派和学术争鸣，一方面促进了中医学术的百花齐放、繁荣多样，另一方面也造成门户之见、道统之争，成为中医学发展的阻碍力量。随着社会的发展、人口的增加，既往中医人才的培养模式已不适应发展需求，培养的人才数目远远低于社会所需，因此以现代高等教育体系培养中医人才的现象应运而生，但由此也失去了中医学基本特征及精髓，培养的“成品”反成了中医的“掘墓人”。正是对于这种教学成败的反思，在近年来又逐渐提倡回归中医育才传统，重新采用“师带徒”的教育模式。但现行的这种“师带徒”模式是否真的能培养出优秀的中医人才、传承中医学术呢？

我以为本科阶段的中医教育，类似于基础教育，使一直接受现代科学教育的青年学子首先建立中医思维模式，接受中医基本理论，知道中医是什么？中医怎样治病？在临床摸爬滚打工作3～5年，见识过一定数量的临床病例、积累了初步临床经验，也产生了一定困惑和疑难后，再进入跟师学习，类似于研究生教育阶段，带着疑惑和问题、带着失败和挫折，才能真正扎进中医学术的汪洋大海中，这时的学习才是真正为解决临床问题而来，才能做到学以致用、解决实际疑惑。而这一阶段的学习要打牢中医学术基础，从源头夯实中医学理论体系、建立真正的中医思维模式，因此除临诊跟师、临床实践外，还要博览古籍、精研经典，从道、法、术多个层面进入中医学真正的学术领地。此时学习老师的一法一术已不是主要目标，了解老师的理论脉络、学习老师的思辨方法、掌握老师的医道，才是学习的根本，由此这一体系的传承才有实现的可能。

跟师阶段的学习，对学生而言，夯实理论基础、拓展理论广度和深度是学习的基本要求；临床实践中，以疑难问题导入，厘清老师的思辨路径，学其法、得其道方是传承的目的所在，而非一方一法的传播和复制。这一阶段的教学和学习，可借鉴西医三级查房制度和住院医师培训制度的经验。比如，三级查房制度即是一个主诊医师带领1～2个主治医师，下辖5个左右住院医师，管理30个左右住院病人。住院医师通过管理患者的日常诊疗活动，逐渐掌握临床思辨方法和诊疗规范，通过对患者的密切观察和沟通，用3～5年时间掌握本专业常见病、多发病的基本诊断和治疗规范；主治医师通过引导住院医师管理患者日常诊疗工作，解决各种复杂、疑难问题，并掌握学科动态发展，跟随学术发展方向；主诊医师通过每周1～2次大查房，整体把握本组全体患者的病情缓急难易，针对复杂病证、疑难病情提出鉴别诊断思路和治疗方案优劣比较，确定具体患者的最终诊断、治疗方案。

在这方面，北京协和医院的“导师制”与中医师承学习相似。该制度是通过实地教学，以一对一的传帮带，经过近十年扎扎实实的临床实践，培养了一批又一批医学专家。在跟师临诊过程中，以实际问题为启发，厘清逻辑思辨、寻求文献佐证，二者不断结合、相互印证，由此才能挣脱书本的束缚、学到实际可用的经验，才能培育真正的医学专才。协和医院的“导师制”以“小班、个体化、手把手”为教学方法，采用“案例教学”，遵循少而精的原则，虽“产出”少、但真正能培育英才，将医学学术传承发展下去。每个导师的言传身教真实而鲜活地呈现在学生面前，不仅从学术上对学生产生影响，在个性上也使学生感受到导师独特的人格魅力，在一对一的教育、交流中，医学学术得以一代一代传承，并提炼出共同的理念和理想，进而形成以文化立足的博大理论体系。“一对一”的导师制，使老师能对学生精雕细琢、因材施教；也使学生不仅在学术上得以引导，在品性修养上也得到潜移默化的影响，进而不仅学习老师的医术，还学习老师的品格，培养一代又一代风采各异、德艺双馨的医学精英。

“导师制”也好、“师承学习”也罢，都是强调“一对一、一对几”的精耕细作，在数年形影不离的教与学的过程中，改“流水线”生产为“手工作坊”制作，把一个个面目雷同的批量产品改造成独具特色的艺术精品。

（二）有关中医教育体系建设的建议

而从中医学整体的现代教育体系建设而言，首先是关于课程的设置，应该以经典课程为重中之重，要作为必修课程，且必须修好，甚至不合格者可以淘汰。基础课是翅膀，在现今的社会发展时态下，中医必须做“现代的中医”；况且，无论中医、西医都是对同一个人体的认知，除了“语言”不同，对真相的认识不应该矛盾。所以，现代中医还必须掌握现代医学的生理学、病理学、生物学知识，这是对人体生命认知的取长补短。

对于文化课，也是一个中医该具备的修养，但从培养时长和实际需求的迫切而言，可以作为锦上添花的配置：高层中医人才必需，但为满足基层医疗需求，基层医生可以作为辅修或选修。这也是因为中医教育有多层次、不同需求的缘故。

教学方式一定是基础学习与临床学习相结合，而且可以参照西医学的专科医师培养模式，最后要有三至五年的临床学习。性质定位可以以民办为主体、国家支持为保证。关于生源和定位，首先在定位上可以按需多样化。我曾经给乡医讲过课，他们面对的是广大乡村基层老百姓。乡医们急需的是技术，而且要能拿来就用。我本人是在北京的公立医院，面对的是广大医保患者，也是普通的老百姓，他们需要的是更好的生命质量、健康人生的护航。在公立体制之外，城市里现在有一大批所谓的“中产”以及“高端”人群，他们需要的不仅仅是健康，还有心理、甚至是文化的获益，就像丰子恺先生讲的“人的第二、第三层楼”的需求。

上面这些，还仅是就中医之用而言。而中医本身其实还肩负着另一个更重大的使命，中华文明和道德观的交流、普化。这需要培养具有更广阔眼界、胸怀和格局的中医领军人物，首先要具有中西医的跨界眼光，和中外交流的自信和气魄。

由以上现状看，中医教育机构的定位有低中高不同的层次，即所谓的基础教育、本科教育、研究生教育，甚至还要有更高级别的专才教育。而生源，与定位相对应，有学习实用技术为主的初级学员，比如广大基层从业者；有学养兼备的主体业者，他们工作在城市，以接受过高中以上现代教育的年轻人为主体，对他们的培养首先是思维模式，然后才是真正的中医技法。这些人是中医的主体，中医的实践和振兴的主体是他们。至于说所谓的“高端人才”的培养，应该不仅仅是三五年的学校教育或纯粹的专业教育所能的，这一定是中华文明和现代西方文明的通才教育。而且，不可少的、要有中医特有的“修炼”教育，这是中医自信和立足的底气所在。

整体上，中医教育乃至中医实践就像一座金字塔：基座，知其用者；塔身，知其然者；塔尖，知其所以然者。希望能建一所中医的“西湖大学”。

我自己是学院派科班出身，中医的高等教育就目前而言是必须的，这是基础。就像盖房子，学院的高等教育是教给学生建材的知识，如分类、材料、塑造之类；临床学习是教给学生如何盖房子。目前的中医临床教学实际是失败的，大多数是在教“套路”，或者教学生按照“图纸”的固定模式盖房子，以致于盖出来的房子千篇一律、死板单调、仅仅满足住户的基本需求，甚至稍遇情况改变就造不出房子了（不会临诊诊疗）。

一个真正的中医学生的“养成”过程，我个人以为不是一个老师自己所能完成的，一定是学院的基础教育和临床各科多位老师的共同努力，才能培养一个合格的、多面的真中医。所以，传统的“师带徒”中医教育模式在现在有局限性，现行的中医高等教育也有其短板，西医临床培养模式也有可借鉴之处。这样的整合，才能使中医完成“弯道超车”，回到她应该有的位置。

我曾经因为对自身专业的迷茫，去到西医同道伍中混迹七年，终于看到人之长、短，己之长、短，成为铁杆中医。以我与西医同道共事共学的六七年经历看，我以为中西医是爬同一座山的战友，只是一队由西坡爬、一队由东坡爬，或许最后需要两队携手登顶。

（三）关于中医药研究

关于中医药研究，有学者认为目前离不开三条路线，一是沿中医药自身理论体系继承发展，即发展“纯中医”；二是在现代医学理论视角下研究中医药；三是从大科学角度切入，推动中医药自身现代化。“在中医药理论指导下，实现中医药现代化”，前提是回归中医本源的思维和实践模式。

我认为“实现中医药现代化”是好事，终于有科学界的研究者要研究中医、研究《黄帝内经》了。而任何新生事物都不会一帆风顺，尤其是在初始阶段，都会遇到非议和反对意见，关键是自己要做出来真的东西。至于路线正确与否，不是主要问题，因为这只是提出问题的开始、并不是解决问题的道路。行动和实践总比什么都不做或者空谈好。科研需要从实际出发，哪怕起点很低、甚至很幼稚，但需要有人脚踏实地地开启一个切实可行的开端。

现在的中医学术发展已至谷底，不但业者临床水平急剧下降，更可悲的是成为江湖“道具”、被别有用心之人拿来作为敛财或争名的工具。但，这是中医被用坏了，不是中医不行、不好。中医是“前科学”，不是早期科学，是超前科学。中医，也绝对不会是玄学或所谓的“特异功能”，她是以人体为实践载体的数千年的经验和理论积累。当代中医的衰落是教育理念和思维模式的丧失。在西学东进之后，国人因为国力的衰弱，丧失了文化自信，从而一味以追赶西人足迹为先，以至于在两种文明的思维和理论、理念冲突中，我们丢掉了自己的长处。但这些东西都深深刻在我们每一个中国人的基因血液里，在合适的机缘会被唤醒。

第三章　诊治原则在针灸临床中的运用

一、何谓针灸

我一直认为：针灸是所有医疗技术中站在最高阶的那一个，所谓“一针二灸三汤药”。当然，我此处所谓之“针灸”是个广义概念，凡是以调整经络为基础的治法都属于广义“针灸”之列，因为“调整经络不独一法（详见后文第 246 页‘经络之用’）”。但，在这几种传承千年的中医技法之上还有一个“术之祖”，即导引。所谓真针灸者，导引罢了，导之引之、以气领之。

当然，所谓“导引领气”并不是说只单纯追求“气”的引导、舍弃对肉体“结构”的调整。肉体结构是我们行针的基础，但不是唯一的出路，或者说结构只是“舟筏”，渡过一条河流之后再抱持着这条船，我们无法走得更远。古今中外的修炼者尚且要“借假修真”，借这个肉体的存在修炼心性的清静精纯，我们怎么可能舍弃这副皮囊而谈针灸的诊疗？但它真的不是唯一。

现有多数通行的技法，比如调结构、张力牵引、对筋骨连线等，我个人以为都是导引之意。打个比喻，一条街巷的某一段堵塞了、坍塌了、狭窄了，甚至扭曲了，我们处置的方法是挪走堵塞物、再通街巷空间（空间是虚而存在的，它的显现靠的是四周的“墙壁”，这也是结构的功用）。这是首要的工作。街巷清通了，人流、物流（气血）自然就会在街巷里行走，无需谁去吆喝。但，街巷之所以成为街巷有它的功用，那是因为它所具有的空间，而不是有四壁即成街巷的，切勿买椟还珠、认指为月，抱持着结构的四壁以为得了“真理”。诚如《道德经》所言：“三十辐，共一毂，当其无，有车之用。埏埴以为器，当其无，有器之用。凿户牖以为室，当其无，有室之用。故有之以为利，无之以为用。”有，只是用之“利”而已；无，才是所以为用。关于有与无的“利”“用”关系，在道家著作中有很多论述，除《道德经》外还有像《庄子·逍遥游》《庄子·人世间》等各篇中都有“无用之用”的记载，对于以有为善、以多为善的现代人而言，有警醒作用。

针灸太美，我一直认为以针灸为代表的非药物、非手术疗法是最绿色、最高阶的治疗方法（术），它站在人类医疗阶梯的顶端，虽然眼下它似乎走在末路上。不同于内科的遣方用药，需借助外来的单向偏性药物治病，针灸是以经络系统为基础、借助经络系统“处百病、决死生、调虚实”的双向良性调整作用，启动人体自我修复、疗愈的开关；而另一方面针灸还是个手艺活，针灸医师是“手艺人”，要靠手下的功夫来说话。

虽然所有的中医都一样，首先要运用中医理论和中医思维去收集疾病的病征、舌脉，去辨析疾病的病因、病机，去思考对治的治则、处方——这一点无论内外妇儿还是针灸、推拿、心理疏导等都是一样的，但在最后施治阶段的实操方法上，所谓的“各个专科”就分道扬镳了，或用药、或用针、或用手法、或用导引、或用意念、等等，甚至还有现代医学之手术。而其实古代的明医、上工没有哪个是把这些技法分开、分科应用的，扁鹊的故事就是实例。

“精气神”是中医理论对人体构成的重要认识，精相当于物质层次，有形有质；气相当于功能层次，有质无形；神相当于高级调控系统，又有有形无质和无形无质两种形式。从业二十余年，我所认识的针灸是“定位艺术”，定病位、定穴位、定刺位。这是我们这些局限于“精”的层面的下工、医匠所达到和操作的层次。而实际，针灸应该是“定位调气调神艺术”，这时才涉及“气”“神”层面的调整，但如此境界，施针者若没有达到调自身之神、气自如的地步，大概即便知道有神与气之调也是枉然。至于在哪个层次调气、哪个层次调神？应该是所有层次。

另一方面，精、气、神又有各自的多个层次，在“精”的阶段，我们也可以做到“调气”的初阶，比如调脉气和卫气。而以我们的水准，能调整的其实也就是这脉里脉外、分肉之间的营卫之气、经脉之气罢了，至多是个“移精变气”的程度，但我们可以以有形调无形，以无形治有形。至于“调神”，若谓“调病家之心神”，即五脏精气之所主，我们也尚有可为——类似于心理治疗的暗示、催眠之类；但若要想动一动病家之元神，若没有转换时空的能力，窃以为所谓的调神不过是臆想罢了。

中医讲究取象比类，中华文明讲求道法自然，大自然是我们天然的母亲。我们的祖先从天地、星辰运行的循环往复中认知了自然之理，又反证于己身，达到“天人合一”的境界，并为我们留下详尽的“导游图”“说明书”（《黄帝内经》等经典），唯恐我们后辈迷了途，却可惜终究子孙不肖，遗落了先人的珍宝。

我们所寄身的地球的生命力的体现是什么？是地球上物质生生不息的流动、交换和循环，比如河川的流动、水分的循环、植物扎根于泥土的水土保持，乃至食物链的更迭轮替。地球上物质、元素的循环交流，比之人体，就是除解剖实体之外、人体生命物质和能量的新陈代谢过程。这个过程所因循的路线就是祖先记录下来的“经络”系统。针灸之所以美，是因为它遵守了经络的规则。先不要问“经络如何被发现”“如何被验证”，我们迷途太久，让粗糙的物质闭塞我们的耳目已经成为习惯，所以我们关闭心灵、只以所谓的理性和逻辑作为对外界的沟通，而我们可怜的肉眼凡听又能接收什么狭窄波段的信息呢？即便是当前“先进”的技术工具，也不过是五官功能的延伸罢了，并没有从本质上取得什么飞跃。我们所见所闻的都是有形有质的物质层面的玩意，至于“气”与“神”连说起来都是被嗤笑鄙夷的。但，形、质形成之前是怎样的呢？古人说“气聚成形”，有形就有能量，有一个活生生的肉体存在，就有其物质和能量的流动代谢，只是这个过程中会卡带、会死机、会积存“垃圾”。清理、维修的过程是调硬件？还是调软件？抑或更换零件，甚至重新装机？针灸是手艺活，但在现在这样一个工业化的时代，能成为“艺术家”的手艺人似乎不多，两者的差异在哪里？

我曾上过三位欧美康复运动医学领域大咖的课，当我们惊叹于西人对肌筋膜链的发现，膺服于他们对生物力学、运动发育、核心稳定、甚至精神心态对身体影响的认识和熟练运用时，我们以为我们遇到了新知；当业外的健身教练们发现通过松解筋膜可以改善语言障碍的问题时，我们以为他们有了新发现；而这时我们的祖先却在上面微笑。因为当真理以一种面目出现受阻的时候，她总会以另一种面目出现。经络，一直以来都以针灸为呈现的面目，而今却不知不觉地转换着模样。

综上说述，我对针灸的定义是“定位艺术”。首先通过四诊合参，判断病人的病位在哪里：在经、在络、在脏、在腑，还是在气血营卫；其次通过对其气血流行异常的分析，即对病机的判断，寻奸抓独、定出在哪里治疗取穴；第三手下操作定出其刺位在哪个层次、针刺要到达的位置，在此如何引导和还原病人的气机流行，即知其形气的顺逆往来、明晰治疗层次所在，选用补虚泻实、调其阴阳，使得空虚涩滞或者瘀阻不通的腠理空间恢复顺畅、流通。所以，这里的“位”——病位、穴位、刺位，绝不是一个点，而是一个立体的、具有时间因素的空间。《道德经》中说“有之以为利，无之以为用”，就像一间房子，四壁和屋顶构成房子存在的结构，而它们构成的房子的空间才是我们要使用的部分，没有四壁我们不知道这里有一间房子，但我们使用的不是四壁而是四壁构成的空间，所以“有”是我们使用物品的便利和借助，我们要用的是其中并无实体的“无”。针灸治疗也是如此。

比如，经脉是什么？《灵枢·经脉第十》中说十二经脉“伏行于分肉之间，深而不见”，经脉不是肌肉、骨骼、血管、皮肤，它是肌肉、骨骼、血管、皮肤等组织围绕构成的空间，是气血流动的通道。没有周围的这些组织，我们看不见通道在哪里，但这些组织不是我们要去治疗、刺激的部位，我们要用的空间是它们围成的通道，这就是经脉。就像我们城市里的街巷、道路，街道两边都是房屋的墙壁，墙壁提示我们这里有一条路，我们行走在墙壁所围绕的街道空间中。如果没有这些墙壁，街道的空间仍旧存在，只是给我们的分辨造成一定难度，有了这些墙壁，我们就知道“哦，我应该走这条路”。

穴位是什么？穴位就是街巷中每一栋房子的门洞、窗户，我们走进一栋房子的大门，之后再走入房间中，“门户”是腧穴，是经脉上气血、经气出入的开口，也是我们能够去影响“屋内”人员出入和数量的地方，就像人出入房子的门户，当我们在屋内面临街面时，我们可以通过窗户看到外面、流通空气。但这不是人出入的通道，因此腧穴是房子面临街巷、供人出入的门户，而不是临街所有的门窗。如同房屋的大门，人体上的腧穴不仅是一个立体空间，它的开闭也是有时限的，这段时间它是开放的、那段时间它就锁闭了、门关上了。所以，我们给病人治病的时候，取穴一定是要选那个开着的门，我们要去敲那扇可以打开的门，锁着的门去敲也无用，针扎上去也未必有效。

以我个人的临床观察和经验而论，我所运用的这样一套诊断、治疗模式对三类病证的临床疗效较其他病证尚算明显，第一类是脾胃病证，第二类是咳嗽、喘憋等肺系病证，第三类是皮肤病证，另外对妇科疾病疗效也尚算满意。这三类病证的特征是均属于太阴病证，这就是后天一气的周流炁化，也就是前文我们一再强调的那个“圆”、那套炉子水壶系统、那辆车。诚如经言：“真气者，所受于天，与谷气并而充身者也”，这是人之后天由太阴肺与脾所化生的精气之由来。这也提示我们，虽然我们现在或许尚不能调病人之神，但我们可以用针调其气——调其一身阳气。《黄帝内经》中说胃气是“五脏之本”“平人之常气”，我们普通人最常见、最常用的就是太阴之气，亦即“后天一气”，这也是后世很多医家所注重的脾胃之生气，但私以为“后天一气”还应该包括手太阴肺金之气。

所谓肺随胃降、为脾所生，主气、主治节、朝百脉，肺之呼吸是人身中极其重要的节律之一，对人体气机升降出入的调节具有举足轻重之功；又“上焦如雾”，对人体周身气、液、血及脏腑功能具有“相傅”之能，故与脾胃一起构成人体后天气机周流中调节、治理的核心。人体气机周流过程中，易被忽略的一个关键处就是肺之阀门开启大小的调节，大了则热量、热气散失太过，壶中水难以蒸腾化汽，小了则热气闭在体内生热、生湿，出现瘀堵；而我们的先天早定，是出生之前的事，出生刹那脐带剪断，脾、肺才开始了完整的功能运转，有了自给自足的给养方式，摄食和内外呼吸。

为何脾、肺均称“太阴”？俗语有“内科不治喘，外科不治癣”之说，但我目前临床所用方法对脾胃、喘咳、皮肤癣疹这三类病证的效果尚可，诊后我自己琢磨“为啥有效?”如《素问·玉版论要论第十五》所言：“阴阳反他，治在权衡相夺，奇恒事也，揆度事也。行奇恒之法，以太阴始。”太阴者，脾肺，二者统领人体后天一气的生化、周流，脾为后天气血生化之源，肺具生气通天之能。而上述三类病证其实都与太阴有关，我的法子不过是可以“调阳（卫）气”而已，故合于太阴主后天一气之理。所谓后天一气者，三阴三阳之“六”的运转周流罢了。

“知其要者，一言而终，不知其要，流散无穷”，我未考证上述俗语始自何时，但可知中医后学已渐失祖先的宝了。喘、癣不应该是难治之病。而后天者，“天气”也。人体中接天气者，口鼻、肌肤而已，故有“善治者治皮毛”之谓。但这类方法的局限在于，只是治“病”；对于未病者，恐并不比其他方法见效快。目前各家热门的治法中但凡出众一些的，仔细想来也不脱“治表治卫”之意，也不过是调一身之表的这圈儿卫气而已，进而影响营气、宗气等。而其实，周身一气耳，各种气之名不过是异名而同出罢了。

而我们这一身之气（尤其是卫气），仅仅放在这身皮囊里去摆弄，终究是不究竟。中医的整体观是把人放在天地之间去观察、去认知的，所以，一身之气的周流运转也须得放在天地之间才能更精准地把握其机。至于，临床中各种遵循“大样本”“循证医学研究指南”之类的诊疗方法，我个人认为并不适用于每一个特异的个体，临床诊疗的实质还是个体化治疗，需要对一个一个个体进行特异性的一对一治疗，所有的“循证”，最后还都要落实在每一个具体的“个人”身上。古人之“因人因时因地”原则，放之四海而皆准。

人有先天、后天，先天是父母所给予，我们改不了；我们能改善和调整的是人之后天一气的周流。前面我们讲过，人体有先天四象、后天五行和六经，其中后天的五行彼此按照生克乘侮的关系相互影响、相互制约，六经按照气机升降、出入、开阖枢彼此交替转换，其中的后天之本脾土与先天之本肾水之间又有水土合德的体用承载，这两者构成一气周流中的炁化主体。

二、关于经络

（一）什么是经络

在我的针灸老师王居易教授的诊室里挂着一幅中堂，上书《史记·扁鹊仓公列传》中的一段文字：

> 一拨见病之应，因五脏之输，乃割皮解肌，诀脉结筋，搦髓脑，揲荒爪幕，湔浣肠胃，漱涤五藏，练精易形。

王居易老师解释说这是描述上古名医俞跗诊病疗疾时所用的具体方法，至于如何操作，今人尚未完全明了。也有学者认为，这个记载实际就是对手术细节的描述，且具从皮肤、肌肉、血管、肌腱、神经（髓脑）到腔膜（荒幕）、肠胃、五脏的严谨顺序和手法。最初，我对这段文字仅停留于“知道”的层次，对如何应用于临床未及思考；随着学习和临床实践的深入，逐渐对《黄帝内经》所论述的经络医学理论有了些许感悟和运用，才对这段文字慢慢有了一点粗浅的认识。

1. 经络是生命活动场所及过程

经络学说是中医理论的基石之一，但现在人们对“经络学说”的科学性仍有质疑，对“经络系统”是否存在还有争议。

人之感官的观察能力有限，肉眼可见的大体是解剖中的有形组织和结构，但生命体中还有肉眼不可见的存在形式和运动模式。借助现代科学仪器的便利，扩大了人体感官感知范围的广度和精度，一些未知的、过去认为是无形的、不可见的、“形而上”的物质存在形式变得可见、可知、可测定了，比如物理学界对电场和磁场物质性的发现，所以，对于人体的经络、腧穴、神气等中医认识，我们暂且不急于让“科学”来证明，相信随着科技的进步终究有被我们“可视化”“可测量”，重新认识的那一天。

《灵枢·经脉第十》详细记载了十二经脉的分布、循行及其虚实病候等内容，着重说明经脉具有“决死生，处百病，调虚实”的重要功能，明确指出“经脉十二者，伏行分肉之间，深而不见”，说明经脉是深藏在分肉间隙之中的。所谓“分肉”，是指人体内各部的筋膜、肌肉、肌腱等组织，这些组织之间有缝隙间隔和连接，其间就是十二经脉循行之处，是经气运行的主要通道。中国古人不仅有解剖知识，而且具有“活体解剖”知识。王居易老师强调：所谓经络，不过是人体各种组织移形、包绕的组织间隙罢了。而正是这些间隙，构成了人体最小组织结构——细胞生存的内环境，并由之或直接或间接地沟通了人体与外环境的交流和交换。所谓经络者，“乃行血气、营阴阳、调虚实、应天道、决死生、处百病，不可不通者也”，此是对经络功能的高度、准确概括。人活着，经脉“营阴阳、决死生、处百病”；人死了，经绝脉断，经络丧失其流动性，无从觅也。

因此，可以认为经络是存在于身体各组织器官中的缝隙，内含气血等精微物质（包含人体内环境之体液、血液、淋巴液及流动于其中的细胞因子、递质等生命信息物质）。这些精微物质在活体的生命活动中才能流动，形成各种组织器官之间、各个细胞之间以及细胞生物膜内外的电势、渗透压差等，进而在人体各个组织结构间形成灌渗、流通的网状结构，完成人体基本和高级的生命活动调控过程。

所以说，经络就是人体的内环境，就是内环境中发生的多途径、多层次的物质与能量的新陈代谢过程。因此，所谓“经络”，即是人体与生俱来的生命活动的场所及其活动过程，是人体科学中最基本的科学，是一种客观存在；它伴随生命而来、亦伴随生命而逝，对它的认知是人类对自身认识的深刻体悟。

由经文的论述可知：经络系统是人体生理机能、病理状态的调控核心，是人体生命存在的基础。人体各部组织间的“缝隙”，是在人体不同组织之间、由不同组织外壁所围绕而成的间隙、孔道，大至皮脉肉筋骨等组织之间的缝隙、小到单个细胞之间的间隙，人体无处不有“缝隙”、人体无处不存经络。而人体生命存在的表现形式即是经络系统的炁化功能，也就是生命体的“新陈代谢”及其调控过程，是“缝隙”中流动的物质和能量的转输、灌渗、调配过程。

2. 经络炁化是生命存在形式

经络炁化理论是古人对经络功能的深刻认知。经络的“三阴三阳”称谓来源于远古的阴阳理论，是先人对自然天气、地候和人体诸多事物内在变化过程认识的深化；经络系统内三阴三阳的炁化、传变，正体现了经络系统“决死生、处百病、调虚实”的生理、病理过程和作用。

人体的脏腑乃至四肢百骸分别与相应经脉联系，这种联系除了经络的直接连属、分布外，更多地体现在功能联系上；而且阴阳六经除内调脏腑外，还外与自然界六气相接、形成“天人合一”的统一整体。

可以说，经络炁化这种沟通人体内部组织与外部自然界之间的桥梁、通道、媒介作用，是中国古人在长期医学实践中总结出来的智慧结晶，涵含着深刻的科学内容和实用价值。

因此，结构性经络只是人体气血、体液进行物质交换、完成生命活动的场所；而生命体存在的真正表现形式则是经络炁化——功能性经络，是在上述缝隙、孔道之中进行的营养物质交换和代谢废物的转输、生物信息的传递和体液因子的交互，更高层次上还是与自然界的六气交接、承受。

经络系统的各部组成成分连接、统辖、营养、调节人体从内部五脏六腑而至外部皮脉肉筋骨，决定着人体的“死生、百病、虚实”。经络系统中任一部分出现病理性改变，均会导致人体疾病的发生、发展。

经络是人体中一个无形的调度、控制系统，控制和决定着人体的健康、疾病、转归；经络异常是形成疾病的根本原因。疾病之所以发生，是由于经络的结构及其功能出现了问题；疾病之所以能够治疗，转归是向愈还是恶化，也是经络调控作用的结果。

同样，生命是否存在，取决于经络的炁化功能。生命终止，则“缝隙”“孔道”中的物质和能量停止流动，生命迹象消失，人体徒留一座“空城”“死城”。这也是为什么尸体解剖一直找不到经络实体的原因吧。

总之，经络不仅仅是结构性的，更是生命体功能性的体现。

（二）经络之用：调整经络不独一法

经络之缝隙结构和炁化功能对人体生理及疾病的调控作用具有广布性，它遍布于人体内外的脏腑、筋骨、皮肉、血脉，它所涵盖的人体组织不仅仅是经脉、络脉、腧穴，还包括经筋、皮部、肌肉、脉管、骨（脑）髓、膜原乃至脏腑等。如此，在治疗疾病、调整机体状态时，医者可应用的方法不会、也不应只局限于针砭、艾灸，还应该有其他调整不同组织、不同部位的手段，如上文所说的“割皮、解肌、诀脉、结筋、搦髓脑、揲荒、爪幕、湔浣肠胃、漱涤五脏”等，但这些方法的具体操作目前已无人知晓。

不少前辈都一直在临床中摸索实践着可能的方法。例如，王居易老师对于骨关节炎或慢性“伤筋”（软组织损伤）的病人，在行针刺治疗前，往往先在关节或损伤周围寻找皮下筋膜、经筋拘结之处，找到后先行局部揲法、至皮下瘀出则疼痛往往即刻减轻；之后再行针刺治疗，常常有应手而瘥的显著效果，患者多数来时痛不能支、或不得行或站立痛甚，疗后则可自行站立、行走，效果令人惊奇。这种操作手法或许就类似于“割皮”“结筋”？

受此启发，我在临床中也开始注意患者病变部位皮肤、肌肉、肌腱、脉管等组织结构的异常变化，并渐渐思考对治方法。比如，中风患者恢复期多见硬瘫，表现为肌张力增高、肢体拘急，对其肢体功能康复相当不利，现行治疗方法多无良策。但我在对这些患者的经络诊察中发现，有相当比例的上肢硬瘫患者表现为手厥阴经前臂循行部位的肌肉肌腱拘挛紧硬、下肢硬瘫患者表现为足厥阴经膝上部位的肌肉肌腱拘挛紧硬，而且大多伴有局部皮肤、皮下组织的紧滞感，故采用手、足厥阴经局部刮痧、走罐、松解浅筋膜的方法治疗，以松解局部紧硬的皮下组织和肌肉肌腱为目的，竟取得了较好疗效。这也是一种“割皮”“解肌”的方法吧。

由此，我认为：经络理论的应用应该不仅局限于针灸，还应包含一切调整人体各部组织的外治方法，如刮痧、拔罐、理筋、推拿、整骨，甚至手术等；而针对人体内部，如脏腑功能、气血运行的调理，则可能还需要其他方法，像汤药、导引、气功、意念等，如此或可达到“湔浣肠胃、漱涤五脏”的目的。至于“搦髓脑、揲荒、爪幕”，因尚无对应病例，仍待研究。

（三）经络诊察的客观性

先说明一下经络诊察。经络诊察是针灸医生的基本功，相当于建材；而我在本书中是要教大家如何盖房子，所以不会讲解有关“建材”的内容。经络诊察最重要的是要熟悉和掌握十二条正经及任督两脉各自循行的部位，这要成为一种反应的本能。诊察阳性的内容实际在四诊中都提到了，首先是“望”，望这条经脉的循行线上的斑痣、血管、色素等；其次是“切（循）”，即寻找奸处，摸形变的地方，摸差值最大的地方。如何察奸已在前文多次论及，把这些内容联在一起也就会察经了。有足够的建材后，我们才有希望知道如何把这些建材利用起来，盖出一栋属于自己的房子。而所有的建材、所有的基础知识都是固定的、已经成形的、都是套路，我们在实际运用时，病人是活的、是变的，因此我们要因应病人实际的变动、变化去灵活组合。这就是中医核心的“易”字。

“经络诊察”是王居易老师临床实践的主要特色，他把经络诊察比喻为中医学的“物理查体”——以医生的手、眼、脑探察人体客观存在的经络系统的结构异常、功能异常。正如西医学的体格检查，也是通过医生的感官——眼、耳、手来检查人体、发现阳性体征，为疾病诊断提供线索、收集证据；对人体阳性体征的判定具有客观标准，不同医师检查同一患者，所检查到的阴性或阳性体征是相似的、具有可重复性。但现实中对“经络诊察”有一种质疑，认为这种方法是偏于主观的，缺乏量化指标和客观性。

在跟师侍诊的过程中，我和其他几位同门曾尝试各自独立诊察同一患者，结果我们所发现的经络异常有很高的一致性，说明患者身上的经络异常是一种客观存在。“无论察或不察、它都在那里，无论你察或我察、它都在那里”，它所反应的是生命体客观存在的生理、病理特征，与舌象、脉象一样，它的存在是人体内在之生理和病理变化所反应于外的客观征象，不是观察者的主观臆测或诱导。而更有说服力的一点是：经过相应的培训，经络诊察是中医师都可掌握的一项技术，而且此项技术有很好的可重复性和一致性，正如西医师经培训后对患者的查体结果具有可重复性和一致性一样。所以，经络诊察是我们中医师的“体格检查”技能，是我们中医师搜集诊断疾病、思辨病机之证据和线索的客观技法，也是我们中医师临诊治病的独门利器。

经络诊察虽是一种小“术”，但它却是经络理论之“法”、天人合一之“道”的具体应用，是中医学术先进性的具体体现。比如，正是由于经络具有“结构性（形而下）”和“功能性（形而上）”的双重特征，所以，我们诊察到的经络异常实际包含三种状态，即“过去”“现在”“未来”，也就是在经络中显现、展示出气形质的各自变化，除了可以反映当下病人的病变所在、气血关系外，有时经络的异常会提示既往发生的，甚至不自知的病变，有时经络的反应会先于症候体征，即在疾病尚未引发形、质改变时已经在经络中有所显现了，这或许也是“未病”的一种表现吧。所以，四太之病（无病、未病、将病、已病）其实都会有征象显示出来，只是医者的水平决定了可以达至的层次所在。

既然经络诊察是一项技能，那么它就可通过反复的、长期的训练而被熟练掌握。在临床实践过程中，我越来越体会到“手上功夫”的重要。王居易老师一直强调对经络、腧穴的切循、揣摩，强调寻找经络缝隙、腧穴定位的准确性，强调对腧穴皮脉肉筋骨结构的把握。在临床实践中，我诊察经络、循摸穴位时着意体会指下经脉“河床、河道”的宽窄、松紧、畅涩、阻滞以及腧穴所在的皮脉、肉隙、筋结、骨缝等结构的差异，逐渐摸到了些许门径，对肘膝以下十二经脉的循行、常用腧穴的定位有了一定掌握，临床应用起来也渐渐有了点得心应手的感觉。

经络诊察，就是依靠触诊，探察和明确各种组织及其间隙中的状况，看“河道”和河道中水流是正常，还是异常。经络诊察，就是先锋探路、摸敌情的过程，重点是河道中的水情如何，至于这些河道如何命名并不重要，有人称之为筋膜，有人称之为间隙，中国古人叫它“经络”，还按分布、特性等分别安了路名、门牌号（穴名）。河道（经络）状态正常（结构和功能），则人体健康无疾；河道失常，无论是河床，还是河水，人体即罹病。故，所谓“治疗”，不过就是扳正经络的失常罢了，至于所用方法，各取所好即可。如此，我才说“调整经络不独一法”。

这里需要解释的是经络诊察的察字，用的是“察”，不是“查”。察者，复审也、分辨也，纤微皆审、别其所以然者。察，是客观观察；查，是以既有观念主观判定，二者含义不同。而诊察的目的，简言之就是辨病的病位、病性，为归经选穴打基础，可视经脉循行部位、穴位表面的气色形态变化及触诊所得手下的性状、压痛等来确定。过去有所谓“看穴”之说，其实就是望诊的内容。所谓“有诸内必形之于外”，有些穴位或经脉位置上会因为病情变化出现皮肤改变，如皮纹增粗、橘皮样变化、陷下、突起、毛色改变等，具体见望诊和皮毛部分。

而这种观察能力的培养、诊察“功夫”的训练不是一日之功，更离不开对人体解剖结构的熟悉和掌握，所以需在人体上加强训练、提高自己手下的灵敏度和准确性。王居易老师发明了另一种练习方法，他对新鲜猪腿进行解剖，直接观察动物体的皮、脉、肉、筋、骨及与之相连接的膜的结构，观察皮脉、筋膜、肌肉纤维的走行分布、筋腱肌肉的移形变化、骨节骨嵴的形态定位，以此推论于人，使我们更直观地掌握经络缝隙、腧穴结构的实体形态。而这种“解剖”实践，与我们既往在学校里所接受的解剖教学有很大不同，新鲜猪腿的各种组织外壁及其所围绕而成的组织缝隙尚清晰可见、其间物质尚饱满存留，因此除已丧失流动性外，还算接近于活体；而解剖教室里的人体标本已经经过防腐剂的浸泡、固化、脱水——失去了生命赖以存在的液态物质（正如张维波老师的论点所述：经络是水通道），仅仅残留固体结构而早已丧失功能的载体，妄想由此步入经络之门，岂不是缘木求鱼、画饼充饥吗？

总之，经络学说是中医理论的基石之一。经络系统的结构及炁化功能是人体生理机能、病理状态的调控核心，是人体生命存在的基础。首先，经络是生命的活动场所及过程，是人体的内环境及其中发生的多途径、多层次的物质与能量的新陈代谢过程。其次，经络炁化是生命存在的形式，是生命体的新陈代谢及其调控过程。因此，结构性经络是人体气血、体液进行物质交换、完成生命活动的场所；功能性经络是生命体存在的表现形式。经络的缝隙结构和炁化功能对人体生理及疾病的调控作用具有广布性，故调整经络不独一法，经络理论的应用不应仅局限于针灸，还应包含一切调整人体各部组织的外治方法。

中医学是中国古人以过人智慧在认知自身、探索自然的过程中所凝练的科学结晶，是对人体、自然最朴素、最本真的认识；而经络学理论又是其中最璀璨的一颗明珠，它甚至具有超前性，对它的真正认知和充分了解，或许还需要等到现代人所倚重的科学技术取得新的突破、新的进展吧！

医学是一门实践科学，任何一种理论或学说的正确与否都要在实践中接受检验，都要从书本、文字应用到实际操作中，要凭医者的“手上功夫”来验证；而临床是检验“功夫”的主要或说唯一考场，到底谁的功夫好、谁的功夫是真功夫，都要由临床来考量、来验证。因此，完成从理论到实践的转化、理解并接受经典理论并应用于临床工作，是每一位医者学习和实践的重点和难点。这并不是一条平坦之路，将布满荆棘和困阻，但沿途也必将呈现出醉人的风景和意外的惊喜，愿与志同道合者偕行。

（四）关于筋膜及筋膜链——古今东西之交汇

2000 年，在从业五年后的迷茫中，我意识到中医基本理论之一的“经络学说”至少有两大部分被如我这样的从业者忽略了：经筋和皮部。但此时我正处于暂别针灸界、在北京两家西医院镀金、为自己贴标签的虚荣期，所以灵光一闪的了悟被搁置了。2012 年 11 月，我第一次接触到美国梅耶·托马斯先生所著的《解剖列车》中的肌筋膜链理论，当后表链展现在我眼前时，“膀胱经筋”一词跳出脑际——这不就是经络理论中的经筋吗？当时我就认为它不过是西语版的“经筋学”罢了；加上薛立功老师的《中国经筋学》，经筋的运用已经渐成气候，但皮部理论似乎还在沉睡，所以当我与《解剖列车》相遇，感觉这是东西医学对于人体认知的一个交汇点。所以，2015 年 3 月我参加了托马斯先生“肌筋膜链手法课程”广州站的学习，我个人赞同他对筋膜的讲解。

什么是筋膜？筋膜其实就是各种间隙中各种组织间的分界，而筋膜的实质，“水知道答案”。水，是一种令人着迷的物质，它是我们人体 2/3 的构成物，又是自然界中唯一一个可以液体、气体、固体三种形态天然存在的物质，尤其是中国古哲老子对它推崇备至，说“上善若水”。

托马斯先生也用“水”来描述筋膜。他说筋膜是存在于人体整个细胞外基质中的胶原性软组织，就像海绵一样，其元素包含水、纤维、黏合物质（葡萄糖聚胺）等，因此筋膜具有流动性、弹性、黏性、可塑性，它就那样包绕着、随顺着、安抚着人体的每一个细胞，构成了人体细胞的生存环境、调节系统，使人体得以完成各种动作、塑形、复原和修复；更因为它的整体性——谁能把水分开呢，所以筋膜在人体生物力学的整体力学传导、连接，尤其是在平衡上举足轻重；进而，由身体到心理，人体的总体平衡与这“水样”的筋膜已不可分离了，它维持着人体的柔韧、弹性、连接和活力，一旦它发生了黏滞、粘连、降低了滑动的活性，那么疼痛就会伺机袭上身来、功能减退也就不请自来。理想的、健康的筋膜，应该是“水样”的筋膜，充满弹性、充满水分，筋膜与筋膜、筋膜与其他组织之间可以张弛有度地滑移；病态的筋膜则反之，它黏滞、胶着、丧失了轻灵之性，老年人筋膜和年轻人筋膜的对比不过就是“水性”的衰减和丧失。如此，我们恢复身体的活力和健康就多了一道入手的门径：从恢复筋膜的水性开始——或局部、或整体，解除粘连、恢复其“流动性”，把胶着、杂乱如毛毡的筋膜梳理到有序、整齐、如美丽水波的状态。

托马斯眼中的筋膜，与中医学的经络已经很相似，在治疗上也与东方医学中“能婴儿乎”的理念一致，就是把我们的身体回复到像婴儿一样柔软水嫩、具有弹性和滑移性的状态。补充一点，造成筋膜粘连的祸首有久坐不动、炎症、损伤等。

东西理念和认识的握手，似乎预示着人类进化史上第四次工业化革命所带来的机械性在慢慢失去统领世界的地位，逐渐被电子化所引发的全球化的网络革命所替代，与之相一致：与工业化所对应的机械的大体解剖学忽略了人体生命的整体性，现在这一弊端正被与网络化相一致的讲求整体性的功能解剖学所解决。但真的解决了吗？

从生物力学角度看，人体在动态过程中表现出整体性。我们无法从一个完整的动作中分离出某一块具体的肌肉、某一根具体的神经、某一条具体的筋膜链的影响，尤其是还有那捉摸不定的心理因素、环境因素参与时，比如，你练习了成百上千次、已熟能生巧的一套动作，却莫名其妙地因为心绪的异样而大失水准、你对它失去早已建立的控制。这时，或许你把自身按照一整块肌肉、一整条筋膜来控制和安置，才能找回既有的模式。

其实除了筋膜，人体中各种组织细胞才是生命的最小单位，它们才是生命的主体。所以仅就参与人体运动的组织而言，包括骨骼、肌肉、筋膜等，从组织排列和功能看，骨由内向外发力，筋膜由外向内发力，二者之间是肌肉，而这三者实际并无优劣、主次的分别，它们如环无端地构成了同一运动单元，共同接受大脑的支配。当身体出现疼痛、运动出现阻碍时，我们从骨入手（整骨）、从肌肉入手（拉伸、训练激活）、从筋膜入手，其实都可以治疗取效，只要发现“病”之所在、病因之所在，从这一个“环”的任一节点入手，运用我们各自擅长的技法，或调整骨骼、或拉伸肌肉、或松解筋膜，都能达到恢复整体“环”之平衡的目的，各种方法没有孰优孰劣之分，只有侧重不同，反倒是有容乃大、多学两手，才能多一样武器打胜仗；甚至，可以化繁为简，抬起头、离开“病痛”之所在，眼光放高远，从整体人的角度，只是让他进行正确的肢体、关节的活动、伸展，让他像水一样柔顺无碍地运转，让他熟记正确的运动轨迹，那么骨、肉、筋都会各自循着正确的路线“回家”——人体的自愈能力，远远超出我们现有的想象。

肌筋膜链理论中的各条体表链已广为人知，也有不少使用者，但对其中的前深线的认识和运用大概还值得挖掘，因为人体的内脏病证、植物神经系统功能异常所导致的疾病应该与前深线相关，而前深线在经络理论里与腹背侧的任、督两脉有很大比例重合，这或许是中西交融的又一个切入点。我曾就“前深线”问题请教过托马斯先生，可惜托马斯先生说前深线是将来要深入的内容。不过，托马斯先生练习了四十年太极拳，他所论的核心就在腰大肌和膈肌，两者构成“太极”的外廓，关乎大活人的呼吸和行走——呼吸啊，这可是人的生命活动中最核心的秘密啦，中医尤其是针灸对于呼吸的运用是一大关键课题，前文于“四诊中的呼吸”一节已有详述，后文亦会在“呼吸与针刺”中论及。由此可知，中外、古今的那个汇聚点正走来。

生命诞生的一刹那，随着脐带的剪落，我们完成今生最初的、最重要的转换：由母体供养（氧）转为自身摄养（氧），先天转为后天，我们也开始此生人世的载浮载沉了。不同空间、时间、频率之间，如果要联系、要沟通，需要有连接的通道，在古老东方的修炼体系里，这个重要的，甚至是唯一的通道就是呼吸。气功和武术都讲究三调：调身、调息、调神，而在形而下的“身”和形而上的“神”之间，“息”是连接的枢纽，各式各样的呼吸帮助我们由形而下的身进入到形而上的神。即便是在现代运动康复领域，也认同“呼吸模式是最重要的动作模式”。很多的病痛其实是来源于错误的呼吸模式，甚至相当部分的人呼吸了几十年、一辈子，呼吸都是错的，所谓的治疗，无他，教会病人正确的呼吸，疼痛就应手而瘥了。由此可知，如何正确运用关乎呼吸的这两块“核心肌肉”，是多么重要的事，而前深线的核心就是它俩。如此，怎样入手前深线应该浮上水面了。

筋膜与筋膜链理论与中医学的皮部和经筋理论有诸多重合之处，虽在实践运用上各有特色，但两者的下手处都是从皮肤及其下的浅筋膜开始。皮肤是个好东西，《黄帝内经》云：“善治者治皮毛”，俞跗亦首提“割皮解肌”，作为针灸医生也应该重视起来，如何运用前文已有详述。

另外，托马斯先生还讲述了他保持自身“新鲜感”的独家秘法：给予自己各种新的刺激，比如经常换鞋子、经常改变运动项目、经常保持开放的思维和心态等，在这一过程中，最重要的是要“用心”去感受每一种刺激所引发的身体的反应、感觉的变化，甚至自己和周遭环境之间发生的微妙的变化。这大概就是年逾古稀的托马斯先生拥有年轻体态和心态的原因了。他是个生命的哲学家，他所论、所行与中国古哲的“易”思想很相近。“变化”无处不在、无时不在，在这样一个无时无处不在变化的世界里，我们可以从身体出发，感知变化、顺应变化、调整变化，把已经紊乱的身心和秩序回复于它自然、本真的状态，如此“和谐”现矣，这不就是我们强调的“以平为期”吗？

三、关于腧穴

（一）何为腧穴

腧穴是针灸医生下针、施展功夫的地方，那什么是腧穴？

我们前面说腧穴是一个空间，《黄帝内经》里说是“神气之所游行出入”的地方。人身上有365个经穴，是天人共构、天人同律的连接处。人体结构中没有一样是天地中所无的，人体气血运行的节律应该与天地四季运行的节律同步。365穴又称365节，是人体构造、节律中神气出入的门户，腧穴是经脉这条通路上渗灌流注气血以营阴阳的部位和通道，它的开阖有其时空的特性，也具有个体化的特征。虽然，按照穴性而言，有五腧、原络、俞募、交会等的差异，甚至每个腧穴的命名都有深意在内；但是，正是因为人是具体时空之下的人，每个人又具有各自不同的先后天的特征性，所以，在每一人的具体腧穴运用中都会有其与众不同的地方——这就是个体化，这就是中医的“因人因时因地制宜”。

人体的功能和结构互为因果，腧穴是神气出入的门户，正因为此处是神气出入之地，此处才被称之为“穴”；腧穴周围围绕着它的组织不是腧穴，是这些组织围绕形成的空间构成了气血的通路。因此，腧穴的含义里既有形而下的结构，又有形而上的神气。

人体上有数百个腧穴，并非全部都为我们治疗所用，治疗所用是哪些穴位？在针灸诊疗中有一个词叫“揣穴”，这是我的针灸老师王居易教授一再强调的针灸医生必须具备的基本技能。前面我也提到过对于腧穴的国际标准化个人保留意见，腧穴不是以标准的骨度尺寸来局限、定位的，它是我们在具体的病人身上摸出来、揣出来的。腧穴有一个特性，随着时间和气血的流注有各自的开闭状态，就像一间屋子的门户会定时开闭一样。我们针刺的时候要找到当下正处于开放状态的穴位，此称之为“开穴”。我们只有找到门才能自由出入，特殊情况下跳窗也可以出入，但那非“常人”出入之所（比如小偷），或者是非常状况（比如火灾），比之从门户进出，跳窗有摔人的危险。

腧穴在哪里揣摩？就是前面介绍的三边三间，在肉、筋、骨的旁边和间隙中，这是形而下的结构。我们通过形而下的结构去找到病人的功能出入之所，找到形而上之气所运行的地方。所以，腧穴是一个空间、一个立体的结构，甚至在运用时还要加上时间的序，是一个四维概念。穴还具有类似“膜”的特性——选择性开闭、因时性开闭，但不同于药物的单向作用（性味浮沉的单向性），穴在经络系统的网络体系里具有“节点”的调节功能，甚至可以以一点而动“全网”。西医学理论里，构成人体的组织结构之间均具有一层膜，称之为半透膜，比如细胞膜、脏膜、筋膜，这层生物膜具有选择性通过的特点。腧穴也具有半透膜的特性，正气可以通过，邪气是不可以进入人体的，就像这次疫情之下，我们去公共场合或者乘坐交通工具，需要有健康码并佩戴口罩，否则不会被允许进入及乘坐。

题外话，关于膜，我们应该引起足够的重视，它至今仍是一块未知的“处女地”，或许突破可以从这里开始。膜是生命体中各个器官、组织、细胞，甚至细胞器之间至关重要的界面，它的形态、形式不止一种，例如中国古人所谓的膏肓、荒幕之类我们尚未与相应的人体组织对应上；而对于膜的功能更是仍有很多未知，比如细胞膜是最基本的膜，细胞内的能量大多在此膜上产生、转化和消耗，膜就像细胞内的水坝、阀门或者控制调节器。西医学研究“膜”，中医学讲求阴阳，其实膜就是很好的划分阴阳的分界：以细胞膜为界，人细胞可划分内外阴阳；以横膈膜为界，五脏中心肺在上为阳、肝脾肾居下为阴等，如此阴阳就有了比较“直观”的象。所谓阴阳须臾不离、无处不在，如同细胞膜，其中包含的分子泵等是有形有质的结构，但它们却是无形的能量完成功能的基础。结构与功能二者的关系类似于形而下与形而上，它们在两个方向上“模糊”了分野：一个在微观层面，比如细胞膜；一个在宏观层面，比如天地。正如同混沌学模糊了确定性与随机性的边界、分形图模糊了图形与图像的边界，这些“模糊不明”之处或许正是中华文明的着眼点和发力处？即“曲成万物”之意，所谓“言阴阳二气，委曲成物，不遗微细也”。曲既有细微之意，又有曲折变化而生发之意；曲成，是阴阳相生、由细微毫末而起，经历辗转曲折而由微至宏，生成万物。曲成万物与“三生万物”同义。

中医以对精气神的认识和调整为核心，其中精（肉体结构）是所有诊疗行为的基础，我们不可能脱离结构去空谈什么功能、生理、病理、病机；但，如同作用力与反作用力的关系，气、神一定会反作用于精，幼儿与成人的骨骼的形态就是个好例子。我们骨骼上的骨嵴、骨棱，骨的形态并不是与生恒定的，而是随着我们的生长和生活逐渐被再塑形，最后形成了我们自己个体化的样貌、骨形和血脉、经络、腧穴的走行、定位。功能和结构，强调任一方面都是片面的。只是，近现代以来西学东渐，国力国势的衰落使得我们在文化上也丧失了自信，以至于当代中医怀疑和摒弃自己的宝贝，过分强调精（结构）的方面，会看不见气、神（功能、心理、关系等）在后天生命进程里的作用。这就是阴阳鱼的两厢交互作用，古人没有忽略任一方面，我们没有学好而已。

言归正传。上文所述皆是利用穴位的空间概念，而腧穴不仅具有空间特性，还具有时间特性，我们的针下实际是可见四季更迭、晨昏旦暮之时空变化的。

举一个例子，2018 年的立春是一个周末，我在周五出诊时接诊了两位女性病人，都是中年女性，都见到了太阴脉、属秋之象，但一个人的太阴可以感觉气机是郁在里面、出不来，还带点弦象，她是与家人发生冲突、动怒之后见到的太阴脉，表现为胃胀、呃逆、不思饮食；另一人的太阴脉感觉摸不到，脉行迟缓，脉势之来未及终点就落下去，但脉下有根，她是因为家事劳累后见到太阴脉，且她素体就有脾气不足的表现，当日症见腹胀、便软、乏力、神疲。虽然此二人见到的都是主秋的太阴脉，我取的也是太阴经穴，但天时即将进入立春节气，本该阳气上行，此两例属阳气升降失常，一例是大怒之后木郁克土，一例是因中气不足推运无力。所以我跟她们两个开玩笑说："我要让你们由叶落萧瑟转为春暖花开。"各取太阴，一在天部、一在地部，第一个病人我是帮她向外舒展，让她迟滞于太阴的气机展开，不要再郁结在内里；第二个病人我是要帮她强壮，帮她把气机鼓动、引动起来。周日是立春——实际周五我未意识到即将到立春节气了，等到下周一这两位病人回来复诊，都转成少阳脉了，而且两人的症状也都减轻了。两人首诊都是秋天的状态，但是一个人的状态是被压闭住了，另一个的状态是自己外出的力量不足，我要帮她们回复到春天那种阳气萌动、蓬发的状态，把秋天那种沉敛、萧瑟的状态尽快转到春的状态。

第四章"病案带教记录"中病例二（详见本书第 338 页）患者的脉在针刺后从厥阴变为少阳，也就是说她的厥阴是肝气、木气被抑郁住了，而且我记得她的厥阴经走行部位的血管是色暗、瘀积的，她是阴寒之气覆盖在阳气之上，造成阳气不能透达于外，我们帮她把阴寒散掉，让她春天的幼芽萌发出来，可以从脉上看到她从冬天的末期转入到春天了。而病人这样一种脉象的变动，是我们的作用吗？不是，只是我们针刺的位置恰巧是她们自我调整的开关，我们把她们的开关打开了，她们就进入到自我调整的自动程序，把沉浸于秋冬的阳气回归于当下时空点本该有的春之阳气升发的状态。所以，我说针灸是定位艺术，我们面对一个病人，通过四诊合参，定他的病位、定他的穴位，最后再于手下针到刺位，打开他的开关，让他自己回复四季昼夜交替、寒暑温凉轮转的正常变动状态。我说过要“向大自然学习”，其实我们平日多注意观察身边的自然现象，对于我们中医专业的学习亦会大有裨益。

王居易老师把经脉比喻为河流，把腧穴比喻为河流上的码头。中国有句俗语叫“三十年河东，三十年河西”“千年黄河会改道”，说明河流的流行、流转会随着时间、地理、水量等因素的变化发生改变和偏移，那么河道上的码头自然也会随着发生变动和移动。而人是天地之间一活物，具有奇恒之变、常变之异，其经脉、腧穴也会发生类似河流、码头之变的漂移。

所以，腧穴的本质是一种动态的气血通道，它不仅是开闭具有时间性、节律性，它甚至在不同病人的不同病情、不同时空点下，所呈现的开合和位置都会有漂移和变动，这是我们于临床中在病人身上反复看到的事实。比如，近两年立冬节气前后，我在门诊诊察病人时发现所取的腧穴在节气前后有很大的差异，腧穴会随着节气的变化而变化，少阳经的好处就从外关、阳陵等穴位向丘墟、阳池等转移，提示人体经气的出入由络穴、合穴向原穴转换。原穴是原气出入之地，这种变化说明病人的经气由表向里进入冬藏的状态，呈现阳气内收、内藏的趋势和过程。春生夏长秋收冬藏，立冬正是冬藏的开始，阳气经秋降之后要进入冬藏、冬眠的状态，在这个时间点前后人体经气从联络表里的络穴向原气内收、内藏的原穴转移符合冬藏的趋势。这是我在立冬前后于临床观察到的现象。立夏时与之正好相反，立夏是原气由内向外而出之始。人体太智慧了，它会自动地随着天地节律的变化去顺应和变动，只是我们日用而不自知罢了，甚至自己把这种相应打破、打乱了。

现在业界很多讲授腧穴的老师，针对具体的穴位讲授每一个穴的穴性、主治、配穴、手法等，这是我个人不赞同的。与单方向作用的药物不同，腧穴的特征是门户，门户的特性是既可以进、也可以出，任何一个穴位既可以补、亦可以泻，不宜用一种所谓的穴性来限定一个具体的穴位。所谓的穴性，应该是同一类腧穴所具有的共性，故穴应该是“按类”分的。比如，临床中运用最频繁、比重最大的五输穴各自共有的特性是它们分属的五行属性，这也是五输穴之间母子生克关系和运用的基础；但在实践运用中，我们发现穴是变动的、漂移的（有关穴位漂移的内容后文详述)，与每个人的个体五行体质偏重亦有关联。这方面，先贤和经典中都有论述，我们拿来用就好。所谓穴者，“神气所游行出入也”，就是门户罢了，这个门户也是经中所谓的“空中之机”，是一个“动态”的通道。所以，我不赞同以所谓的“统一”“标准”“模式”之类的说法来运用中医及其技法。这本小书，即是我以自己成长中的坎坷和教训，乃至一点小小的收获，告诉大家：书本和书斋、临诊和实操是不一样的，两者之间差着距离……

所谓名正言顺，中国古人对腧穴的命名都有深意和缘由在内，穴名也体现了穴的时空属性和功能特性。因为时代久远，我们现在解读腧穴名称可能会有一些偏差，但是我真的不赞同用字母和数字来标注腧穴，这样就失去了腧穴的一些特性的显示和说明。腧穴里含有时间、空间信息，它是时空信息的载体，穴名是表述其所承载的信息的特性的，我们把穴名拿掉、用字母来标示时，对这个腧穴的理解可能就大打折扣了。就像法国拉威尔学派的老先生们、法国针灸学会会长安德列斯先生一样，他们是以甲骨文的原意来解读腧穴的名称，来理解一个腧穴在整条经脉中的功能、主治和运用的特点的，我认为这是我们中国医生需要向他们学习的地方，中国医生都极少有用甲骨文来解读腧穴名称的。

所谓的穴性，应该是同一类腧穴所具有的共性，表明人体经气的升降、出入、生长收藏的特征。所以，我现在已经把腧穴的名称忘得差不多了，因为我不是按照具体的穴名、穴性取穴的，也没有具体处方；我是察奸寻穴，然后直接针刺，不必在意腧穴的名称是什么、有什么主治特性。但腧穴个体具有的差异性，是由具体病人的体质、病情、时空差异决定的。这是因为天地人一体，动态相关。穴，实际是一个立体空间结构，是气所聚集处。穴与气是结构与功能的关系，是形而下与形而上的关系。因为，凡是扎针都要在人的身体上扎，这就是结构、就是形而下；但，扎针起作用的是气，气是借人体解剖结构的"形"来发挥作用的，气是无形的、形而上的。针刺入人体会发生作用，引导人体气机，其机理在于神气意相合。这是针刺技巧部分的内容，后文详述。

综上，腧穴本质一句话概之，即：穴位是一个动态的气行通道，它不是一个点，而是一个区域、一个空间，并具有时间特性，是时空"隧道"。这也是经中所谓的"空中之机"，是因人、因时、因地而变的——位置大概不离公认的穴之定位的左右，但，精准点（十环处）却是一个变动的空间孔隙。因此，揣穴是"定位"的重要一步：瞄准。但从临床运用而言，一栋楼里能有几多扇门？——窗可以很多，出入之门不多也——此"门"，亦谓之"独处藏奸"的奸处。所以，以我本人的临床实操为例，仅如下几步而已：四诊，定经，寻奸，下针，调气。

作为一个临床医生，无论我们学过什么、有怎样的知识储备，无论我们是西医还是中医，其实说白了，我们的实际（实践）工作，可以概括为两个字——诊和疗；而诊疗的原则，经典里早已言简意赅地为我们指出了，即"察色按脉，先别阴阳；无问其症，以平为期"十六字，这也是我目前遵循的准则。由此可见：阴阳，是作为一个中医所要知晓和运用的基础认知。

（二）穴的漂移与开闭

如果说所有的基础知识、基础理论就像盖房子用的建材和图纸的话，我们在诊疗的实际运用中就是要把它们适宜地搭建起来，盖成可供居住使用的房屋。临床实践中，病人是活的、是变的，没有一个病人的真实病情是按照书本记述演变的，所以我们要因应病人实际的变动、变化去灵活应用和变通。这就是中医核心的"易"字。所以，我们仍是要谈穴的“易”——穴的变动和漂移。

对于腧穴，王居易老师说过一句话：“在固定位置上找穴位，是把经络学学‘死’了。”我也一再强调我个人对腧穴国际标准化是有保留意见的，因为我们面对的是一个个体质各异、性格各异、生活环境各异的活的病人，他们的腧穴虽然有一个基本的路线和位置，例如长安大街是一个基本的地理定标，但我们去到那里的途径、工具是有多种多样的，腧穴也如是，它大概的位置是在这一个区域里，但它最精确的那个十环点却是要根据病人当下的体质状态、当下的病情、当下所处的时空点等去察寻的。所以，再次强调：穴位是一个动态的气的通道，这也是经中所谓的“空中之机”。打个比喻：电子的运动轨迹可否测量？那是电子云啊，具有不可测性。穴与电子云有相似性，但在某一个特定的时空点下对于某一个具体的个人，我们或许有办法“抓住”它的变化。

当我们面对实实在在的病人时，会遇到穴位发生“漂移”的情况，类似自然界中河流会改道一样。腧穴就如同河流上的码头，会因各种因素影响在经脉主线上下、左右“漂移”。腧穴为什么会发生漂移？穴位飘移与“时”“空”“人”的因素紧密相关，时空和体质、病情之“易”引起了经脉、腧穴之易。这种“易”是因人、因时、因地而异的，存在明显的个体差异；而另一方面，也可以反验之：通过穴位漂移来判断其人、其病的时空之变，比如可见因五运六气及体质之异发生的正常漂移、可见因病情之变发生的病理性漂移。这些变异目前已经有仪器可以测定，具体的规律和变化可以借助大数据的分析来归纳总结。由此仍是强调：人存天地之间，本身即是“常”与“易”的组合。对于临床医师而言，面对活生生的个体病人时，所有书面上的知识只有落实于临床实际才是真章。因为路径、河道都出现了变异，腧穴的位置肯定也会有变动。我想这应是共识、没有异议的。

腧穴定位的动态性首先表现在个体的差异上，这种差异前面我们讲过手厥阴经和足阳明经的位置变异，具有因人而异的特征，这是因为各自体质强弱以及性别、年龄等条件的不同而产生的变化。我们前面讲过，小婴儿的身体是柔软的、相对对称的，而随着成长，我们日常习惯的姿势、动作和情绪等因素会对我们的形体再次塑形，变成现在的我们。就像绝骨穴，每个人的绝骨穴都在胫骨下端骨嵴的移形处，但每个人这条骨嵴的位置、形态是不一样的，这是后天的生活和运动等因素对人体骨骼的再塑形导致的。所以，具体腧穴的精确定位是因人而异的，同一个腧穴在每一个个体身上的具体位置不尽相同。我们要在每一个具体的个人身上去揣摩腧穴真正的所在，如此我们才能命中十环，而不是用一种标准化的套子去“规范”腧穴的定位。

腧穴是一个会随着时间和具体个体变动的节点，是气所聚集的地方。如果我们把人体比作一个网络系统的话，腧穴就是这个网络中交叉的点，它有选择地向不同的方向转输和运送信息与能量，具有方向性和时间性。而每个人的网络有形态上的差异，所谓千人千面，人在形态上有阴阳二十五人的不同。老子的智慧告诉我们“有以为利，无以为用”，我们围绕穴位的结构揣摩只不过是提示我们：穴位在这里，这是门口。而我们要利用的是通过这扇门的通道，没有周围这些门框、门板之类，我们也是要找到这一通道、利用这一通道。不仅两个人患了同一种疾病，他们的取穴有可能不同，即便是同一个病人，这一次治疗和下一次治疗都可能取不一样的腧穴。所以，针灸治病是没有固定处方的，一定是根据具体病人的气血周流运行、升降出入的具体情况去寻察门户开放所在，调整气血阻塞之处。

穴位的漂移不是“非穴”“无穴”，而是因时因地因人发生的“移动”。人体各组织结构的形态存在个体差异，因体质遗传、生活习惯、脾气秉性、动作模式等先后天因素，对人体各组织结构的形态产生再塑形，这是腧穴漂移产生的物质基础，也符合“规矩”“规范”总结的大体规律，具体到每一个个人则是特异性、个体化的事实。正因为有腧穴漂移现象的存在，所以我们有时很可能把位置发生偏移的经穴当作了新发现的穴位，实际一些所谓的“新穴”或奇穴可能只是经穴的漂移而已。

第二点变化是因为病情差异所致。病人如果是新病，他的腧穴的表现可能更偏于表层、更偏于本经的变化；如果是久病、病情比较复杂的，就会在穴的奸处表现出不同经脉之间的关系，这也是造成病人的腧穴发生动态变化的主要原因。所谓不同经脉之间的关系，例如表里经之间、三阴经之间、三阳经之间、有五行生克关系的经脉之间，可能会引发腧穴的变动。病案带教记录中例一的那位老先生是少阳脉，但有表证，我探察到他的手少阳经的奸处向手太阳经的方向发生了偏移，这是因他本人的病情引起的。单一的病情与复杂的病情会对腧穴产生不同的影响，经脉的生克之间、表里之间、开阖枢的关系之间的变化一样会引发气血流行的变化，就像河流一样出现偏移，这就是由于路径改变了，河上的码头也会发生改变，那我们寻找码头时位置的深浅、上下、左右都会出现变动。在王居易老师的临床诊治中，对腧穴位置有这样的表述，如足三里下、足三里上、曲池下，虽然我们是在足三里或曲池的区域发现了阳性点，但取穴的精确位置是在此穴本位偏下或偏上的地方，这就是在提示我们临床具体诊疗时要依据病人病情发生的变动，循摸每一个腧穴真实的定位，因穴位开放点位的变化发生了位置偏移。穴位是通道，其门户开合的大小、时间会随着病人病情的变化而变动。因为经脉发生了偏移，所以腧穴定位也会改变，同时具体腧穴在本经上也会有或上或下、或左或右的移动，可以称之为腧穴的动态漂移。这里或许隐含着一个关于腧穴的机密，五输穴是打开这个秘密的钥匙。

中国武术界有一句话叫“无招胜有招”，我们记穴位的名字是因为对于某病的治疗我们有一个固定的处方，就像中药处方的君臣佐使，治疗某病需要取哪些穴，我们才会去记忆这些腧穴的名称。而我在治疗中是去察这个点，它叫什么已经没有关系了，所以我就忘了穴名、不记穴名了。再如，在打架时是没有人按照武术套路出拳的，真正病人的病情变化也不是按照书本的描述来的。但这并不是说套路、基础的内容是不重要的，它们是必要，而且是必需的，因为只有在我们熟悉基础内容的前提下，当套路成为我们的一种习惯、一种下意识，在面临实际情况时我们才能自然而然地按照招数的发力、套路的架势做出反应，这才是切合实用的、有实效的反应。如果我们连这种架势、动作模式都未建立，那打架实战肯定要输掉。一个病人来就诊，我们首先要对他的病情做阴阳的判断，必须要对其病变经脉做出判断，没有这些，临诊就是无根之木，抓不住治疗的根本。也就是建材才是盖房子的基础，但仅仅是建材的堆砌不能建成房子，我们还需要知道如何盖房子。这就是对于临床医师而言，所有书面上的内容只有落实于临床才是真章。所以，在熟悉和掌握了基础理论、基础知识后，我们还需要摆脱它们对我们临诊思维的束缚和局限。

第三种穴位的变化是因时而变，如上文我在临床实践中观察到节气前后腧穴的转移变化。虽然这个发现，还很粗糙、样本量也不够，但是我见到了一种现象，可以、且值得再深入研究。腧穴由于所处的具体时空因素的改变而造成变异，在不同的季节，我们寻察到的病人开放的穴位奸处是不一样的。不同地点的差异我尚无经验，可能我在其他地方多治疗一些病人，就会积累一些病人在北京与其他地区间差异的临床经验了。这是由临床观察而得，腧穴随着时间、季节的不同反映出来的一种差异。

我在临床上还发现有这样几类腧穴发生漂移的概率不大或者变动很小，比如指趾端的井穴和腕踝附近的原穴等发生漂移的就很少。井穴好理解，它是人体“通天接地”的门户，又是在四肢末端，面积很小，所以发生漂移的机会不大；而腕踝，虽然我自己不用腕踝针，但我真的赞叹腕踝针的发现者是一位天才——我不说发明人，他发现了一个腧穴的秘密。十二经脉的原穴大多分布在腕踝附近。所以比腕踝针的发现者更高明、更智慧的是我们的古人，他们把腕踝附近的穴位命名为原穴。原穴是什么？原穴是人体原气出入的门户。中医学中有两个 yuán，元与原，元气特指肾中的先天元气，是生命活动的原动力，在后天之用中由先天精气与后天精微共同构成；原气是指脏腑中的主气，以三焦为通道，日间（春夏）流行于全身，夜晚（秋冬）收藏回脏腑，所谓“三焦者，原气之别使也，主通行三气，经历于五脏六腑。”三焦功能的特点就是前面我们反复讲述的“炁化”，是后天生命活动的核心，由此又与中医理论中的脏象学说相关联了。因原气亦根于肾中元气，故有时二字也通用。二气是人体生之根本。我们所有的生理功能由先天元气激发、后天脏气鼓动，这样才能维持后天日常的生命活动，所以原穴中出入的是人体最主要的气的形式之一。

对于其他各种全息针法的发现者，我也认为他们是天才，我相信他们的这些发现都是从临床实践中得来，不是想出来的——我一再强调不要去想，他们一定是在病人身上发现了这个全息之“象”的聚集，出现的次数频繁、疗效稳定，他们归纳和总结了其中的规律，并运用这个规律来为病人治疗。这也是中国古人所说的“至大无外，至小无内”的体现，以局部反映整体。但局部毕竟是局部，它对整体的反映多少还是有欠缺的，我们仍然要以《黄帝内经》为根本，从宏观、全然的角度去考虑病人的整体。所以，我并不是不赞同大家去学更多的内容、更多的针法，这可以帮助我们开阔眼界，去看别人是怎样认识疾病、认识事情的，即所谓“博采”；但在我们自己的实践和提高过程中，中国人有一句话叫“一门深入”，我们抓住自己感兴趣的、适合自己的、与自己合拍的那条路，一直探究下去，同样可以在这条路上看到全然的风景。就像一座宫殿有很多门可以供人进出，而从不同门中进入的人会到达同一个目的地、同一个境界，看到相同的殿堂景象。甚至你不愿意用针刺，用手法也可以，用药物也可以，用其他的方式也可以，比如音乐的调治、语言的诱导（就像心理医生）是一样的道理，如同中医之治的图，各种方法都是时间和空间的治疗，都可以引导至“宫殿的中心”，不只是不局限于某种针法，甚至可以选用不同的治法，可以用中国的、日本的、印度的、西医学的，各种治疗方法所要回溯的目的地应该是同样的位置，因为都是研究这一个人，哪种治疗方法都未能脱离病人去讨论医疗的事情。病人就是这一个，真相只有这一个，不同的方法、不同的学术理念应该解决他同样的问题，所以大家最后的认识应该是趋同的。

关于腧穴漂移现象的观察，提示我们：对针灸业者而言，穴位有效点的确定问题是非常迫切和重要的事。一个针灸医生对于穴位精准位置的揣定甚至可以影响临床疗效的高低，因此揣穴也就成为针灸医生的基本功了，医者指下手摸心会的觉知能力在一定程度上成为其临床水平的衡量指标。

其实，穴位的漂移应该是有规律可循的，或许通过运用不同的方法及设备，我们可以客观地检测出穴位的漂移，其中的关键问题是传感器的精准度。不论穴位漂移的发生是正常态、还是病理性，是个体差异导致、还是时空因素造成、抑或是病情引发，传感器在实测中必须能准确找到穴位的有效点，否则不具实用价值。

据我所知，目前已经有不少同道在做这方面的研究，也已经取得初步成果，期待他们更深入的结果。机器和设备使用得当可以解放人类，脱离很多重复性工作。王力平老师就曾提出过要充分利用现代技术手段“把医生从简单、可重复的劳动中解放出来，去做更高级的事”，现有的技术手段已经具备如此的能力和功效。但仅从中医学角度而言，诊断最终必须依靠人、依靠中医师，或者可以人机配合，人仍然是主体。就源流和本质而言，中医学实质是以信息学和大数据为基础建立的宏观模型系统，无论是病人体质的个体化、中药的组方、腧穴的漂移等均具有定量与变量共存的特征，即《黄帝内经》所谓“奇恒”者，对于变量信息的分析和判断仍旧需要人的参与。在民乐界有一句俗语，谓“弦不如管，管不如肉”，若论人的感官与机器的比较，机器的精度、量级、效率等在一定程度上均远高于人，但我相信在更高深度上人优于器，毕竟人是“四大三才”之一，不宜妄自菲薄；况且气形质混而为人，人具有不可测量的内容，即“神用无方”之谓。万物为道所生，“道体无处不在”，但道用千变万化、千差万别，故再精密的仪器目前也只是在“用”的层面而已，不宜过度偏重。

临床所见，腧穴除了有漂移现象之外，还有一种所谓“开穴”的情况。既然穴是神气出入的门户，那么门户总有开放和关闭的时段。一般情况下，腧穴开闭有其规律和节律性，而在病理条件下，它的开闭时间就有可能发生异常，当开不开、当闭不闭。中医治疗之调平既然是调复为平常、正常之意，那么对于腧穴而言，使其开闭有时、恢复正常节律自然是治疗要达到的目标。所以，临床诊治具体病人时找到他当时当下正处于开放状态的腧穴，引导其中的气血运行，就是治疗取效的要点之一了，或者把当开未开的腧穴打开、当闭未闭的腧穴关闭也是取效的重点。

所谓医者，易也，天地人的变易决定了生命及其现象的变易和多样性、复杂性，也造成了经脉、腧穴开闭有时和漂移现象的发生。人是活的，绝不该被“标准化”，也不应被“套路”约束；但易者，道之谓也(一阴一阳)，也必有其共有的演变规律、频率范围、时空序列。现有的一种泛穴说，亦可称为无穴说，而实际并非无穴或穴位的泛化，只是穴位发生了漂移。穴是神机出入游行之所，也是医者因宜行事的妙用处，我们要避免把它“模式化”“套路化”“标准化”，亦要避免把它泛化、无序化。当我们去诊察病人的经络、腧穴的漂移和开合时，病人是阳、处于主导地位，我们是阴、处于被动地位，要因应他的变易而修正我们的诊断、决定我们的治疗；而当我们要引导病人已经发生运行奇变的气血和漂移开闭紊乱的腧穴回复常道时，则我们是阳、处于主动位置，病人是阴、处于从动位置。

腧穴之所以会有上述的差异、变异，根本原因就在于天地人都是处于动态变化的过程中，天地人又是相应和的，所以才会有这种变化所引发的气的变动，相应的，气的通道——穴也随着出现变化。这就是天人一体，动态相关。我们与周围的天地息息相关，我们不能脱离所处的时空而独立存在。所以，大自然是我们最好的老师，向自然学习是一条解惑捷径。当我们有疑惑、有疑问的时候可以去看一看当下天地的变化是什么样子的，再对照看看我们的病人是怎样的状态，两者之间的差异何在，如此我们可能就会有答案而豁然开朗了。

四、针刺之道

“五脏育精而主命，经络灌渗而主生”，这是王居易老师总结的两句话，五脏养育精气是生命生存的根本，经络流通气血是维持生命活动的主因。古人另有“不知脏腑经络，开口动手便错”的说法，均提示我们对于人们生命而言，五脏、经络在生理和病理上均处于核心的重要位置，也是针灸治疗的关注重点。这里的“命”和“生”字均是指我们出生之后的后天生命运行，是生命的意思；在前面讲的“寿命”中，命就是指生殖能力。

中文字有一个特点，就是一字多义，一个字有本义、有显义、有隐义、有衍生义，尤其还有师徒口口相传的秘义，我们仅仅从字面去理解的话，很有可能谬之千里。所以不是说我们拿着甲骨文去读经典不好，而是很有可能会漏掉一些其他的意思。据说中文是最简洁、最简练的语言之一，一个成年中国人认识5000个汉字时就可以完成博士论文，进行专业的阅读，但一个英语的学习者需要掌握20000个单词才能完成一个学科的专业学习和文献阅读，举个简单的例子，中文字肉，与猪、牛、羊、鸡、鸭、鱼等字分别组合就可以表达各种肉食，而英文需要记忆更多的不同单词。

闲言少叙，下面我们讨论有关针刺的具体内容和临床运用的经验。针刺，是一种技术。针者，是器、工具，是我们运用的“体”；刺者，是动作、技巧，是我们以器完成的一个“用”。《灵枢》又称为《针经》，我们学习针灸一定要反复去读《灵枢》，其中开篇第一论《九针十二原第一》又是要反反复复去阅读、去深入的。在这一篇中提到了“针之道”和“刺之道”。

（一）针之道

在《灵枢·九针十二原第一》中记载：

> 小针之要，易陈而难入。粗守形，上守神。神乎神，客在门。未睹其疾，恶知其原？刺之微在速迟。粗守关，上守机，机之动，不离其空。空中之机，清静而微。其来不可逢，其往不可追。知机之道者，不可挂以发。不知机道，扣之不发。知其往来，要与之期。粗之阇乎，妙哉，工独有之。往者为逆，来者为顺，明知逆顺，正行无问。迎而夺之，恶得无虚？追而济之，恶得无实？迎之随之，以意和之，针道毕矣。

“知其往来，要与之期”“迎之随之，以意和之”，这应该是针者手下的要害。迎随者，即应和气机来去的方向，其实也是一对阴阳，针刺时顺逆的转换、气行的引动就在这一来一往、一阴一阳的动态中完成了。和其意，是医者手下与病人气机的应和，它不及、小弱，要引它、逗它；它跳脱张扬，要导它、抑它；它逡巡不前，要引之、调之……所以，经言“针道”用了迎随二字，而在针刺技法中还有徐疾、呼吸，可见我们针下所要达到的目标是什么、可以有哪些技法。

所谓“粗守形，上守神”，这里的“粗守形”不难理解，“守神”二字恐怕大有深意。神者，一是病家之神，二是医生之意，所谓“以意和之”，指的是医患双方的神意，即“下工泥于形迹，上工则守人之神”谓也。而“神乎神，客其门”的“客”，也可以有两解，一是邪气客于经脉之门户，二是医者之神守住其机之动。所以，紧随其后就是要“知其原”，所谓治病求本，否则无功矣。至于“门”字，其实就是“神气所游行出入之门”，也就是穴位。门的功能是出入的通道，神（正）可以由此出入，客（邪）亦可以由此出入，而其要在“机之动”。所谓“粗守关，上守机”，这个机就是出入，医者如何守住这个机之动才是要害，总以卫气为出入的先锋。

《灵枢》开篇关于针刺原理的描述，一句话可以概括，即“迎之随之，以意和之”。此八字中，迎随是动作，客人来了我去迎接他，请他入进来，客人要走了，我送他出门，这就是迎随的大概含义，实际就是经气的补与泻。我们以来去表述病人经气的运行，我是被动的、我要应他的变化而变化，以决定是迎还是随。此时病人的经气流行为阳，我之针刺迎随为阴。但在用针时，我是主体、我是主导、我是主人，客人来了，我引导他“请这边走”，以意和之即是我来主动地引导他，引之导之、我领他走。这就体现了医生的主动性、能动性，包含有医生改变病人的力量。

以上是针刺的内核所在。无论我们用什么样的针法、针具，拿起这颗针所要达到的目标就是“迎之随之，以意和之”这八个字。如此，这个意对医生而言就是关键所在。意字含着想象的意思，但不是想，其中需要有一种力量、即念力才能引导病人的气机。空想，没有这种念力，达不到引导的目的。所以，这里的“意”要有力，就是念力、意念的力量。行针时不是我想想“气往这边走、气往那边走”，不是这样的，一定是我们的专注力、我们的神和意产生的力量——无论是我们身体的力量、还是念头的力量，都集中在我们的手、集中在手中的针、最后集中在针尖上，在病人身上发生我们对他的引导，所以叫“神气意相合”，产生念之力。

所谓“神气意相合”，即我们自身的神气意要能合于一处、合在针尖上。这个念力对于针灸医生而言是一种重要的能力。行针，真的得手下“明白”，才能摸得准、扎得正、分寸适当而针在十环，力道（刺激量）还要恰恰好，如此，才有效如桴鼓、应手而瘥的疗效。而这种念的力量是可以训练的，我们可以通过训练我们的专注力而提高意念的力量，总以“清静”、再而“清净”为目标。所谓清静，是凝神而定，如此心中、手下才有微妙、速迟、顺逆、往来，此谓“守神”。候取神气之机乃施于形，进而神形兼备、神形合一，可以以神驭形而治人患，其间气为形神之易变者也，故针灸以调气为基础，我们可以经由调气而治病之形。这是针道核心。

东方的古人，无论是中国人，还是印度人，都有冥想、打坐的练习方法，通过这样一种使自己身心安静的方法训练意念的力量。我们现在广泛使用手机、电脑等电子设备，各种影音、资讯等外在信息太多了，我们的意念都是发散开的，各种感官都放散在外，我们如何训练专注力？我的师兄教给我一个练习专注力的方法，我也教给大家。这个练习，外在的形式不重要，无论是打坐、站桩，还是在做其他事情时都可以练习（当然最好是在安静状态下），重要的是要把我们的注意力、专注力集中在一个点上，所以我们可以选用自己喜欢的方法、形式、姿势，只要我们能训练把注意力集中在一个点上就好了。比如我现在眼睛看着这个、耳朵听着外面、心里还在想家里人，我的注意力都是分散的，神散于外，当我把所有的力量集中在一起，我的注意力就集中于一点了，想一个念头也是可以的，叫作“以一念代万念”。我师兄教我的方法是背诵经文。

背诵时不是“小和尚念经有口无心”，而是一个字、一个字地背，让每一个字的笔画在眼前呈现。我们可以先想象一个字的一撇一捺是怎么写的，当这个字完完全全呈现在我眼前、我能把它的每一个笔画都想象清晰时，我再念第二个字；第二个字一笔一划也完全显现出来了，我再去念第三个字……在这个过程中，我的神、意都集中在这个字上，以一念代万念，把我的注意力，我的“六识”眼识、耳识、鼻识、舌识、身识、意识都集中在一处，这就训练了我的专注力；实际当我们的注意力集中于一点时，我们的气、力也就集中在这一点上了。

经过一段时间这样的训练，我发现我能把自己的神、自己的注意力凝聚在手下的针上了，我的专注力比之以往大有提高；相应的，我指下针的气的凝聚、气的引导之力也增强了。至于说练习中是否要念出声不重要，甚至念的内容也不重要，我们可以用自己喜欢的歌词、诗句来练习，重要的是要练习注意力集中在一个点上。如果我们喜欢、每天有时间去打坐、静坐，还可以通过调身、调息、调神，把我们的身形气意，进而是神气意合在一起。打坐当然是最好的形式，但如果你不喜欢或没有时间，用背诵经文的方法一样可以练习专注力，甚至因为中文是象形文字、像图画一样，而英文、法文等都是字母，西方人可以想象一幅画，把画中的每一个细节都想象出来、每一个细节都在眼前呈现，一样可以达到训练专注力、训练念力的目的。方法只是工具，用哪一件都可以，只要能完成目标。我们的感官可以通感，所以我们在背诵时如果脑眼口并用，效率会更高。其实，六识，尤其是眼识是散神的，少用眼神更有助于我们专注力的提高。

我们把针下的感应比喻为对客人的迎送，在客人进门、客人离开时，我们迎接和恭送的过程是一种动态的转换，有主有次、有动有静，有对气行方向和速度、力道的引与导的变化，这些也是阴阳。所以，我们从来没有离开过阴阳二字。客人来，他是主动的，我是主人、我去引导他，此时我成为主动的；他要走了，我送他走，要走他是主动的，而送他走、往哪里走，我又是主动的。在这个过程中反复出现主从状态的转换，他为主、我为从，我为主、他为从，这就是太极图中阴阳鱼的“纠缠”和转换。表现在针刺上，就是我在好处下针，我针下探察的是这一段区域内紧张的力势、阻塞的方向，针刺的深浅是顺应病人的变化、针刺的层次是依据他的情况决定的，这是主从的变动，当我针在这个层次上了，我向不同方向去探寻针下力势的线，找到之后与之连接、成为一线，此过程中我是主动的；我针到准确位置之后要把针下紧张、阻塞、瘀滞的气机松散开、疏通开，我又是主动的；当我疏通开、针下松解了、得气了，病人的气血会自动运行，路通了，人流、车流自然就走了，不用我们再去吆喝“往这里走”，此时病人又是主动的。所以，在整个过程中，主从、阴阳随时处在转换、转化的过程中，这就是针刺的引导。针灸是定病位、定穴位、定刺位的定位艺术，刺位是由病人的病情决定的，天地人之间的关系决定了针刺的深度和层次。对病人病位和穴位的判断都是我“想的”，我想得对不对，需要针下去验证，扎在哪里是扎到了正确十环的位置。病人是主体，我是围绕他来应对的，但是一旦我找到他的力势方向了，如何疏通就要听我的了，疏通之后他的气血如何运行又是他自己完成的。在这个过程中，医患双方的主从关系是动态的，实际还是一对阴阳的转换。

整个针刺治疗的过程实际是一个自动化的程序，医生不过是把一盏灯的开关打开了，灯的电路的运行、灯的点亮都是它自己的系统所决定的，所以医生针刺是开启了病人自愈调控的开关，病人的自愈系统被唤醒，是它去自我疗愈把疾病治好了，所以调治过程很大程度上依靠的是病人的自我修复能力，疾病是病人自己治疗的，不是医生。当然这是指我们这个层次的医生，如果我们的念力足够强大，那我们真的可以改变病人的气血运行，就像王力平老师，可以一针一穴通调十二经气血的运行，而我甚至连一条经都调控不了、只能调一小段。

中医讲精气神，我们的能力所及只是在调精，至多也就是调精、气交界之处，比较高明的或许可以称为达到了移精变气阶段；但是所谓调神、能够控制神的时候，可能就到了中上工境界了。而中上工也是从基础练起，经过艰苦的训练才达到如此的境界，所以中工、上工不是不可及的。我们通过反复的练习也能把自己的水平慢慢提高上去。

（二）刺之道

在《灵枢·九针十二原第一》及《灵枢·终始第九》中关于刺之道也是以几个字描述的，叫“气至而有效”“气调而止”，也就是我们治疗一个病人是否有效，评判标准是针下的气行协调了、调和了，病人的经气到达针下、达到所要疏导的“气平”的状态了才会取效。一旦我发现针下原本紧涩的方向松开了、气流顺畅了，我就停止，不要再刺激它、引导它了，这就叫适度。现在很多针灸治疗都有过度之嫌，刺激的强度过度、刺激的深度过度，违背了“气调而止”的原则，且手下的操作是粗糙、粗暴的。而在《灵枢·九针十二原第一》中明明白白写着“空中之机，清静而微”，微，轻微、精微、微妙。当我们用力过大或者比较深的刺激时，会引起病人的疼痛，刺激交感神经兴奋，引发自我保护的反应从而关闭了通道，我们就探察不到他穴中微小的、微妙的变化，从而无法达到调其气至、气平的目的。

王居易老师曾给我们讲过一件真实的事情。在20世纪八九十年代，中国曾召开一届针灸针法会议，有一位针法传人以操作烧山火、透天凉手法著称，会上大家请他演示，另一位医生自告奋勇做模特体验烧山火的手法，结果因为模特感受不到发热，操作者就一直猛力操作，最后模特因疼痛不得不说“热了”。王居易老师一直强调针灸医师不仅要调整病家的经络，还要呵护病家的经络。这正是医者心，值得我们重视。现在有部分从业者不理会经络、腧穴的特性，下针过多、刺激过强，其实对病人可能是损伤，即便取得了所谓的“快速疗效”，从长远而言对患者可能还是造成了损害。

我们接着说刺法。如果我们不能控制手中的针，实际是很难达到治疗病人病证的目的的。所以，对于我们手上、针下的训练，无论怎样去用功都不为过，我们还是要在实际的操作和运用中去感受手下的针给我们传递的感觉、传递的信息。近些年，通过临床实践、自身训练的积累，我最大的感触之一就是“控制”二字，我们能否控制我们想要的或者可以控制的针刺强度和层次以及气行的走向，是达到预期效果和目的的关键。无论是对针的控制、对呼吸的控制，还是对心神、气意的控制；且这种控制力的训练和提高道长且阻，绝非一朝一夕、短期内可以快速提高的，需要坚持不懈、精进不辍地练习。

进针时，我们的意念力和注意力要在针上、针尖上，这是操作产生作用的靶点。王力平老师多次讲过：进针之后要听针。听的是什么？我们手中的针是刺在组织间隙中的腧穴的空间里，其中有病人气血的流动。所谓“邪气来也紧而疾，谷气来也徐而和”，即辨针下往来的是正气，还是邪气。两者在手下针尖的感受不同，我们要听针下流动过来的是平稳、从容、和缓的正气，还是突兀、紧张、猛烈的邪气。而这里的邪气，不仅是指侵袭入里的外邪，更主要是指人体内里气血运行紊乱失常引起的异常气行状态，正如独处藏奸之奸，并不是指邪气聚集之地，而是指气行血运、炁液转化的异常所在，是最大差值 ΔT 的位置。如果正气是阳、邪气是阴的话，听针就是要辨听针下的阴阳、虚实、邪正。古贤智慧超绝，六识通感，不为形迹所拘也。

《灵枢·九针十二原第一》中用了往来、顺逆等词汇描述针下病人经气流动的感受，着重强调的是要感受针下病人经气流行的方向。因为我们下针的地方是有异常的“奸处”，即经气流动的阻塞处、奇恒的分界处，这里气血的运行是有问题的，所以我们要感知针下气息是来有问题，还是去有问题，是哪里阻塞了、需要疏通哪里，让病人经气往来、顺逆的流行恢复正常。往与来、顺与逆，又是一对阴阳。所以，阴阳不离我们诊断、治疗、操作的全过程。我们针下要去体会和感受的是气机的往来、顺逆，要去调整和改变的就是气机异常的往来、顺逆，这就是针刺治疗的技法。这是一个动态过程，而非静止固化的。

《灵枢·九针十二原第一》中对这种针尖下的感觉描述说“神在秋毫，属意病者”，秋毫是指秋天鸟兽身上新长出的毫毛，形容极细小、细微的事物或现象，这里是针尖之意，我们的注意力要凝结在针尖上；属意病者，要专注地诊察、体察、感受病人气血的往来，这才是我们能够去调其气机顺逆的基础。如果我们不知道病人气血的来去、顺逆就去针刺，那我们能调什么呢？如果我们能够“知其往来，要与之期”，正确掌握了气机的出入来往，才能把握好针刺的时机，进而“明知顺逆，正行无问”，成长为一名高明的针灸医生。而要达此境界，一个医生的修炼首先需要“清静”，清静者凝神而定。正所谓“凡刺之真，必先治神，五脏已定，九候已备，后乃存针，众脉不见，众凶弗闻，外内相得，无以形先，可玩往来，乃施于人”（《素问·宝命全形论第二十五》），如此之后，才可以由清静而微，再有针下的速迟、顺逆、往来。

正所谓“粗守形，上守神”，一般的、技能粗浅的针灸医师关注的是病人的形——已经固定的、能触及到的形，可以是穴位固定的点，也可以是经脉固定的循行线；而一个高明的针灸医师专注的是在这个形之上、穴的空间里气血流动的动态趋势和趋向，这是无形的，虽然不能被感官所触摸到，但是可以用我们手中的针去感受、感知针下气血往来的动态变化，这就是“神”，也是神气之机。候取神气之机，而后乃施于形，进而神形合一。形只是人所患疾病之所依，囿于形迹者下矣，正如向、相、象、像四 xαang 者，由无形而有气、有形，再有质，故泥于形质者像学也，下矣。但形是我们入手之始，“未睹其疾，何知其原”，气是形神之间易变的连接者，针灸的根本是调气。

所以，我们虽然察的是形之变，但我们要调的是引起形变的气行、气变之机。就像一间房间的门，这扇门一直在这里，但如果没有人从这扇门中进出，这扇门就是死的，就只是一个“形”而已；门的实际意义是出入之用，要有人员从这扇门中进出流动，这扇门才具有使用价值。这扇门中人流出入的变化就是“机”，门就是关窍之“关”。如果我们是守门人的话，门中进出人员的多少、快慢、以及是否允许其进出，都是我们的职责所在、要由我们来控制和甄别。所以，我们只是找到这扇门、守在门口，如果不去管控进出的人员及其数量、速度、资格的话，算是尽职了吗？同样，面对变化不一的病人及其病情，我们只是选择和套用一些固定的穴位或针方去针刺，会有用吗？一间房中可能会有几扇门，门中都有正常的人员进出，某扇门突然出现障碍了，人流阻塞了，我们的工作就是要找到这扇门、修理这扇门，恢复这扇门中人员的正常出入。

我们首先要找到这扇门，发现问题在哪里，之后修复，恢复人员的流通，这个过程就是“守机”。

如何感知针下气机往来、神机之变？这种手下的感知细微，一般针下会有两种感觉，一种有轻微顶或紧的感觉，好像滞住了；一种有空松、空乏的感觉，似乎针下无物。对于滞住的，我们去找阻力的方向、即力线的方向，找到后轻轻小幅提插几下，以针引动、拨弄力线，使阻力松动、松解开，此谓之导气。病人会有感传或针感扩大的感觉，我们的针下也会出现一种豁然而松、又似乎彼此吸引牵扯的力，这就是气至，是气之往，此时卧针平刺、留于皮下即可。另一种针下空松感，需要“引气来朝”，仍是以针引气，可以轻提轻插、做小幅度雀啄，也可以轻摇针柄，或一手固定针体、另一手顺针体所指方向顺势轻轻转动或摆动肢体，为的是引导气机运行。当感觉到针下似有吸力吸住了，也是气至，此即气之来，此时也可卧针平刺、留针。我们可以去体会针下的感觉，是紧的还是松的，是死板猛涩的还是和缓从容的，针下似乎有流动感，此时我们知道气已至，但顺逆如何，我们要去引导它。这种感觉很精细、很精微，在提插、捻转的动作幅度或者力度很大时是不易体会到的。

空谈针下之气、神之往来，大家可能体会不到真实的感受。或许，这种针下的感觉可以用我们小时候玩过的猴皮筋作比。我们双手各自捏着皮筋的两端，同时或者一手不动、另一手轻轻把皮筋拉长并扭转，感受手下微微的力，体会这根有弹性的四方体的各个面被牵拉、扭曲的指下感觉，比如它们扭转力线的方向和大小；最后缓慢复原，感受这个过程中力线由大变小直至消失的感觉；之后还可以反向扭转，再看看矢量方向和大小的变化。这可以看作是手下的巧劲。

以上还只是针下的有形感知，针下的无形体会本就是言语道断的事，如同游泳，如果不下水、不亲自去比划，是无法理解和感受身体被水流环绕的水感和浮沉的，也就无法领会戏水的欢愉和呛水的惊恐。所谓“纸上得来终觉浅，绝知此事要躬行”，不亲自尝过是不知其味的。这就是刺之道。

《灵枢》开篇《九针十二原第一》说“迎之随之，针道毕矣”，迎随者即听气之邪正、往来。所以，我们要避免纠缠在“刺之道”上，不要孜孜以求术的提高和繁复，而丢掉了对针道的求索。我们是“治人”，不是“治症”，所以不要被病人叙述的症状所转。而这种技能的获得，无他，只有在临床上摸爬滚打了。

（三）呼吸与针刺

上述技巧还仅仅是一个在穴的空间上的体验。人是一个整体，我们如何去把握一段经脉或者一条经脉上，甚至是整个人体的气机变动？要凭借呼吸，即在用针时去体会在我们自己和病人的呼吸节律中针下矢量的变动。就像脉诊，要诊察的是随着病人心跳节律变化的脉动之变，所以此时医者的心率要低于病人的心率才会有很好的感知；当我行针时，我的呼吸一定也要比病人的呼吸更细微、更和缓，如此才能体会到病人呼吸时气血的充盈、灌注所引发的针下的气动。我们的呼吸平稳之后，随着病人的呼吸去体会针尖处的气血的来势与去势之盛衰、松紧、缓急，节律的快慢齐乱、舒缓紧凑。《黄帝内经》中论及针刺的三种补泻法，其中迎随是本质，徐疾是技巧，呼吸是关键。

人体中的“节律”有很多种。我们可以最直观体察到的，一者脉动（心率），二者呼吸，都是有规律、有节律的。而五脏六腑其实还有各自的“律”，这就要“听”其声响音律了，要把其中有形和无形的音响、声律听出来，即所谓“道家工夫，视不用眼，听不用耳”之意。这里的技巧是“知常而达变”，如果对正常人的各种节律有过体味，再去诊察异常状态下的节律就有感受了。

呼吸的练习、呼吸的训练，也叫调息，对于针灸人而言真的非常要害。一则可以提高我们的灵敏度，二则可以扩大我们的探察范围，也是我们了解自己的最好途径，先从了解和控制自己的身体开始。比如毛孔呼吸，当我的注意力能体察到自己毛孔所有的边界时，我可以把我的毛孔呼吸的范围扩大，在一呼一吸之间这个范围内的变动就可以被我提前感知到了。如同一位太极高手，当对手的拳攻过来，甚至尚未触及到他的身体时，因为有毛孔呼吸的屏障，此人就可以做出反应，甚至做出反击。呼吸，是连接我们的身体和神意的最主要，甚至是唯一的渠道，因为呼吸是人体的四大生命体征（呼吸、体温、心率、血压）中我们唯一可以有一定程度自主控制的指征，其他如心率、体温等是我们控制不了的。

而在治疗的运用上，呼吸也是我们非常重要的、力量产生的源头。意念力是如何产生的？就是在我们训练专注力、训练一呼一吸的动态过程中发出的。如果我们想加大念力，就要在呼气时发力，此时力才最强。大家可以自己试试看，在吸气时下针和在呼气时下针，针下的感觉有何不同；在屏息时运针与在吸气或呼气时运针，针下的感觉有何不同。在2019年2月王力平老师的课上，王老师曾在导引中让我们几个中医业者体验在吸气到尽头与呼气到尽头时闭气、下针有什么不同。我反复体验这两种情况下用针的感受——吸到尽头出针和呼到尽头出针，才忽然明白什么是我对手下针的控制，何谓“神在秋毫，属意病者”“知其往来”“明知顺逆”，如何去听针下之气，如何去“迎之随之、以意和之”，而且，在“呼气相”中手下的感觉和操控更有力、在闭气时手下的调控和操作更精细。

这是我们医生的呼吸，大家还可以在病人身上体会呼吸的妙用。当病人呼气时，我们如何迎之，如何随之更容易或效率更高？当病人吸气时，我们手上的针是往里进，还是往外出效率更大？所以，呼吸无论是对于医生，还是对于病人而言，都是非常重要的，尤其是我们要对气进行引导的时候，因为呼吸就是气的出入，这是我们可以控制，且必须利用的增效利器。随着经验的累积和修为功夫的加深，慢慢地医患的呼吸节律会一致，最后我们可以用自己的场和律去影响和改变病人。这是针刺中的“有为法”和“无为法”之一。

呼吸之所以重要，实质是因我们可以对呼吸进行调控，对吸气、呼气或屏息的时长、强弱、快慢等人为控制，以此来调控人体气机的运行转折。对呼吸的调控即火候，我们可企及的针刺技巧的高阶是神气意相合，就主要需凭借对呼吸的调控来达至。所谓“火”，即意念，又分为有意识的阳火与无意识的阴火；所谓“候”，即意念的轻重、深浅、长短。如果把呼吸比作橐龠，呼吸之气就是风箱中的风，意念就是火，以动态形式运行全身。加大呼吸的火候和力度，就是把意念加在呼吸上（风箱鼓动火候），称之为“武火”；不加意念的呼吸称之为“文火”。呼吸的实质就是“压力”而已，人为改变呼吸的频率和力度，由此改变和控制产生的压力，这叫“息息归根”。一呼一吸之间，关键又在于那个交接的“息”，所以，“天地气交”“阴阳气交”提示的就是这个“息”，气机只有交接了才有下一步的“升降出入”“开阖枢”和“炁化”。

呼吸是形而上与形而下之间的重要连接。身与神是有形和无形、形而下和形而上之两端，如果要连接两者，并可以在两者之间自主转换，就要依靠这个呼吸了。呼吸包含于中医临床诊断和治疗的所有过程中，在四诊中需要调息、要有控制呼吸的能力和功夫；在针刺中，更要有对呼吸的调控能力，不只是对自己的呼吸，还有对病人呼吸的利用和调控。所以，对呼吸的控制是中医师很重要的一项能力，它是连接形而下之身与形而上之神的通道，是唯一可控的生命指征，正是由于这个“可控性”，中国古人才有了“我命在我不在天”的豪迈。

我们生而为人，具“精气神”三宝，“精”是有形有质的生命起源和组织构成，“气”是无形有质的维持生命活动的功能动力和能源，而“神”是无形有质或有形无质的意识（有意识、潜意识）及其活力状态的体现，其中气是形而下的肉身（精）与形而上的意识状态（神）之间重要的连接体，它的性状也介于精与神之间。只有当结构与功能、意识（气、神）相和谐统一，才构成一个个活生生的、有血有肉的个体。精充则气足，气足则神旺，反之，神旺基于气足，气足基于精充，中医判断一个人的健康状况或疾病的顺逆，主要是从精气神三方面考虑。通俗地说，活人与死人的区别在哪里？他们都可以拥有完整的肉身结构，就像 CT 所显示的那样；但活人有生命活动的气机流行、新陈代谢和精神意识活动，死人已丧失了气机、体液、血液及神识的流动而固化了，就像 PET 所显示的。

针刺既未向人体内输注进什么有形、可见的实体物质，也没有从人体中提取出什么可感知、可触摸的邪气病理产物，那么针刺起效依靠的是什么？它的效用如何体现？针灸，其实也是人体中形而下之身与形而上之神之间的桥梁和连接，在“有以为利”的经脉和腧穴的空间里，引导“无以为用”的功能态气机流行，纠奇校正，使错乱、乖离的气机恢复回正常的输布流注。正是这样的共性——对形而下与形而上的连接，使呼吸与针刺彼此相辅相成，成为医疗技法中一朵独特的奇葩。

而在一呼一吸之间，还有一个“息”，是呼与吸之间的连接和转换过程。实际运用中可以做停息和闭气，这是我们体验自身阴阳之变、形神之变的重要抓手和借助。在医者的自身修炼中，尤其要留意和利用停息与闭气的功效。很多精妙、微细的转换和变化就出现在停息与闭气的过程中，比如所有与移精变气相关的练习必须要有停息与闭气的环节，否则就无法“变”。可见，“停息”之用是诸多技法的诀窍。我个人理解，停息、闭气是为了通过呼吸调整体内的压力，比如增压、加大体内的压力差，就像高压锅的原理，使人体内强行产生炁化。因为物质从液态转化为气态需要很高能量。我们常人往往能量不足，通过呼吸吐纳练习提高人体能量，加强炁化能力，用“高压锅”的力量强行炁化，改变人体内炁化气行的力度和纯度。所以，调息真的是最关键的诀窍。

在《黄帝内经》论述的诊断和治疗中都反复提到了呼吸的影响，《灵枢·九针十二原第一》里说的“空中之机，清净而微”“上守神”“上守机”，实质讲的都是呼吸，所谓“行住坐卧不离这个”，指的就是呼吸的调整和控制。比如，望闻问切时控制呼吸所搜集的信息和线索，与自然呼吸、加重呼吸时的差异；在针刺治疗时呼吸的作用就更不言而喻了，比如呼吸补泻。在针刺治疗时，我们可以随着病人的呼吸对他进行纳气、引气、导气，加强调其经络气行的效率；另一方面，我们还可以结合自己的呼吸进行针刺手法，所谓“以意领气”，但这需要我们具有一定的“功力”。以病人的呼吸为基础的诊断和治疗都是被动性的，是以病人为主、医生去察他的信息；而医生借助自己的呼吸去调整病人是主动性的，是“我”要改变“他”。在医患之间，还有双方呼吸的调谐等。所以，呼吸的本意就是信息和能量的出入、交流、交互，我主动地用我的信息去改变他、治疗他。

当我们要控制手下这颗针时，也会下意识地屏息静气，否则，如何能够完成迎随呼应？所谓“粗守形，上守神”，我们守病人腧穴、经脉的解剖结构是守它的形、有形有质的实体结构；我们守这个过程中随着呼吸而涨落的气机顺逆才是守它的神、守它的机。所以，《灵枢·九针十二原第一》开篇说针刺时就提及“空中之机，清静而微”。这八个字实际是提示我们诊疗时要轻、柔、缓，要细腻，如此我们才能感受到神机的变动，我们自己清净了，才能感知到病人细微的、精微的、微妙的变化，重点在“空”字，空间、空中的变动、机之动。亦如《灵枢·官能第七十三》所谓行针艾者需“语徐而安静，手巧而心审谛”。

神机、气机，就是一种无形的动态的变动。穴位是神气进出的门户，重要的不是门的形和态，而是门中出入的气和神，我们要控制的也是这个出入之气神。就像海关，我们通关的时候，海关官员看你是好人、他是好人，你们可以通过，这个是坏人，截住他、不允许他入关；这个通道人多、发生聚集，赶紧向其他通道疏散人流。这就是机的作用。

机，本是指弓弩上的发射机关，这里是枢机之意，如《国语·周语》中说“耳目，心之枢机”之谓，《说文》中说“主发谓之机”，《庄子·至乐》中说“万物皆出于机，皆入于机”，均指对事情成败有重要作用的关键环节，就像海关官员，是整件事物的引导者、调控者、操控者，用在中医里指气行和病机变化的要害。临床所见纷繁复杂，很多时候需要“拨开迷雾见真章”，即要抓住关键机要。如此可知，这样的操作一定是细腻的、精微的，对比而言，现在很多的针刺操作是否偏于粗暴、粗糙？丢掉了太多信息，不知针下神气的出入，这样去调气，即便治好了病人某些不适症候，我们可能并不知道为什么治好的；而针毕无效，也不知为什么无效。

由上述针刺经验可以引出针刺治疗的有为与无为，即从动的有意而为与主动的自然而为。以“迎之随之，以意和之”为例，其中迎之随之是“从动的”有为，有意地去寻找病人经气的往来、顺逆，以迎随之法顺应之；以意和之是“主动的”无为，依据病人的气行往来去“呼应”，不及者引之、太过者导之，总以气机回复自然、正常的升降出入为目的。用针时，我们用手法去引气，为了气至针下、为了求得气，这是医者的有为；我们启动针下刺位这一点的力势流转，病人气机自我运行，出现了各种针感，如麻胀、温凉、蚁行、上传下达等，这是无为而为，是病人自我产生的，不是医生调控出来的，所以我总是跟病人说“你的病不是我治的，是你自己治的。”而另一方面或说再一层面，这种主从的转换中，又含有“医者意也”的有为。迎之随之，医者居于从动地位，本是“无为”，但有意去应和顺从，这就是“有为”；以意和之，医者处于主动位置，本是“有为”，但结果是顺应病人正气的趋向去引导，产生了气血的自然流行，这又是无为。在迎随与意和的过程中，又各有一对阴阳的思辨和转换。

在道家的修炼体系中，有一个从“有为”至“无为”的机要处，引入到针刺治疗中也有如此的一个关键处。我们如何自“有为”境界进入到“无为”境界？如何让病人的顺序、节律合于天地的节律而自行周流？或许那时才能真正理解经典所论的玄奥之处。如《道德经》中说“无为而无不为”，道者清静无为，“天地不仁，以万物为刍狗”，不主观人为地干预、干扰事物的运行，让事物自然而然地无为而治，回复于各自自然本有的状态和秩序。所谓无为就是自然而为，就像小婴儿饿了就要吃奶、困了就要睡觉，不会像成年人一样硬撑着，工作未完成要熬夜，肚子饿了没到时间要忍一忍。小孩子和小动物一样是最自然的状态，这就是无为。无为非不为，是顺其自然而为、顺势而为。我们的身体是自然造物最精妙的作品，有内在的自动运行机制，我们让它自动运行就好，不要人为地去干扰它、干预它。我们生病了，就是这种内在的自然进程被打乱了，我们恢复它就好，把阻塞、病变的地方疏导一下，它自己就自然运行了。这种运行不是人为干预的，也不是能干预的。

治疗的本质是唤醒病人身体的觉知，唤醒他自愈调控的机能，让身体回复到本来的状态、回复到自然运行的状态。这是中国人一直在强调的回归于自然、道法自然的理念。老子说最高明的统治者是“无为而治”，让老百姓自然、自由地休养生息，不去干扰、干预他们，统治者创建了法律、建造了监狱，要求百姓遵守规则，这已经是人为的统治了，总会出现违反的、反抗的；如果统治者不去作为，让百姓顺其自然生活是最理想的状态。而对于医疗而言，现在无论是中医还是西医，其实都是过度地干预了病人疾病自我疗愈、痊愈的系统。我不知道在其他地区是什么状况，至少从我个人的从医经历来看，目前中西医的诊疗实践都存在过度检查、过度医疗、过度干预的倾向，我们本来已是人为破坏了身体自然运转的机制，又加上人为去干预人体自我修复的机制，实际是错上加错、更加糟糕。据说以色列有一个调查显示，在医生罢工之后病人的死亡率大幅下降。

（四）针灸调卫（气）

针灸如此神奇，那针刺到底是在哪个部位、哪个层次上发挥作用、起效的？卫气，这是针灸最先、最直接、最快速、最易调控的一种气的层次和状态。

卫气是什么？卫气仍然是人体中一气周流之气，只不过是穿上了军装、站在了边防线上，成为一名“军人”了。它在体表腠理之间、行于脉外，中医把它命名为卫气；当它脱下军装、进入脉内回到内里，就称为营气；再向里进入到内脏，就称为脏气；如果行走于经脉之中，就称为经气。所以，卫气不过就是人体中之一气行于腠理之间、分布于皮下与分肉、血脉之外时的名字而已，它“循皮肤之中，分肉之间，熏于肓膜，散于胸腹”，发挥“温分肉、充皮肤、肥腠理、司开合”的功用，完成皮肤屏障的防卫免疫机能、帮助人体抵御外邪，类似于膜的作用，对进出人体的物质和能量、信息等进行调控。《素问·痹论第四十三》中描述卫气是“水谷之悍气也，其气慓疾滑利”，就像国家的军队一样，是人体中部位最表浅，反应最迅速，力量最强大的气的形式，这也是针灸对其最容易、最便捷产生影响并由之对内里发生调节的气的形式。

对于卫气的运行，《灵枢·营卫生会第十八》中说“营在脉中，卫在脉外，营周不休，五十度而复大会，阴阳相贯，如环无端”，说明营卫二气阴阳相贯，一昼夜24小时各行50周次后交会于中焦太阴之会，反映了人体中的一种生理日节律。按照这样的循行计算下来，卫气在人体循行一周用时28分48秒左右，这也是针刺留针大约30分钟的依据之一，正好满足卫气循行一周所能影响人体气机运转的时限。当然，留针时间也不能一概而论，如《灵枢·邪气脏腑病形第四》《灵枢·逆顺肥瘦第三十八》《素问·血气形志第二十四》等篇章中明确指出，应根据患者的体质、年龄、脏腑、经络、脉象、天时等因素而定，仍然是因时、因地、因人制宜的三因原则。有些病人尤其是慢病病人，针灸效果会在针刺后第二天，甚至第三天出现，也就是人体经气内外运行一周之后，此时针刺取效会比较明显。我们不要去追求针刺即效，很多慢性病证不是下针就有效的，除非是急性病证、表浅病证有可能当下取效，但整体病机的调整仍需要时限。

有一种说法叫“天下一气”。此说并没有错，只是气因功能、部位、形质不同，是有功能“分工”的，因此就有了不同名称、种类的“气”。比如，都是航空系统工作人员，但有的是空乘，有的是地勤，各有各的职责和工作重点。地勤就叫地勤，空乘若因工作需要转为地勤了，不能因为“脸儿”没变还叫人家“空乘”。营卫，均为水谷精微所化生，但一个是地勤、一个是空乘，虽然因工作需要可以转岗，但在各自职位上仍需各司其职。营卫虽都称为“气”，但因其形质（有形有质与有质无形）、层次（脉里与脉外）、功用（营养与护外）等的不同，在诊察和治疗上的处置也是不同的。各种气不宜以“敌我”论之，治疗本不是敌我对抗的状态，而是调控、“战备”，能“不战而屈人之兵”才是高明的。在事态紧急的情况下，战斗力缺损、辎重部队冗员，部分辎重人员（营）可以转为作战人员（卫），这是战略部署、抗御外敌的需要，也是医者心中、手下要明了的。通过四诊，可以帮助我们了解“军情战况”，不过四诊各有所宜，有察战斗力的、有察后勤补给的、有察战情的，最后都汇总于“司令部”，再制定战略方针和战术部署。其中的脉诊是判断脉里、脉外各部军力分布、军况的，对营卫之气的判断独有专长。

真正的中医要知阴阳、懂阴阳、通阴阳，营卫就是精层面上的一对阴阳。中医认为生而为人是精气神的和谐统一，而其中的精是气、神功能的物质基础，在精之层面治疗功效的达成，要害在于能完成“移精变气”，也就是气与液的转换。而卫气，正好是下焦之液与上焦之气转换过程中的关键。这也是为什么我反复强调“汗法，绝不只是‘解表’那么简单”的原因所在。汗法，在中医治疗八法中居首不是没有道理的。而这个“液”，在人体中无处不在，虽然它有自身所主之脏腑。营卫，就有“阳抱阴”（卫外营内）和“阴抱阳”（营外卫内）的不同时段、不同状态关系。阴阳者，讲的就是关系罢了。

关于营卫之气的起源，《黄帝内经》中说“营出于中焦”，立论有二：一是从营气的化源来看，营气源于中焦化生的水谷精微；二是从营气的运行始于手太阴肺经，而手太阴肺经正是起于中焦。“卫出于下焦”，立论也有二：一是卫气根于肾中阳气；二是卫气的运行，白昼始于足太阳膀胱经而行于阳分，夜晚始于足少阴肾经而行于阴分，其经气自下焦肾和膀胱出，这也是“皮毛生肾”的立足点。

由卫气充皮肤、肥腠理、司开合的功能可知，卫气与皮毛的关系最为密切，《黄帝内经》中说“善治者治皮毛”，其言下之意说的治疗就是调节、调整皮毛之间充盈的卫气。

从针灸之治而言，针之治主要在“卫气”，而卫气之行主要在皮毛。所以，所谓“治皮毛”者，主要就是对卫气的调整。但，卫气生于下焦，脾胃居中斡旋，肝胆左右为枢，肺居天位、宣降输布，最重要的环节就是中轴炁化二字。以自行车作比：脾胃是车轴，肝胆是齿轮，肺为脚蹬，肾与心是动力，而卫气，可以看作车轮——只有卫气“车轮”的运转正常，才能使自行车行起来。车轮的转动，由上述系统共同完成。出了问题，要看是调车轴的问题，齿轮的问题，脚蹬的问题，还是动力的问题。仍是要从一气周流中有问题的弧段着手处置，而从杠杆原理而言，对脚蹬（这里还有太阳的含义）的着力是最经济、最高效的，把体表的卫气通道打开，进而引发内里气机运行的调整。

针刺实操中，我治皮毛的操作是凭脉定下针的层次。比如责之在脏和腑者，一般会先针至人、地之间，引气有感后提至天部皮下，再平刺留针，候卫气周流自行。责之在经、脉者，先针至人部，引气有感后看是外达不够，还是内收不及，再引至天部或导入地部，最后仍是提至天部留针，候卫气周流。责之在络、表者，针在天部，得气即平刺留针，候气。“善治者治皮毛”，先贤诚不我欺！当今但凡热门的、受追捧的各家各派其实都是在这层皮上做文章，都是在调这层皮之上下的那层卫气。

在中医治疗中有“汗吐下和温清补消”八法，其中的汗法就是与卫气相关的治法。前面我们反复多次提到“皮毛生肾”“生气通天”，我们如何在治疗上达到这两个目标？就是通过汗法，通过阳气由里达表、由表至里的透达，以汗液的形式来完成津液和气之间转化、代谢出现问题时的调控。学习到现在，大家对汗法的认识如何？它仅仅是治疗表证吗？不是的。“汗法”具有透达阳气之功，人体中因水、气交互发生问题而引起的病证都可以用汗法来解除。比如，心、肾功能不全等引发的水肿、浮肿以及水液代谢问题引起的小便障碍等都可以用汗法来透达阳气，通过水气转化来缓解。所以，汗法的本质就是人体内气和水液的代谢交互的调控，即气与液的转换，也因此不仅是让病人出汗才是汗法，实际利小便也可以归为汗法的一种形式，属于广义汗法的范畴。水液代谢的不同形式，可以以经言总结，即“各不同形，各以任其所宜”。

举一个例子。2018 年我诊治过一位病人，中年女性，体型肥胖。自述在三十年前左足被 100 千克重物压迫后出现左下肢震颤、抽搐，并逐渐加重呈痉挛状，左足内翻变形，且扩展至四肢震颤、痉挛。近四年因病情加重口服抗帕金森药物治疗，仍无缓解，现跛行，需拄拐辅助行走，自觉四肢、躯干紧滞，双下肢膝关节以下胀肿，畏寒，口干、不思饮，小便少。查体见四肢肌张力高，舌体胖大，苔薄、水润，脉为厥阴态。考虑为痉证，兼有水湿停滞，病在肝脾。治疗先开气路，取左合谷、右太冲，行担法；再察厥阴经寻奸取穴，右大陵（向心刺）、左曲泽下（离心刺），左曲泉下（离心刺）、右曲泉下（向心刺）。腹部本拟取肝脾经穴，腹诊提示脾肾藏奸，有土和水形之象，故揣穴后取中脘、双肓俞，均向中心刺。针毕，病人自觉肩背紧滞感减轻，口中有津。治疗过程中我曾说了一句“针刺后病人的小便会增加”，结果治疗当天夜里病人起夜两次，而既往她从不起夜。

这例病人，从她的病证、舌脉、病机上判断，她是阴证，因阳不足、阴寒水湿内停引起，合气机升降失常、阳虚水滞的病机，她的阳气不能温化水液，以致水湿积聚于体内，而水性流下、受寒则收引，故感寒后见痉挛、抽搐，还伴见体胖、畏寒、背发紧等症。所以，治者无他：重新恢复气机升降，“点火”开炉、恢复生命动力就好，水之代谢自然复原矣。以开气路、调升降、温阳化水为法，正中其病，通过炁化使得她体内积聚的水湿之气变成代谢废物排泄出去，可能路径有二：一是在体表化汗，二是由小便排出。小便增加是温阳化水的结果，当时正值三月冬春交季，水湿自小便排出实际是患者身体自己做出的最自然的选择，是其自愈系统调控的结果。这实际也是汗法的一种。此例患者体内的“天地气机”紊乱了、生命之火（下焦）小了，上无水汽蒸腾以为润、故口干，下无水液决渎以为泄故溲少，水湿不得炁化而停滞体内。经治，口中有津者，是“地气上为云”，上焦如雾而已；小便增多者，是“天气下为雨”，下焦如渎罢了。古贤诚不我欺也！

此例病机含升降失常，而在气机升降的圆里先贤已经提示“左升右降”，在人体阳为升、阴为降，所以治疗先开气路，取了左侧阳经合谷穴、右侧阴经太冲穴；而其实，如果取右合谷、左太冲也未必不可，关键在手下针刺的引导方向。取效反应在两个方面，一是后背紧滞感减轻，二是小便增加，这是把她体内因代谢紊乱蓄积的水湿经小便排出去。

一点说明：关于离心刺与向心刺，只是表述针刺的方向而已，并无升降、补泻之意。升降、补泻（实际是“迎随”）全在手下针尖的反应上，是医者之意的引或导、担或截。而具体到一个“奸处”的针刺方向，不是医生决定的，是依据奸处的常、变区域决定的，即由奸处向“变处”刺。因为奸处就是常与变的交界处，是“界线”所在，治不过就是调其变为常而已。

另外，对这个病例治以温阳化水之法，除了针刺之外，还可以选用艾灸。针与灸均可以达到温阳的效果。这个病人是炉子的炉门没有打开，炉火被压在炉中，风道又堵住了，我们把她的炉门打开、风道疏通，氧气进入炉中，火自然就旺起来、水自然就烧开了。我没有帮她加火，我只是帮她打开了炉门、疏通了风道而已。所以仍是那句话：这壶水没有烧开，原因有很多，我们找到原因，解除问题，壶中的水自然就烧开了。这叫温阳，不是只有加火才是温阳。

题外话，关于灸法，只有温补之效吗？平常灸法多用于虚损、虚寒之证，而灸法其实一样有泻法。比如，对于脾虚或肾虚的证候当然可以用灸法。如果肾阳、脾阳不足是因为炉中火力不够，我们当然要加大他的火力了；如果是水壶传导性差，当然要提高水壶的传导性了，这就要温肾阳、温脾阳。但如果病人是因为脾的运化之力不足，有水湿停滞、水垢太多了，表现出一派中阳不足之症，我们就要给他化湿导滞，这样水自然就可以烧开了。如果是炉门没有打开，那把炉门打开炉火自然就旺起来了。

灸法不只可以温阳、散寒，灸法一样可以泻热、泻火。王居易老师曾讲过一个他经治的病例，病人背部有疮疡，脓肿郁闭在皮下不能冒头，经久不愈，以灸法治之，围绕病变部位做雀啄灸，使局部皮肤微微发红，周围的气血运行至病灶处，很快脓疡就破溃流出来了。这就是以灸法之热作用引动周边气血，因为他是局部气血郁闭、血液循环不佳，故气血运行差，我们用灸法的温热效应通其气血，这是以通为泻，不是补法，使病灶周边气血流通过来之后循环改善，很快就把皮下脓肿托出来，利于新组织生长。这就是以温热为通、为泻来治疗寒凝或邪实痹阻的病证。所以，灸法不仅仅有温补效用，一样可以通泻。

《黄帝内经》中已经告诉我们“粗守形，上守神”，诸如九针、艾条、针刀等都只是工具而已，我们利用的是工具的便利性，怎么用是我们来做决定的。我们要用工具的便利去影响病机的气机、神机变化，达到用器具的最大效力、效能，而不是说用灸法就是用温补的、用针刀就是要割治。“有以为利，无以为用”，我们守护的、抓取的是病人的神机。所以，真正的武功高手不但是忘掉了招数，而且是摘叶飞花均可杀敌，并不在于他所用的兵器是什么，是刀、剑、棍，还是枪没有本质的差异。我们学中医是要撷取祖先智慧，以提升我们的识见和技艺，千万不要囿于外在的形式而丢失了内在本质，就像买椟还珠一样，把木椟当宝贝，却丢掉了盒中的明珠。

（五）针刺在位

关于中药治疗，有一句俗语为“中药在量不在味”，说明中药治疗的秘密在于药量配比。那么针刺之秘是什么？是“针刺在位不在力”。位者，刺位，即针刺的部位和层次，所以，相比于“怎么扎”，我以为“扎哪里”更重要。针灸是定位（调气）艺术，定病位、定穴位、定刺位。如果说对于病位、穴位的思考还多是在脑海中演兵的话，那么对于针下刺位的把握和控制就是实打实的实战实操了。针在其位是所有针法、行针手法的前提。

所谓刺位，即针刺的作用部位。我们的手中针扎下去时，针尖扎在了人体的哪个位置、哪个层次？扎在皮脉肉筋骨某一结构的腠理间。腠理是什么？腠理就是我们人体中各个组织，比如皮肤、筋膜、血管、肌肉、肌腱、骨骼等组织之间的缝隙，所以《黄帝内经》说是“分肉之间”，王居易老师对于经络学说的解读就叫“缝隙理论”。

而腠理之间、缝隙之间是什么东西？是液，流动性的液体、液状的物质。在病理状态下，这些组织间隙会发生坍塌、阻塞、变形，或者腠理间隙中的流体性状发生改变，造成“交通阻塞”，引发腠理中流动的液态物质的运行异常。正常状态下，腠理中是液体的流动；病理状态下有可能是胶状、流动性变差，有向固体转化的趋向，甚至变成固体阻塞在那里。我们摸到的形变增厚是什么？就是流动性减弱、固化反映于外的征象。而中医所谓的“气”是什么？气是液体循环过程中推动其流动的力量和动能。所以，活人与死人的差异不在于组织间隙之结构，而在于其中流体的流动性，两者的身体组织都存在，组织间的结构间隙也都存在，但是后者间隙中的流动停止了，即便血管中有血液也是凝固的、无法流动的，因为推动血液流动的动力（气）丧失了。

而气的功能除推运腠理中液的流动外，更重要的是炁化功能。炁化之化为变，从一种物质、一种形态质变为另一种。人体腠理间这个液的炁化是什么？体液从组织液进入血管中就变为血浆，从组织液透过细胞膜进入细胞中就是细胞液，从一种普遍存在的组织液的形式变为某一特殊组织的功能活动的载体，这就是一种“化”、一种变，就是炁化。所以如果直观地说炁化，就是我们身体内新陈代谢过程中体液的入膜-出膜和出膜-入膜过程，因为人体所有组织都以一层膜为分隔、分界，这层膜中及其两侧的物质和能量出入就是炁化的过程。

因此，同样的缝隙，其中流动着同样的液状物质，我们在哪里下针？在奸处下针，即液态流动的反常之处。此处液态流动性减弱、减缓，是向固态、固体变动的交界处，也就是腠理之间液态流体与固态物质的交界处，是气变、形变发生的位置。

那如何找到这个奸处？它一定有象显示给我们、有线索提示给我们。我们找到象下针。象是什么？这里的“象”就是奇、就是变、就是反常，也就是气、形、质改变的交界处。质的改变可以触摸到；形变在结构形态上有改变；气的正常运动就是能量，但气行可以减慢、迟滞、不合其时，比如在春天显现秋天的样子，还可以是气行加速或节奏的异常。所以但凡是气、形或质发生了异常，均会有象提示给我们，我们找到这个象下针治疗就可以，这就是正气的反常处、腠理中精气的异常之变。例如，我们诊察病人如果发现局部有皮肤隆起、毛孔粗大、肢体局部肿胀、毛细血管扩张等，这些都是显示给我们看的象，都是我们破案的线索，故针刺治疗即“唯象下针”。各类全息针法也是“症象”对应，有是症就有是象，找到了象下针就好。

我们针刺的目的就是改变这个缝隙里、腠理中物质和能量的流动——无论是液、是气，还是固态物的流动节律、速度等。这种气之行是矢量，具有方向偏正、速度快慢及加速度大小等特性，故针刺在位不仅仅是要刺在特定的空间，还关系针下力道的方向、强弱和徐疾等要素。一句话，针刺的关键要素有两个：一是针刺的部位，二是针刺的方向。

腠理中的流动有自身的正常节律，包括流速、流量、方向，从组织到间隙、到细胞、到血管等能量和物质渗透变化的层次。在疾病状态下，流量或大或小，流速或快或慢，甚至方向发生改变，各组织、层次之间互相渗透的次序也可能发生了异常，我们需要把这些异常调回、拨正至正常。这就是我们治疗的目的，改变腠理中流动律的性质和状态。治疗不是“为病找到出路”——病的出路是病人自己去寻找和调整的，我们只是启动了病人的自愈开关。

我们做到什么程度就达到这个目标了？就是把成年人腠理中僵硬、紧张的流动还原为孩子、婴儿那种柔软、光滑、自然、细腻的流动，表现出的象就是皮肤、肌肉，甚至骨骼从成年人的坚硬、粗糙、不可变、有棱角变成像孩子一般的柔顺、光滑、细腻、可塑。我们在治疗前可以摸一下病人的皮肤，通过皮肤反射出来的肌肉的紧张、结构的僵硬都不必担心，治疗结束后再摸一下，如果变得柔软了、光滑了、舒展了，则我们的治疗肯定有效，甚至不必再问病人。我们无论用什么方法，只要让它“软”了就可以。当我们的心变软的时候，我们脸上的棱角都会变柔顺，这也就是相由心生。在《道德经》中有“抟气致柔，能婴儿乎”之说，我们把病人腠理中运行流动的固化、胶着、僵硬状态回复到柔软、流动、顺畅状态，像小婴儿一样，这就是我们的治疗。像健美练习所追求的饱满、壮硕的肌肉真的是健康的吗？真的美吗？可能不是，它违反了自然、违反了我们像婴儿一样的柔软，似乎健美运动员很少长寿的吧？

所以，柔软是无病的一种表现；而“紧张”“僵硬”提示必然有病证的存在，治疗无他，让它软、让它柔。我们如何达到抟气致柔，让腠理之间变成水一样的流动？掌握针刺的引导方法和技巧，最重要、最有效的方法是通过呼吸。通过医生呼吸的引导，顺应病人呼吸的起伏，来引导他腠理之间结构和流动的变化。所以，核心是两个词：调息与火候。

调息是以呼吸来调整病人的气行的过程，火候指的是呼吸时我们对呼吸的力度、幅度、大小、快慢等方面的控制程度。在这个引导过程中，是以我们自己的呼吸为主导，还是以病人的呼吸为主导，要看我们如何用。如果我们的意念力足够大，我们就可以用自己的毛孔呼吸扩场至包绕病人、去引导他；当我们的意念力不足时，顺应病人呼吸的力量来达到引动其气机的目的。中国古人把一呼一吸称为“火”，也是活着时水火既济中的火，火的大小、火的强度叫作“候”，二者合在一起，我们如何用这个呼吸去控制、引导称为火候。

在中医师承学习和中国古人修炼的功法里，最关键就是这个“候”字。有一句话叫“传功不传火，传火不传候”，老师可以告诉我们一个动作如何做，但是不告诉我们力量如何发送；老师告诉我们这个架势的力量如何发，但是不告诉我们用几分力。这些都需要我们自己在实操中去体会、去领悟、去掌握，就像我们的长大成人。比如，在呼吸练习中老师会引导我们“呼气，全身毛孔往外扩，微微收身，微微收、微微收”，这个微微收的程度就是最重要的“候”。所以，如果我们没有对自己呼吸控制的能力，想拥有针下控制、调节病人腠理间气液之行的能力可能是很困难的。而当我们把自己的注意力、专注力加在呼吸的动作过程中时，我们就会把平时那种不自觉的、粗糙的呼吸调整成精微、细微、微妙的呼吸，从而可以去感知针下病人给予的回应——精妙、精微、精细的气的往来顺逆。

有关针刺的技巧以及“工欲善其事必先利其器”的针具，在《灵枢》中都明明白白告诉我们了，就是九针二十六刺。九种针具，即镵针、员针、鍉针、锋针、铍针、员利针、毫针、长针和大针。《灵枢·官针第七》中有“九针之宜，各有所为；长短大小，各有所施也，不得其用，病弗能移”，指出九针的形状、用途各异，宜据情选用而去病。二十六种刺法包括九变刺、十二节刺、五刺。《黄帝内经》中记载的针刺法涉及很多篇章，以《灵枢·官针第七》记载为最有代表性，分别对应九类不同变异疾病，以及十二经和五脏病证，具体操作有单针、双针、多针等，经文中均有详细记载，讨论各种刺法的目的是调整腠理，进而调整经络、脏腑，使其间气血运行畅通合律。这就是针刺的技法和器具。我们选用最适合的方法、技巧和针具去治疗需要治疗的病人。经言“百病皆生于气”，而“用针之类，在于调气”（《灵枢·刺节真邪第七十五》），从调气而言，毫针最为擅长、也最为常用，故毫针是针灸临床最为常用的针具。但九针中的每一种针都各具所长，适用于不同病变的情况，我们应该选用合适的针具对治不同的病证，单用毫针不足取，应该学习和掌握更多针具的方法、技巧，比如火针、三棱针、铍针等。

无论我们用什么针，手下不过都是因势利导，在针下感受病人经气的一来一往，若来者为阳，则往者为阴，顺其气行或来或往的力势、方向去发力和引导，因势应动、导之引之、张弛有度。这里又含有太极的阴阳转换。太极拳的核心技法中有一种叫“四两拨千斤”，是一种顺势借力、以柔克刚、用意不用力的高级技巧，不是以自身的力量打击对手，而是对方打过来时顺其势、借其力、以小力胜大力，改变对方的劲道方向，所谓舍己从人、知己知彼，触之则旋转自如，可以把很小的力放大到足够需要的效果。武术行拳时讲究“力贯梢节，气贯全身”，道理用在针灸上是一样的。梢节者，针尖也，只是用针并不是“力”到针尖，而是“气至针尖”，针尖所在的“位”才是要害所在。实际，气至，则力亦至、神亦至，所谓“气之行，神意随之”，故针下是以意领气、神随气行。我们的针下即是要如此引导其势，目的是让气机还原、归正，恢复到气行原本的正常节律和状态，让病人“复原”。

这个过程中，还有医患之间的呼应。所谓“谷神不死”，谷中神与声呼应，山谷回声有响而应。这是有关调神的内容，也就是“呼应”二字，涉及了医患双方的“神气意”三个方面。在四诊里，问是呼，闻是吸，呼应者，医者之呼、患者之应。先要有“神谷”，即我们站在山谷旁呼喊、触动它，山谷给予回声呼应，是谷中有神所致；再而至“谷神”，即因为谷中有神，所以无论我们呼与不呼、是否触动它，谷中本就会有神动、有响应。第一个是有为法，第二个是无为法。如果经过修炼、练习，我们能把身体内腔从“应呼而应”的神谷阶段，练至“无声自应”的谷神阶段，我们的神才具足，对中医而言，也就可以了然天地人，知道人乃天地所生、天地所养、天地所厚。一个医者，只有了然了自己的“神谷”“谷神”，才具备了去呼应、调整病家之“神”的可能。

我们之所以能凭针刺即达到治疗的效果，是我们以病人的身体为基础，他身体里存在着水火既济、水土合德等如此这般的生理机制。病人心脾肾（三焦）之阳气是其生命动力的源泉，它们之间关系协调，身体里水的液态、气态、固态的转化机制正常存在，我们才能实现治疗他的目的，把病理的固态变为生理的液态和气态，把液态和气态中的转换异常恢复至正常的秩序、正常的节律。所以，治疗实际就是一句话，我们的身体和生命是有记忆的，我们唤醒病人身体的记忆，让它回复原本和谐的秩序，让它还原。

如此解释泻法比较好理解，那么补法是怎么回事？针刺并未向患者体内注入任何实在的物质，即便我们给病人服药，也只是通过其自身胃肠道的吸收才能入到血液中，并没有因为病人血虚，通过进食、服药就可以为他补血了，只有西医的输液、输血是可以直接进入血管内的，尤其是在急救、救命的时候。那么什么是针灸的补法？不过就是这里阻塞了，气血流通受阻，造成其上下游出现气血不足的现象，功能因此下降了，我们把阻塞之处疏通开，使气血可以正常地流动过来，从而补充这里的相对不足，此即补虚。气血重新回到阻塞之处，功能恢复了，虚损的症候也就改善或消失了。以上就是针刺的补泻，以通为补、以通为泻。我们手中小小的毫针并未向病人体内注入任何的气或血，我们在只是让它还原正常。

不仅针法如此，按摩的手法也如是。我们为病人揉、按、推、摩等，只是为了让其病变局部的空间增大到适宜程度，就像房间中被杂物堆满、阻塞了，我们先需要把杂物清理出来，留出重新布置的空间。而我们身体的脉肉筋骨有自身的记忆，它们自己“会回家”，按照原有的结构、秩序回到它们应在的位置。只是当我们生病后，房间里堆满了杂物，没有空间让它们回到原有的位置。给予它们空间，它们会自动回到原有的位置上。这就叫还原。

（六）寻奸揣穴

既然针灸是定位艺术，而腧穴是一个立体空间，那么对于腧穴有效点、即“十环”位置的确定就成为针灸医生的一个基本功，甚至在某种程度上是衡量其临床水平的指标之一，这就是针灸医生手下揣穴的功夫。

腧穴如何揣定？在穴位的揣摩上，现在不少临床针灸医师所遵循的是腧穴国际标准化所规定的骨度分寸取穴法，忽略了每一个活体的个体差异、解剖变异，更遑论经络、腧穴因病理、生理状态不同而发生的变动和漂移了。西医尚且承认血管、神经的走行具有个体化变异，那么腧穴位置的确定亦不可只是按照标准化固定取穴一途。

王居易老师临诊向来重视腧穴的循摸，认为腧穴循摸准确与否是临床取效的关键，每穴必循摸准确之后方才下针，以致于他的方法显得“既笨且慢”。然而溯本求源，自《黄帝内经》而至《标幽赋》《通玄指要赋》等古籍中均强调取穴应“切循而得之”，讲究取穴“必有分寸，先审自意，次观肉分，或伸屈而得之，或平直而安定”“或沟池溪谷以岐异，或山海丘陵而隙共”，明确告知后学：循摸腧穴的要点是于体表皮脉肉筋骨之沟溪、骨突或骨孔之处求之。强调临诊要循摸腧穴，只不过是还原针灸之本来面目而已。

腧穴是人体内神气聚集、游行与出入之处，穴与气是结构与功能、有形与无形、形而下与形而上的关系。构成腧穴结构性的皮脉肉筋骨之间隙和边缘是成形的、相对固定的、可揣摩的，而穴中所行之神气是无形的、流动的、具活体性的，就像头颅 CT 与 PET 影像所显示的结构与功能的差异。又因为腧穴存在漂移现象，所以临床实践中亦要求揣穴。有一种说法，在针刺取穴时“离穴不离经”，这句话应该是从临床实践中得来的，我目前就是弃穴从经针刺。穴者，神气游行出入之门户。这个门户也就是经中所谓的“空中之机”，是一个“动态”的通道，它因人、因时、因地而变，大概不离公认的腧穴定位的上下左右，但精准点（十环处）却是一个变动的空间孔隙。比如，同为足三里穴，人的男女、强弱、肥瘦、老幼以及病之虚实、新旧、表里等条件的不同，在实际下手之时存在与“标准点”上下左右的差异，更遑论刺位层次的不同。

扎不准穴，就等于调不了气，故在经上揣穴就显得很重要了，要在腧穴定位的上下左右察寻当时当下具体病人穴位的精准点所在。所以，揣穴是“定位”的重要一步，也就是瞄准。不过，“门”者，一栋楼里也只是三两扇而已，一间屋子可以有很多窗，但出入之门不会很多，此“门”亦谓之“独处藏奸”的奸处。对于寻奸，有人说“穴是凹陷”，所以要在凹陷中寻。我也是“寻（xiàn）”，寻的是边线的线，在经脉循行区域里察寻肿胀、高张、凹陷处的边线；然后，以此为起点，向着异常的形变方向针刺。我个人常用的是单针多向刺法或者多针联合刺法，如双针傍针刺、三针合谷刺、四或五针之恢刺、扬刺及多针排刺等（可见“腹诊刺法”中举例），原则是以局部形变的形状、面积大小和方向为依据，据其边缘刺向形变中心处，目的是疏解、松散局部的紧硬、高张、肿胀等异常。有时我们手下察觉的形变就如哑铃形，在某寻察区域的中部发现形变、两端正常，此时可以用傍针刺法或合谷刺法，一点多向刺，针感亦多为双向或弥散样。其实，这些针法刺法均未超出《黄帝内经》之二十六种针刺法范畴，不过是将之做一个因宜变形而已。

所以，针刺方向是病人“自带”的，并非我主观臆断，也因此我临诊已基本舍弃了对腧穴名称、定位、穴性的主观选择。有奸必有象，奸之所在即是奇恒之变的界线，十环的点就是形变最明显的地方，即差值ΔT最大的地方，找到其边线才能以最小之力取最大之效。只要寻到“奸”处，其实一两针就足够了。不过，要注意针刺的方向，看张力高的区域的边线是近心端明显，还是远心端明显？在明显的那侧沿经脉线向高张力区刺，高张力区即拥堵的路段，疏通要从拥堵的边缘、两端开始，这样道路才能尽快恢复畅通，如果从拥堵的中心处疏导，不但费力且未必高效。道路疏通了，不用指挥、引导，人流车流自然会按照路线走。气血也如是，经脉瘀堵之处疏通了，气血自然周流、痛处自然不痛了。此即“以奸为腧”，人体有腧穴数百个，但对于当时、当下的这一位病人而言，只有“奸”处才是神机出入的门户，所以，找到门很重要。

寻奸，是手、眼、心等感官的联合并用，以望诊、切诊为主要手段，几个结果一致则准确性高，疗效自然也好。其实，寻奸定穴，首先可以望诊观色，只是要观出气血的迎随不太容易，这时可以加上“揣摩”，摸出气行是在顺经方向瘀堵了，还是在逆经方向瘀堵了？找到了，无他、通就好。寻奸抓独的具体操作可参见前文“形变之察”“皮毛运用”“如何调平”等章节的相关内容。只是，我们可以思考这个形变所由何来？它如何成了这样一个形变？它会有怎样的变化？我能如何改变它的变化？从手法而言，察经、寻奸、揣穴可以一气呵成，以一个动作在所要循摸的经脉循行部位轻力滑动、连续完成。比如，以拇指或剑指（食指、中指并拢）于经脉循行路线上做S形曲线（波浪线）或连续画圈，感受指下皮肤的张力、松紧、滑涩的变化，有时手下会如有弦线，像触及琴弦、细长条索一样的感觉，或硬或韧或紧，这些感觉都是形变的触感，可以多次来回循摸，目的是寻其界线，找到形变的移形处。如果指下难明，还可以手指垂直于棱线方向、反复推移几次，即可发现边线所在。还可以以两指或三指在诊察区域尤其是较大形变的区域内轻轻弹击、如弹琴状，力度因具体情况调整，仍是寻察奇恒形变的边界，此即为奸处所在。有关揣穴，前人还为我们总结了“三边三间”的方法，可资借鉴。

配穴法，也是腧穴之用的一种方式，且配穴方法繁复，常见的就有五输属性、母子生克、四时流注、升降开阖、五门十变、脏腑别通以及穴性主治、同气相求等等。但是，上面这些取穴方法尚无一种可以“包治百病”的，每一种都有其适用情况，有有效者、亦有无效者。如果任一一种取穴法脱离了它的适用条件、脱离了具体病人——一个具体时空下，不同体质、不同个性、不同成长生活环境的差异的个体，单就其病证去谈如何取穴，那么就太机械了，就好比要让病人按照书本去生病一样，可临床中有谁遇到过照着书本生病的患者吗？脏腑、经穴之间的生克乘侮，表述的是各脏脏气、各经经气之间的关系；而气机运行是升降出入、开阖枢等趋向和形式。在临床实操中要根据五行关系、升降出入来针刺，这需要对五行的关系有准确认识。取穴法，既是治法，又是诊法，可知其然，亦可知其病之所由生，如此才可以确立治则治法。如果只是拿着上面的取穴法，就症论治，个人以为近乎于按图索骥、胶柱鼓瑟矣。

当世业医，可以获取更多的讯息，可以在临诊中用很多的诊法、治法，甚至不临床也可以侃侃而谈、头头是道。但，如此只知其用、不知其然，更不一定知其所以然的潮流和趋势，对于中医的发展并无益处。例如，“肝虚”之证，我们只知肝虚，知道为何虚吗？其所以然为何？是肝之本病使然？那其阴阳表里寒热如何？是肝之生克制化使然？是肝之经、脏、腑气使然？不同病患之肝虚又有何差异？所以然不同、个体不同，治自然不同，岂有一统之治法？

中医之术，不过是小技，可以用来糊口和交际，但有多少人把它当作热爱呢？对一个具体的病例个体而言，中医的条文、西医的指南，如果不能针对个体的实际情况而用，其实没有意义。疾病之症，在我看来就是“像”，各种配穴法、处方、技法之类也有“像”之嫌。中医思维是具象思维，我希望自己能求得其“象”，甚至更想求其“相”，但就是不太追求“像”。正如经、穴是人体气血运行的通道和门户，它们也不是一成不变的，是随着人体气机的升降出入而动态变化的。所以，临诊辨经、定穴也是个“活”的过程、“应变”的过程（应患者之变而动，非让患者应我之固定处方、取穴而动），这就是“圆机活法”之谓。当我们心镜清明，自然就可以映物了。

（七）针刺技巧

针刺的基础是穴位。前文已多次强调：腧穴是一个立体空间结构，是神气所聚集处，穴与气是结构与功能、形而下与形而上的关系。因为，凡是扎针都要在人的肉身上扎，这就是结构、就是形而下；但，扎针起作用的是气，气是借人体解剖结构的“形”来发挥作用的，气是无形的、形而上的。针刺入人体会发生作用，引导人体气机，其机理在于神气意相合。低层次的，是医者的神气意相合；中层次的，是医患的神气意相合；高层次的，是天人地的神气意相合。神气怎样由针来传递，这就是“技术活儿”了。

所谓工欲善其事必先利其器，对于针具而言，现在通行的是合金针，但考古发现古代还曾使用过骨针、竹针等，可见材质并不是决定针刺效果的关键因素，针具只是一种“器”，本质上并无高下之分，只看用它的人。正如武林高手摘花飞叶均可御敌一样。

既然经脉中所行之气是无形的，如何一根针刺到了就会发生反应？如何引发这种反应？引发这个反应有无规律可循？这些都涉及针刺技巧的问题。

经气无形而有质，所以，它必定会受到它周围环境因素的影响和作用——无论这种影响是有形的，还是无形的，是我们可以探测到的，还是暂时没有探知到的。大道至简！《黄帝内经》中一言以蔽之，针刺是通过“迎随”的技法对经气产生引导。有形之穴中的无形之气与针具接触后，发生了怎样的作用？关键在于“界面”，就如水气界面一样，我们肉眼可见的水与气的界面就是界面吗？真的存在着这样一个“界面”吗？物理学、化学理论里都有微粒子的热运功，对于微粒子而言，实际是没有这个界面的。“有形”和“无形”是我们人为划分和感知的，超出这样的感知，有形中含无形、无形中含有形，就像太极图中的阴阳是相对概念一样，换一个定义的范围和角度，阴可以是阳、阳可以是阴。经穴是有形的，看得见、摸得着，经穴里的经气看不见，但我们可以通过六识通感、手摸心会，感受手下不同的觉知。

1. 听针

《灵枢·终始第九》中描述针刺时针下的感觉是“邪气来也紧而疾，谷气来也徐而和”，两者在手下针尖的感受不同。最简单和最常见的感觉就是松和紧，松的时候就像扎在空松的棉花里，针上下提插感觉不到阻力，紧的时候可以感觉到针尖下有阻力，或者像扎在实心橡胶上，不但有阻力，甚至针下有吸力。当然，这种描述是夸张修辞，但针下的吸力是存在的，只是程度有差别。而这些感觉其实仍不是关键，关键在于无论用何种手法、哪样针具，要完成的是对气的引导，所以，除针刺之外，其他技法也可以达到一样的效果，比如导引、推拿、艾灸等。

王力平老师讲过进针要意在针处，进针后要“听针”，听针即是辨针下往来的是正气，还是邪气？各自虚实之变如何？下面把王力平老师讲授的听针的方法做一介绍。

我们把针扎进穴位，如果扎得很准确、扎到了穴位正中位置上，就出现了听针，此时可以做天线、地线、人线三层听针法，也称为三线听针法。这是行针第一步，要感知针下穴中气的正邪、缓急。如果听的时候感觉到一些平稳缓和、正常前进的走向，古时称为正气。感觉到正气时，我们可以捻动行针，顺势引它、让它通过。正气走得有强有弱，有的特别大，以致穴中气满了，古时称为“气穴冲斥”，此时经络的经气也会发生阻滞，就要把这气放一放。如果发现穴中气是波浪形的走向，如恶浪汹涌，古时称为“邪气”，验得邪气，就在关键穴位处截住它，把它“逼”出来。听针实际是用手感知针下穴中的气脉之动，气动如切脉。听针时我们能听到穴中在动，但手和针要似按非按，提针时手断意不断，这样就听见了；如果手断、意断，就什么也听不见了。这是训练，可找些正常人来体验、体会。穴中也分“天地人”，听针首先要分清正气、邪气在哪一层行走。有时正气在“天”层行走，邪气在“地”层暗动，区分不出来就不好用针，治不了病。

个人体会，听针的关键是感知针下气之正邪、气行之走向和强弱，注意针下层次和力的方向（气行、流动的方向）、大小等，有则导之，无则引之，正气则随之，邪气则泻之。《灵枢·九针十二原第一》讲到，针刺之要在速迟、在顺逆、在往来，妙在似有似无、若存若亡、似得似失之间，这种手下的感觉与听针有异曲同工之妙。

刺之道诚如经言“气至而有效”，后世演绎为“气至病所”，甚至还有认为是“针至病所”者。我个人不苟同。所谓气至者，至于是何处是我们要深入探究的。我以为是气至针下、再“迎之随之，以意和之”，此为针道。临床上我们有时可以看到有些同道行针时很“用力”，似乎如此针感才强烈、疗效才显著。但我个人对此不以为然。行针、引针应该是用意不用力，以意领气，以气引力。我们行针时手上用力再大，未必能引导气至，更遑论有好的针感、好的疗效了。有时用力过重，反倒对病人经络中自身经气的循行造成干扰，或者因刺激过重引起病人的不适感，倒减弱或干扰了对其经气的引导。就像王居易老师讲过的某次学术会议上烧山火的针法演示案例一样。

2. 左右阴阳

论及针刺的具体手法技巧，以我个人的针刺实操为例，我在实际临诊中很多时候是双手同时操作，察经揣穴之后右手于奸处下针、再运针，左手顺着手下力势的方向帮助引动、推移无形的力线，双手配合就像“拉皮筋”，互相引导彼此手下的感应。

形变奸处之皮肤张力的“势”与力线的走向其实就是经脉、经筋、皮部所经行处，二者线路也多有重合，但实际诊察中会发现在邻近经脉、皮部间因病情、体质等因素的差异，真实的力线也会发生“漂移”，向着邻近的部位靠近或转向，此时需要有五行生克、经脉表里、三阴三阳转换的思维做权宜应变，仍旧是以“易”思想为指针。具体操作是以右手探察针下的高张力线及其方向，左手可以在力线远端微幅调整肢体的摆位、皮肤松紧及旋转等，以牵引、引导或放大力线，使得右手能更清晰地探察力线变化并运针将力线上的高张力消减掉；当右手针下的力线模糊了、不易察觉时，左手可以轻轻转动、拉伸远端的力线以放大其势，使得奸处瘀塞、痹阻的势能再次清晰地显露出来，右手又可以运针调平了。或者，当针感阻塞在某处不能向前传导时，左手可以把远端力线引一引、拉一拉，就像两点间的扯皮，通过拉伸、牵引把瘀塞之处疏通开。在这个过程中，左手的作用不亚于右手，甚至要甚于右手，此即“知其针者信其左”之谓，仍旧是一气周流的意思。

另外，还可以做双针刺法，双手各持一根针，在两针之间构成一个气行的回路。手法上，可以左右同时或交替运用捻转、牵拉、挑提、推压等手法引动力线的变化，以消除力线上的高张力；双手还可以同时摇针，摇针时要注意意气相连、双手联动，用意不用力、以意领气、以气引力。运针要点在双手配合中的神意气相合。有了所能信赖的“左”的方向性指导，“右”才有下手处。

在《难经·七十八难》中提到“知为针者信其左，不知为针者信其右”，一个真正高明的针灸医生所信任、所依靠的是他左手的感觉（针对右利手者而言），也就是说我们针刺时引导的不是一个点，至少是一条动态的矢量之线，如果能引导某一经脉循行空间内的整体气行则更佳，让它沿着瘀塞之处的方向延伸，在两点、两处之间形成力、气、意的联动，以两点定一线，调和其间异常的气行。

这就是左右阴阳的操作手法，目的是要把奇变处上下两端间的气行复原为恒常的状态，将奸处增高的差值调回正常值范围内，即“调平”，属于技法范畴，实际就是在我们的双手之间形成一个气行回路，具有太极图中阴阳鱼互相呼应和转圜之意。所谓“阴阳无处不在”“一物一太极”，双手行针的实质就是在某处、某区域中构建了一对阴阳，就像一个电路中的阴极和阳极，两极在运动、交通中于病变位置与治疗穴位之间或经行的上下游之间构成一个气行回路，通过这个回路达到通调气机的目的，在手法上仍是导之引之。

而实际，所谓“信其左”只是以左为代称，其实指的是手下探察、寻察、引导的过程和含义，往哪里扎、如何去引导是最重要的，怎么扎、谁去扎是次要的。在实操中，双手、两针之间的呼应——引动气机流通是关键，不在于手法上是先后捻动、还是同时捻动。就像弹钢琴，左右手同时弹奏，但未必同速或同步上下，双手联动是要演奏出“律动”、弹出旋律的和谐。以双针刺法为例，运针时双针可以一轻一重、一主一次、一呼一应，同时两者之间的轻重、主次、呼应又要根据“律”变的需要随时转换。左右两针间互动的要害不在于是左引右，还是右引左，而是因应此时此地此人，医者于手下感应到气机之变，由此因势利导、调其气机之“奇变”为“恒常”而已。双手、两针间“呼应”的精髓是“神谷”“谷神”二字的转换。

不仅仅是针刺之时，在针刺之前的诊察、揣穴中，左手也是准星、指挥官，右手只是扳机、士兵，也要“信其左”。只是，这个左仍是指代，对于右利手而言有时右手的感觉比左手更敏锐，所以诊察、揣穴也可以或需要用右手，此时所信者就是“右”啦。

左右阴阳者，其实也是“至大无外，至小无内”之用，人体哪里都可以有个一气周流的回路，甚至可以扩大至医患之间、人天之间。行针时双手、两针间会有一个感应，有气机或张力的变化，两手之间彼此呼应，一只手根据另一只手下的感知去应和、调整气机流动，彼此互为阴阳、互为主辅，主次的转换、势的引动就在这一动一静、一牵一引中变化，在动态中共同构成气行的一圆周流、阴阳互变。所谓“孤阴不生、孤阳不长”，如果仅是单向调气，力量还只是一半，若能阴阳并调才是更高明、更有效率的，也就是以一对阴阳的调节使阴平阳秘。

而对于医疗而言，最大的阴阳就是医患之间的互相应答、沟通和应和。所以，但凡是两点、两者之间可以构成一个回路的，就可以作为一组阴阳，大至医患之间，小至一点一穴，比如一穴的傍针刺、合谷刺，只要是两针以上的针法都可以形成回路，其中还可以结合术数，有奇数、偶数的差异，但最简单的就是“二”，两根针就可以构成回路了。由此可知，无论何种针法，其实都是一个意思，即调气调神，只是我们多数人尚够不着神的层面而已；而调气里最直接、最容易的就是“调卫气”。

3. 雀啄引气

临诊时我个人常用的第二种手法是小幅或疾或徐的雀啄法，有引气来朝之意，多是在针下感应不明显、气未至时操作，通俗而言即“引逗”经气来至针下。针下的感觉由空、松转为微微有吸力的紧、滞。在针下空虚感明显时，还可以微微滞针后再做雀啄，加强对经气的“引逗”之力。

我有时也用雀啄法来松解针下紧滞，此时多会配合针刺“打圈儿”，即在局部做扇形或360°的针刺，在针下高阻力方向上着重小幅提插以加强松解效果，具体力道和精准角度依针下的感应变化而调整，要点在于“清静而微”，感受并控制针下一层层渐进，如涟漪般扩散并放大开，勿要一针到底。紧滞面积较大时，还可以双针并调，在形变另一侧刺入第二针，沿力线走行呼应、引导第一针，第一针做雀啄手法。

4. 针刺之形

另外，有关针刺时的针形与身形亦要留意。杨震心老师说过：看一位针灸医师扎针时各针的排布情状即可知其水平高低。针形就像阵法，扎完看针身的排列得有美感。如果各针排列井然齐整、深浅有序，俨然如排兵布阵一般有针阵之意，那么针者对手下的感觉多数成竹在胸，针刺的效果也不会很差；如果各针排列参差不齐、方向各异，甚至东倒西歪不成气象，那么至少施针者本人对针下的层次、方向就未有统一感受，疗效如何就要待观了。

而针刺是一个针者个人化的技艺，他在施针时的身形、精神状态亦能反映他对针下气机调控的情况。如果医者身形正直、舒展，他自身气机运行就少有滞塞、阻碍之处，手下的操控自然也会灵动自如；如果医者身形佝偻、歪斜，甚至扭曲，那他手下发力、用意大概也不会顺畅自如。另一方面，个人的神意气力量毕竟有限，我们还可以把自己的身体当作“天线”，接收天地之间能量的灌注和加持，放大和增强手中针的效能。此类似于祝由中的大由，需要有恭祝天地的敬畏之心、虔诚之意。

所谓“神明，气动，形正，色变”，人之神、气、形、色之间彼此依存、相互影响，既可以通过外在形、色的变化影响内里神、气的变动，也可以由内里气、神之变引发外在形、色的改变。所以，我们不妨方便行事、择己所宜，或由外而内，或由内而外调整自己及病人的形、色、气、神变化，进而使不相谐的表里内外和合一致，由“不平”而调至“平”。这就是中医之治。

针刺时医者的精神状态应做到专注守一，慢慢由“凝神静心”进入，手下自会有可观的效果。我所在医院曾是北京市最早的中医门诊部，有过不少传统中医好手，我认得的一位老针灸大夫在行针时是不许言语的，仔细想来不过就是要做到“聚精会神”而已，所谓“抱元守一，抟气致柔”。我们可以借鉴前人的各种方法，由此进入自己的门路。

5. 针刺调律

总有人问：针刺的实质是什么？一根小小的银针进入人体，是如何改变或调整了人体的？它改变或调整的是什么？标准答案是“针刺调气”。而气是什么？气是人体生命活动的功能频率及其动能，故调气的本质即如琴弦调音一样，把病人失准的音律、音响调回正常既有之音律和音高，即调律调频。初级是调正病人原有音律，高级是调至与天地同频共振。而天地之律显现于外，我们可以观察到的就是日月节律。天地之间可见的最大的阴阳是日与月，日的升落提示阳（阳气）的升降；月的圆缺提示阴（精血）的盈亏。而针刺之本，本于日与月之“易”的节律性、周期性变化。

调律调频用于手下，即“道”之用（术），其实并不复杂。术为道用，所用者何？“象”罢了，总括一句话，针刺者唯象下针。针刺实际就是一种技巧，我们利用针这个工具，以手下的技巧来达到调其腠理、分肉之间气行的目的。针刺实质是调气机之行，而气行有部位、有方向、有强弱、有徐疾，符合矢量的特征，故针刺的要素在于层次、方向、力道，这样就有了针刺技巧的在位、迎随、引导（以意和之）。如此这般的操作中，呼吸的配合是关键（详见前文“呼吸与针刺”），在细微深长的呼吸中，医者才能静心凝神，对手下针尖处的气机之变洞若观火，清明而觉，称之为“针下探秘”实不为过。经言“空中之机，清静而微”，由此可知，针下的风光应该是精细、微妙的，如和风细雨、润物无声，我们应该以心意去体会，而不是靠“力气”去获得。

在整个诊疗过程中，医生和病人之间互相呼应、互相感应是关键。在这个过程中，医患之间的阴阳交互、感应、转换，彼此对对方感知的相互体察、呼应，就像声音和回声一样，很多时候医生的手下有了感应，病人在同时也会有感觉。我想这大概是更高层次上的医治艺术，而不是医生只自顾自给病人扎针、不去呼应患者的反应。在诊治过程中，医生各种感觉的敏锐程度是取效的前提，而这种敏锐是因为我们的专注力能够集中在针尖上、集中在感官上。这是我们达到医治高阶程度的必要条件。医生专注力的练习前文已经讲述，比如在眼前默写经文，让一个字一个字清晰呈现，通过如是的练习，训练我们的专注力，让我们的神气意集中、相合在一处，使我们的感知更加敏锐、清明。

这就是针灸的美妙之处。针灸之美集中体现在我们是以经络和腧穴为基础去施治，遵循了经络运行的规律，而经络和腧穴的特性就是形而下与形而上（结构与功能、物质与能量）的结合，以组织结构的“有”作为功能之“用”的便利，与其中运行的气血节律之形而上的“无”共同实现了人体物质与能量、结构与功能的完美统一。《黄帝内经》中所说的上中下三工是掌握了医道的人。什么是医道？医道就是“四太”之说，即太易、太初、太始、太素之四变是如何发生的。从无到有气、到有形、到有质的变化和相互转化过程，这就是医道。掌握医道者是“知四变之所由，调四变之所奇”的人。我们知道它发生的是哪一个阶段的变化，要把它向哪一个方向、趋势去引导，掌握了这个规律的人就是工。实际“道”的背后就是阴阳的变化，运用在医疗上，就是求其本质、溯其本源。这样，当我们神气意相合，诊断是精准的，觉知是清明的，感觉是敏锐的，意念是有力的，我们还治不了病人吗？肯定能治疗了。

6. 工巧于心

工是什么？工字本义是曲尺，引申为“规矩”，但在字形上有“人立天地之间”的含义，所以工就是天地之间的人，工字的上下两横就是天与地，一竖就是天地之间的人，掌握天地运行之道的人就是工。因此，中医之秘在天地之间。祝愿大家都成为掌握天地之道的工。所谓“以道驭术，术可百变”，当我们掌握了天地变化的规律，我们就可以驾驭、掌控各种技巧了，而且技巧的运用是应该随着具体的情况去变化的；“有术无道，止于术”，如果我只有技巧，却没有天地之道的指导的话，我也就到技巧的程度为止了，不能再进步了。术者，技术、技巧。经中有言，“言不可治者未得其术”，我个人觉得说“未得其道”更准确。

我说得很热闹，大家听得很高兴，但是没有拿到手上都没有用、都是空的。

我给大家讲一个《庄子》中的故事。中国道家有两部经典著作，一部是老子的《道德经》，是讲道理的；一部是庄子的《南华经》，是讲故事的，在故事中把天地之道讲明白了。《庄子·天道》中有一个轮扁斫轮的故事，轮扁是春秋时齐国有名的造车工人，斫轮是用刀斧砍木头制造车轮。

桓公读书于堂上，轮扁斫轮于堂下，释椎凿而上，问桓公曰：“敢问，公之所读者，何言邪？”公曰：“圣人之言也。”曰：“圣人在乎？”公曰：“已死矣。”曰：“然则君之所读者，古人之糟粕已夫！”桓公曰：“寡人读书，轮人安得议乎！有说则可，无说则死。”轮扁曰：“臣也以臣之事观之。斫轮，徐则甘而不固，疾则苦而不入，不徐不疾，得之于手而应于心，口不能言，有数存焉乎其间。臣不能以喻臣之子，臣之子亦不能受之于臣，是以行年七十而老斫轮。古之人与其不可传也死矣，然则君之所读者，古人之糟粕已夫。”

我们做针灸与轮扁斫轮是一样的。我们针刺时手下也是有技巧的，但这个技巧不是通过书本、口头学得，而是我们一针一针在病人身上扎针得来的，就像轮扁一刀一刀斫轮得来一样，在我们手下有了感觉、心中有了体会和领悟，才掌握了这个技巧。所谓“得之于手而应于心”，技巧存焉，如此才能得心应手，技巧在实践中知行合一。针法、手法，在实践运用中都属于技法范畴，最终实效的达成都要在手下说话。技巧来源于心灵对道的体悟和把握，通常说“以艺求道”，所有技术、艺术最终都要达到“得道”的境界才算完美。

《黄帝内经》是中医学的巅峰之作，后世的所有发挥也不过是立足在各自的自我认知角度、对已有理论和体系的“再解读”而已，是各自眼界和思维之所及。但是，因时代久远、文意流转，《黄帝内经》里到处是难明其意的疑惑处，中医道理法方术中的技法、理法、道法真非轻易可得者。以《灵枢》二十六种针法为例，每一法似乎都“说理”得明明白白，但是却很难重复、仿照出来，手下的辗转腾挪、迎随转圜到底如何？若无切身经验和体悟的积累，恐怕很难复制。对于我们后人而言，明理固然是极难的事；但其实，更难的莫过于手下、心中对技法实操的明白。无明，则无效；无效，则无信；无信，就蹉跎岁月啦，业医一世难能有“得心应手”的领悟。好在，自古传承从未断绝，这就是“明师”的意义所在。这与前文讲过的人的认知和生命的成长是一样的道理，老师告诉我们他思维、思考、实践的过程，帮助我们缩短走弯路的时间，但整个思维和实践的过程要我们自己亲身去体验、重新走一遍，生命成长的每一步也要自己亲自去经历，就像饭要自己一口一口去吃。针法包罗万象，但核心所在不过就是神、意、气（力）的完美组合与辗转，《灵枢》开篇《九针十二原第一》即已明言要“守神”“守机”，这样才能做到“空中之机，清静而微”，而后“随之迎之，以意和之”，如此“针道毕矣”。

针灸是一门“手艺活”，我们针灸医生就像是艺术家，知道了这个道理，在诊断、治疗病人的过程中去体验、去实践，最后获得了这种技能、技巧，成为一个技艺高超的“针灸手艺人”，病人就像我的一个作品一样。在我们学习的过程中，肯定会有疑惑、有疑问，这时需要我们把思维提升起来，升维去思考，就像想要体会天地之道、去追求最高层次的认知，就要把视角超越我们身处的三维时空；但我们要降维做事，在做实事时一定要沉下心来、放下身段，才能从简单的事做起，完成所要处理的工作。我们想在同维度做事是有难度的，在高于自身的维度做事是不可能的，只有在低于自身的维度做事才是容易的，就像大学生去做小学生的加减算术是容易的，但小学生无法完成和解决大学生的课题，因为这些已经超出其思维和能力的层次。所以我们要升维思考，降维做事。我平视我的世界，我仰视比我高的思想境界，我俯视、俯身去做真正的实事。如此，我们才能见真见全，对我们所处的天地和世间有一个全面、真实的感受和认知。如果我们囿于自身的层面，就如一句古诗所言：“不识庐山真面目，只缘身在此山中”。

（八）针刺中的皮之用

经言“善治者治皮毛”，我们如何在针刺中利用人体最外层的皮肤？在前文“皮肤的切诊”和“如何调平”两节中，我们讲述了如何在皮部寻奸，即寻察皮肤上形变最明显的奇恒交界处，以及对治手法、针法的操作。针法介绍了我个人常用的单针、多针刺法，其实不离《黄帝内经》之二十六种针刺法，经典所述详尽且规范，有兴趣者可以深入，此处不再赘述。

本节想简单介绍有关井穴和皮部“唤醒针法”的运用。这两种方法均来自台湾林两传老师的教授和启发，在此深致谢意，如对林氏精髓有领会不到、失其精妙者，是我本人学习不精，非林氏针法之谬。

我们所有的皮肤，连带指趾端的皮肤都应该是松软、可以滑移的，但是很多成年人的指趾端皮肤没有或者有很小的滑移空间。大家可以察看自己指甲底端及甲周的皮肤，是否有较大幅度的滑移？如果没有，说明局部皮肤及皮下腠理间隙发生了狭窄或粘连。此处正是十二经井穴所在，是人体阴阳经脉交接处，还是人体与外在天气的交通处。所以井穴是非常重要的腧穴，此处的皮肤紧滞、狭窄、粘连必定会影响经脉间的气血流通和交互。指趾端及爪甲处也是西医学观察末梢循环、微循环情况最直观的重点部位，而所谓“微循环”实际是细胞间进行代谢和物质、能量交换的“主战场”，故可知其重要性和中西医各自对它的重视程度。林氏对于指趾端皮肤紧硬的处置有“终端筋膜松解”的理论和方法，有兴趣的同道可以深入。

对于皮之用，我们诊察时是找皮肤张力的“势”，即皮肤的紧张，对治就是把皮之紧硬松解开。真正健康的人多无异常的皮肤张力，全身是柔软的、弹韧的，就像小婴儿一样。做皮肤的松解不要用大力，力道与我们给小婴儿做抚触相似。这样的力度就足以唤醒我们的皮肤和运行于皮肤内外的卫气，因为皮肤上有一百多种感受器。

同样，在针刺时，“善治者治皮毛”的针法也应该是轻柔的、细腻的，我们以针轻轻地抵在皮肤上，不要让病人出现痛感，给予他足够的时间，5 分钟、10 分钟，病人会告诉你他的感受。这就是唤醒他的皮肤和皮肤上所行之卫气。卫气慓疾流利，一气周流中所行最速，可以引发病人气机的流动。这应该是比较适合现代人的针法，且这种针法所用针具以细针为主，直径为 0.16mm、0.18mm、0.22mm 的针的刺激强度比较合适。以这样一根针轻轻地抵在皮肤上，针者与被针者均放松，被针者能体察到气血在皮肤上流动的感觉、流动的线路、皮肤的充盈等，甚至针后皮肤会变得滋润、光泽，所以在美容操作中可以运用类似的针法。操作时要注意，针尖不能刺入皮肤，被针者不应该感觉到疼痛。如果被针者感觉到疼痛，他会做出应激反应，皮肤、皮下组织会紧张、结构会改变，就会出现“气行闭塞”，此时再调皮肤气行就有难度了。我们可以用“唤醒”一词来命名这种针法，如果用重刺激，病人感觉到疼痛之后气行就封闭住了，我们再如何唤醒它呢？我本人亲身体验过一次“唤醒针法”的神奇（详见前文“中医师的修养”中所述），其实就是唤醒了皮肤上气血的运行所发生的变化。而这种针法的针刺位置并不要求十分的“精准”，因为局部皮肤有相对较大的面积，这里刺激的不是穴位，是皮部，我们要唤醒的是循行在皮部的气血。

经络系统包括了经脉、络脉、经筋、经别、皮部，针灸医师有用经脉的，如经脉循行、十二经流注；有用络脉的，如刺络放血；有用经筋的，如拨筋弹筋等；但用皮部者不多。而皮肤是覆盖于人体表面、面积最大的器官，其中含有一百多种感受器，被我们忽略掉了。这种“唤醒针法”是在皮部给予刺激，不在于刺在某一个腧穴的精准定位上，刺在任何一个局部区域都会唤醒这一区域内的皮肤。而当这一点针下的指向实际是指在力线方向、即同名经脉的循行走向时，效应会最大化，出现沿着经脉循行分布的周流感，气血之行被唤醒了。操作时也没有手法，运用手法引起的疼痛或酸胀感会干扰皮部的觉知和气血运行，操作时只是以针轻轻地点在皮肤上，不让患者有明显痛感。其实，这对针者也是一个考验，针者的手要“定得住”，要足够稳定，心要足够安静，还要有足够的耐心。

一般情况下，我们选取肌肉丰厚处等痛感不太强烈的地方行“唤醒”针法，因为指趾端的痛觉末梢太密集了，我们不易控制力度而不让患者产生疼痛等不适感。实际当一根针顶在皮肤的某一个点上时，多多少少会产生一个压力，我们就在这个点制造了一个压力差。俗话说“水往低处流”，水沿着势能方向由高向低流动，当皮肤某一局部存在一个压力差，机体就会自动、自发地消除这个压力差，让局部处于平衡、舒展的状态。这个人为制造的“压力差”会引发病人自身的调节来把它消除掉，周围气血会流通过来，这一片气血循行经过的皮肤就会恢复平衡，甚至可以通过放大效应，因为压力差的存在放大到远端，整条经脉循行所经之处就调平了。如果加力运用这种针法，压力差不是更大吗？实际一旦加力，就唤醒了病人的疼痛，激发了他的自我保护，肌肤、腠理会向这边收缩，使得这里更紧张了，这就是“治反”了，犯了中医所称的“虚虚实实”之戒。所以，我们的目的不是单纯地制造“ΔT”，而是要唤醒患者气血的自我传导，也是一种“自有为至无为”的过程。

临床实践中，我运用“唤醒针法”治疗中风及手术后病人的硬瘫、肌张力增高、肢体拘挛等病证，取得比较满意的疗效，甚至对于病程已数年的病人亦可取效，故记录于本书，不避版权及“抄袭”之嫌，将此好方法向大家做一简介。

对于皮肤之用，还有一种被称为“提皮针法”的，由天台山程玮老师倡导和教授，也是治皮的好方法，详见后文担截法。

皮肤的运用还包括头皮。人体有五个部位可以看作是肢体末端或者顶点，包括双侧手足及头部。所以，中国自古有一种保健方法，叫“栉发”，就是用梳子梳理头发、松解头皮，也叫“干梳头”。比如在《抱朴子·用刑》中就记载“方之栉发，则所利者众，比于割疽，则所全者大，是以灸刺惨痛而不可止者以痊病也。”我们可以看看自己的头皮，有没有可以移动的空间，也可以去察病人的头皮有无能移动的空间。可以滑移的头皮所对应的全息部位的问题不大，但凡局部的头皮出现紧滞、不能滑移的情况，这部分头皮所全息对应的脏腑可能就会存在气行或功能的异常。我们不必给病人做特殊的治疗，让他每天用梳子梳头数百下，不要很大力，就可以松解头皮的张力。头是阴阳的交汇、交接之处，头皮松软了，人体的气机自然就流通起来了。世界上最好的一把梳子就是我们的双手。这是可以教给病人，教给自己家人的保健方法。

我们在做针刺治疗的过程中，针与我们是一体的，针只是我们的一个工具，它要表达的是“我的”意志、“我的”念力，如果我们的念力足够强大的话，我们可以用这根针的方向来引导病人经气的传导方向，但是在我们的念力不足时，把针点在那里就好，由“病家自治”。人体除了拥有肌肉的力量外，还具有意识和意念的力量，它们实际是很强大的。在出生之后，我们有一些先天的精神力量实际是被封闭起来、隐藏起来了，它们需要通过训练来唤醒。

（九）关于复式手法与创新（新针法）

关于复式手法，我曾请教王力平老师：“《黄帝内经》中只阐释了迎随、徐疾、呼吸补泻，手法上也只是简单的提插捻转，与后世发展的各种复式手法相比，操作上、技巧上都很简单。二者在实践运用中应如何看待?”王力平老师回答：“《黄帝内经》中的手法简单吗？是非常不简单的，掌握了你就是高手。”

针刺补泻在《黄帝内经》中不过就是呼吸、迎随、徐疾三法而已。所以，我个人对后世发展出的各式复式手法及各种所谓的针法、针具的“创新”“创造”持保留意见，尤其是所谓的“首创”之类。古人云“造化乃天地之功”，我们人类只是用而已，哪有什么能耐去“造”出什么来呢？当今科技所创造的技术、产品，是“人造”、是“有为”，已不是“自然之物”。不是说科技进步不好，科技进步提高生产力，极大改善了我们的生存境况；但科技进步对我们人类心性、品性的影响是双刃剑，其弊端或许会越来越显现出来。

不过，我以为对于人为之“伪”字倒可以两看。“伪”之本义为“人为之，非天真也”，左人右为合在一起即“人在做事”，后引申为欺诈、虚假。我倒不认为“伪”字纯是贬义，至少是一个中性字。虽然“有为”“人为”与《道德经》中强调的“无为”，进而“无不为”的意旨相悖，但这是针对人处在被动、从属于天地时的状态而言；而人为三才、四大之一，具有认识和改造自然的主观能动性，此时需要人居于主位、主动而为，充分发挥天赋于己的才智认识和改造自己、环境和社会，使其中“不合道”的方面得以修正。这也是一阴一阳的互根互用。只是，人类群聚而居，随着物质发展、社会进步，难免沾染了后天的主观意识，这样的“人为”和“有为”就掺杂了自我的“加工”，有了“反客为主”的倾向，对客观世界的认识和改造有了“我”之喜恶的曲解和变形，甚至丧失了对自然万物的敬畏和爱惜，就离“真”有了距离了。如同在诊疗实践中，如果我们加入太多主观的认识，往往可能并不能更准确地把握住患者的真实状况，所以，在诊察阶段应该是患者为主体、医生为从属，如此才可以尽可能多，且准确地获取信息，进行精准的诊断；而在治疗的阶段，医生应该有“我是君主”的气概，敢于引导和把控患者的气机运行，当然前提是医生引导的方向是正确的，而这个正确性来自我们对患者所处天时、地利、人和的观察和判断。

另有一句被广为宣扬的话是“医者意也”，所谓“针之道，以意和之”，行针时更要“神气意相合”，此意就是我们人类认识和改造外部世界的主观能动性所在，无此则社会无以发展。只是，当前这个“意”有被滥用之嫌。不是“意”不好，既然《黄帝内经》中白纸黑字已然写明，那么一定有它的道理和可行性；但是，“意”有意思、意识、意念、神意，甚至臆想等的不同，单是“想”字从物理学角度而言也得需要“有力量”才能有效果。所谓“念力”，是你的“想”要有力量。所以，一个针灸师是不能仅仅靠“想”的意去从业的，也所以自古中医师是要“修”的：修养、修炼、修行，无论哪个总得要修一个。对于中医师而言，一个医者的修养需要“致虚极，守静笃，万物并作，吾以观复”，勤于炼己收心，通过病人来修炼自己，以获得辨人我之阴阳、察阴阳之变、调阴阳之平的诊疗功夫。只有常能做到“虚己清静”，才能心如镜而映物，提高自身的精微感知力。如此，才有如经典所言“天地悉皆归”的境界，也才能做到“正气存内，邪不可干”。

对于“医者意也”，《灵枢》中说要“若有若无，若存若亡，若得若失”。在医治过程中，医患的交感呼应是这个“意”的关键（引、导、输）；而医者手下感觉的敏锐、专注力的集中是提高效果的必要条件；医患双方对对方的感知和呼应，是更高层次上的医治艺术。

针灸之美，正是因为它的整个过程遵循了经络理论的规律，实现了结构与功能、物质与能量的完美结合。而关于“念力”，其实就是我们的“控制力”。我们能控制自己的意念到何种程度？能有多大的力量？可否“指哪打哪”？以针刺为例，你能否控制这颗针下的经气之行？能否要使经气行至某处就行至某处？更能否想让经气充足就充足、想让经气衰减就衰减？

对于后世的所谓“创新”，我个人始终是不以为然的。中医是早熟的医学，自成完整体系。钱学森先生生前对中医学的评价是“前科学”，即超前科学。现代科技要解读中医可能还有很长的路要走，要待科学和技术的再进步。而中国古人认知事物的方法就是格物致知之观与证，与现代科学的观察-实验-实证其实是相似的，并由此达至知人（外界）、自知（自我）的认知层次。

正是由于中医是一个早熟的、超前的医学体系，因此它不会被低于其认知层次和水平的后来研究者所“创新”。比如，针灸业者绝大多数都要应用经络和腧穴，虽然目前作为后人的我们尚未研明和了然经络与腧穴的形态、功用、实质到底是什么，但它们的实效已经经由多少年、多少病案的一再验证，大概率是毋庸置疑的。所谓虽未证实，但亦未能证伪，本着科学求实的精神，因未能证实经络的实体存在而一味否定，这亦非科学之精神。

那么古人是如何在人体上发现经络和腧穴的？我们后人又有几人在自己身上验证出来、重复出来这一发现之路了？如果我们连古人发现和验证经络、腧穴的过程都未能经验过、复制过，那如何敢说我们的认识和“创新”已经超越古人？对于生命，我们都还是无知者、初学者。就像人类的思想认知过程一样，前人曾走过的路，我们要再亲自走一遍，如此才能领略途中真正的风光，否则也就是画中光景而已。对于今天的中医业者而言，所有所谓的“创新”不过都是立足在自我认知的角度、对已有理论和体系的再解读而已，就像六位摸象的盲人，虽各有所见、但均未见“全象”，故也就很难对全象有完整、准确、真实的认识。在古老早慧的中医学面前，我们都不过是在海滩上拾贝的孩子，如果有幸拾得一两颗珍珠，亦不枉此生许身于中医学了。

而关于理论思辨，就更是一把双刃剑了。固然“我思故我在”，不思考的人与走兽相近；但“想”太多，也会偏离真相。想乃心上之相，就如同照镜子，镜子再平整、再光洁，照出来的都只是“影像”而已，对外界的映射已经多少有了主观的扭曲和变形。所以，我们要警惕执着在自己的“想”里面。先贤谓要“知行合一”，“想”要与“行”一致，如此才有“全”而“真”的认知和体悟。有关书本之“理”与实践之“技”的深刻论述，早在《庄子・天道》中就以轮扁斫轮的故事为我们阐明了。前文中所论有关五 xɑang（向，相，象，像，想）的差异，是人类认知中的普遍事实，也是我们该警醒的。所谓“人类一思考，上帝就发笑”，在对真实世界的真相探寻中，我们既要依靠自身思想的主观能动性，又要注意避免主观性对客观性的喧宾夺主。

以针灸为例，它是一门“道理法方术器”体系完备的学科，临诊实践中仅仅有书本上的“理”是不够的，如果没有数十年的动手实践，就难以进入“术”之“技巧”的领地，这就像业余爱好者与专业运动员的差别，同一个动作，专业运动员重复了成百上千次，已经形成了身体的“肌肉记忆”，如此才能在竞技场上做到“得心应手”，尤其是对于顶级运动员而言，他们所达至的对身体的控制、对器械的了然炉火纯青。针刺技巧的“徐而和”境界亦如此，所谓“徐则甘而不固，疾则苦而不入；不徐不疾，得之于手而应于心，口不能言，有数存乎其间。”（《庄子・天道》）如果没有日复一日、千锤百炼的实践，手下不会有如此体验。

古中医的认知方法之一是观与证，可信的是，中医经典所记载的是中国古人在对天地、自身的观察基础上，于自身上的验证所得，比如天地之变、运气之变。今日的我们，要真正读懂、读透经典，恐怕也要在自己身上证出经典所论，才可能真正明了和理解透彻古人的认知及所由来。故，我们可以效法古人，从自己的身体上、从日月天地的运行上去观“像”，再由此进入“象”，或许这样我们才有可能接近古贤们已经进入的“相”与“向”的境界。著名学者黄龙祥先生曾撰文提到，他的两位针灸老师郑魁山和贺普仁生前都曾嘱其“平日练功”，但黄先生当时不懂亦不信，故一直没有放在心上、落在身上。至后来他慢慢练了、懂了，有了体验，故特意撰文把他自己对于《黄帝内经》中着重强调的“治身”“治神”的体悟写出来，告诫针灸后学不要走他的弯路，以免后学重复他“千百度无功而返的苦旅”。我相信这是黄龙祥先生的肺腑之言，故我们为何不接受前辈的忠告，要再走一遍别人走过的弯路呢?

博采众长，集各家之精华，也是我们提高自身临证水平的好方法。故我并不反对大家去学习更多的技法，俗语云“艺不压身”，多一样技艺多一种治疗手段；但在学习一种新的技术、技法前，应该对其理法，甚至心法、道法有所了解，如此才不会舍本逐末，浪费时间和精力。每一门学问都有“道法术”的分别，所谓“有道无术，术尚可求；以道驭术，术可百变；有术无道，止于术”，道为一，理相同，法相似，术可百变。学习精进本是快乐的事，可以锦上添花，但勿要买椟还珠。这是题外话。

五、有关担截法

先贤留给我们针刺技法的秘密就是担截法，“担截”二字中隐藏着针刺手法的大机密。它来源于道家全真派马钰祖师的《天星十二穴并治杂病歌》，“合担用法担，合截用法截”，针刺时需要用担法就要用担提、平衡之法，需要用截法就要用截流、阻断之法。担者，担（dàn）也，挑起担子，扁担两端要平衡，如此担子才能挑起来；截者，截流、截断，把反常之流阻断不使其为害。担截法，即导引之术，针道、刺道中的迎随、补泻、开合、出入等都是担与截，担截二字涵括了针刺之道。

以针刺为例，如果医生感知到针下是正气，徐而和，就把它从容、平和地导下去、推向前行；如果感受到是邪气，紧而急，就把它截住、“逼”出来。我们能引、能截是因为病人的气机在此流动，我们去感应病人的气机并引导它，而病人的气机要顺着我的引导、跟着我走，最后的治疗要由他自己去修正完成。

《黄帝内经》中称正气为“谷气”，我们食入的水谷化作精微荣养人体，即成为人体正气。“谷气来徐而和”，当我们针下听到的是正气，感觉手下气机来势和缓、从容，这就叫谷气，也叫正气；如果针下感到的是紧急者、仓促者，则是邪气，“邪气来紧而急”，就像我们把绳索转紧，松开后啪啪打手的感觉。遇到谷气我们就用担法，遇到邪气我们就用截法。

担法就是把局部提起、拉高，给予气机流行适当或充足的空间，如此就可以把瘀滞不畅的气血引过来、导下去。担即（用肩）挑起来，有一个向上引的动作或劲头。同时，担法还有找平衡、调平衡的深意，担子两端要平衡。人体左右、上下、前后本该是平衡的，气机流行如同阴阳鱼的转动，围绕中心点周流不息，在每一升降、出入的变易中都有一个支点。疾病状态下，原有的支撑点发生偏斜、偏移，治疗就是要找到气机流行中发生偏异的支撑点、中心点，将其归正复原、调回至病人身中精气神的中心。我在用针时多是双手联动，以左手引领右手针下气行，双手互相呼应、彼此引导手下的感应，实际就是一对阴阳，目的是把奇变、失常的气行调复平衡、如常的状态。这是担法的一种运用。另一种用法是以两颗针把某一段皮肤向上挑起，这段皮肤是紧滞的、道路阻塞的部位，把它挑起来，针下的空间增大了，就可以把正气引导过来，给正气流行以通路；而两针之间又有一个力线走向的连接和联动，两点之间力势、走行亦要均衡、均匀，要把病理状态下增大的差值减小、回复正常阈值范围内，此即“调平”之谓，使气机运转回复“不平之平（恒）”。

如前文所述，另外有一种程玮老师的“提皮针法”，其内涵基本上有了担法的“挑担”之意。提皮，就是在某一局部将皮肤提起、拉高，从而增大皮肤下面穴位组织的气血流动空间。提皮还有聚气的作用，局部空间扩大了，势能降低，制造了一个“差值”，按照“水往低处流”的原理，物质和能量由势能高的地方向势能低的地方流动，如此，其他部位的气血自然就流向提皮局部、向这里聚集，故提皮针法也是一种快速聚气至所需部位的针法。而担法重在一个“担”字，以挑担作比，用挑担的象来喻示针法，挑担时需从下向上提拉扁担才能挑起来。提皮针法的实质就是挑担的挑，向上提。担，古时是挑担，其实现在更形象的比喻是“斜拉桥”，跨度更大、力道更强，且一座斜拉桥只有单侧的拉索不能完美完成任务，配合另一端的拉索可以更加有力、更大跨度地提拉桥体，也能平衡两端，这也是我喜用双手做担法的因由。

截法是当发现针下所来者为邪气，就不能让它再往下走了，要把它截住、引出来、逼出来，有一个下压、截断之后再向外拉动的动作或劲头，行针时感觉手下微有吸力或阻力时即持针柄微微向外引动，可以辅以极小幅度的提插，先提后插、以提为主，同时要让针下的正气继续前行。我的体会：治取截法，也有两端。一是确因感冒六淫，以致外邪束表，邪正交争导致外邪郁结于内的证候，此时要助正气驱邪外出，用截法，在手下微觉有吸力时即持针柄微微向外引动，辅以极小幅度的雀啄、以提为主、插为辅，把邪气“逼出来”；二是并非外来“邪气”，而是内里气机紊乱所致，多为郁结、积聚之气，故有来势紧急、如浪汹涌的感觉，此时用截法是要外泄其势，让主流恢复平静、和缓的流动，就像堰塞湖的引流泄洪，要把瘀塞的湖水疏通导渠、外引排险，手法上可以于局部依手下力势做点刺，以松解、疏泄为目的。

总而言之，担法就是“随之”，调、引正气之往来；截法就是“迎之”，阻、导邪气之出游，具体操作要在相应的层次、方向、路径上，听针验明针下气之邪正、往来，而后迎之随之、导之引之。担法和截法是针道的内核，一者迎之，一者随之。担截法与前文所述的“鬼神之术”亦有异曲同工之妙，所谓“导物而生者”，即导气生新、充养正气；所谓“逆物而归者”，即不使邪气循经气所行路径周流，而是引其外出不再为患。所以，担截法是要在针下构建一个导物、逆物的“象”，并不在于用针数目的奇偶，而是用意行气之提拉与阻截的不同。

中医讲究“精气神”，在精的层面论阴阳就是人体生理、病理过程中的器质与功能、有形与无形。担截法在精气神的不同层面也各有不同运用和侧重。对于我们目前的境界和能力而言，“精”的层面是我们能够干预和调整的；在“气”的层面论阴阳，就是逆物而归和导物而生的“鬼神之术”，担截法一阳一阴与之相类；在“神”的层面论阴阳，即是通天达地、“知三而神明”了。由此也分出了三个层次的三工之类。

中医之核是阴阳。阴阳者，易也、活也、造化也，无“造化”之力的阴阳是伪阴阳。有阴阳，就有“负阴抱阳，冲气以为和”的造化之功，这是“道生万物”的根本所在，即生生之机，是一个动态趋势与静态属性相辅相成的“全真”过程。担截法之所以是针法的真髓，也是因为这个“阴阳互用”之意。明了阴阳，才能达到“术圆通”的境地，这是“用”的三个层次。至于各种具体针法都是术层次的技法，要想达到圆通之境，还有上升空间。

以“无问其症，以平为期”为基本原则，则在具体操作上，做双针担法时第一针不是针在“痛处”，而是应该针在“奸”处，此奸者即反常、奇变之意，就是最大的“差值”所在，是指正气不循于常，而非指邪气所集。故，奸是正气的反常，不是“虚邪贼风”。邪气要用截法导出去，正气要用担法引导、令其循常道而行。所以，担法的操作并无“操作不当，会引病气上身”之虞。担法，只是引正气运行，第一针落在奸处是为调顺紊乱的正气，使奇变升高的差值平抑下来、回复原本该有的范围。这个奸处应该好找（详见前文“如何调平”）。第二针以第一针为基础，顺着经气流注方向和路径引导原本“奇”向的气血向着“恒”向流转，除了流动的方向，在流动的动能、徐急、流量等“流体动力学”指数上都要调整到平衡、正常的程度和范围内，即“调平”。所以，第一针固然重要，第二针才是核心。至于说第二针如何与第一针相应，其实因为气血的流动是有方向的，所以“顺流而下”就好。第二针绝大多数情况是在第一针的指向方向上，而第一针的指向就是要“变奇为恒”的方向。

针刺调平具体操作时是有规律可循的。第一步，可以在同经的上下循行处找；第二步，可以在表里经循行上找；第三步，可以在同名经循行的上下找；第四种，还可以是邻近两针。总之，要看我们做担法的目的是什么，想做到什么？以那例三十年痉挛的病案为例，治疗先要给她“开气路”，这就是升降，所以，按左升右降取其左合谷、右太冲。如果对中医理论中的“一气周流”“气机炁化”明了了，那么“术”的操作就在手下了，眼下热门的脏腑别通、五行生克制化、阴阳表里等理论就都随心而用了，也可以发现各家的所长、局限和真假。

至于说“针刺手法”，要害也在第二针上。两针之间的呼应，即医者之意——以意和之之意。为什么在第二针？因为第二针是医者之意的发动，引第一针处的经气（流体动力学有异常者）向医者意欲引向的方向、路径流动，且大小、速度均随医者之意。所以，两针不是“二点一线牵”、总是同等作用的，而是有主有从；但两针之主从关系因需而异，彼此互为主辅，如同太极图中阴阳双鱼的交互转换，仍是以“易”为内核，易之凭依还是时、地、人及病情的具体情况。

担法针下引导的不是邪气、病气，而是引正气运行（引得引不得，还看个人功力），此正气以经气为主，还包含卫气、营气、宗气等，所以取效在于病家的情况。

目前有一种说法叫“针下辨气”，将针下气机状态分为数种，其实不过就是一气耳，是一气周流中气行疾徐（速度）、盛衰（流量大小）、方向等因素的拨乱反正、调奇为恒，所以，针下实际只有一个“炁”。另一方面，对于大多数针者而言，针下辨气，是辨一个局部、一条经的气变；再进一步，还要能分辨针下所行经的是“正气”，还是“邪气”。这也要有一个实践、验证的过程，自己身上、手下有“证”了，不用旁人如何解读论说，自然可知其所言真假。当然，这种辨气只是针对“下工”而言；如果是上工，他何曾局限于一个点、一条线、一个人呢？他是“其大无内，其小无外”，可以以一叶而知秋，能“知天地，懂天地，通天地”，如此则什么都在手下了。“道体无处不在，道用千差万别”，若真到了上工境界，是不会被“形式”所拘的。所以，我们不必人云亦云，找到自己适合的路就好。

我曾经思考过：气的实际状态是怎样的？就像一条坐标轴，以零点为正常的话，向左或向右，教科书上定义的每一种“气态”在现实中是截然可分、泾渭分明的吗？不是，实际只是一个由量变慢慢过渡到质变的动态过程。比如，气滞和气郁（壅塞）有多大差别？手下如何区分？气虚与气微又怎样转变交接？这些在实践过程中真的很难去明辨，所以，经典里只用了“迎随”二字。另外，气的各态或许可以描述一个人的整体状态，但在手下，每一个具体的穴位、具体的点却不是如此虚实分明的。针下的感觉，就是手下的一种觉知，它实际并无泾渭分明的分界，而是一种“模糊的过渡和确定”，没有一种固定的、人人皆如是的标准，有点像绘画中色彩的调配。针下最后的觉与知是把人体之气机调衡至与天地气机相合、相应，如此才叫“与天地同律”。未相应时，具体的人抓具体的“机”——某人在当时、当地、当下的脉。所以，因人因时因地制宜是放之四海而皆准的真理，也是诊治过程中认识疾病、处理疾病要遵行不悖的原则。基础知识和基本技能的“标准化”，并不是临床实战中的圆机活法，因为人是“活体”的人，有其所在天地经纬地域的不同、有其性情体质遗传的差异，更有其起居饮食、喜怒哀乐的变化，即便是同一人同一病，在不同时空点都不会有固定的治疗处置；更遑论不同人、不同病。所以，中国文化的核心才是一个“易”字。而“易”，又非无规则、无规律可循，其所遵循者，“道”也：天道、地道、人道。天道，日月轮替、寒暑更迭；地道，地理物候、水土风俗；人道，伦理道德、心绪情感，如此而已。此道，亦非玄妙不可把握，它一直在我们身边，只是我们日用而不知罢了。天地无字之书，向我们每一个人敞开，古圣经典也历久弥新，有心于此者自可于其中得其乐矣。

医者用针只能针对“活人”，即有自身流动性者；如果是死人，则无起死回生之力了。担法就是启动了患者的自愈能力。我们针下所能做的是疏通阻塞，而“车流”“气血之流”是病家自然而然运行的，这就是“病家自医”。也因此，我们的病人才是自医、医人的“大医家”，他们教会我们认知生命、修炼自己、成就功德。所以，医者修炼的关键一步就叫“炼己收心”。

而对于病气，多数情况下是紊乱的正气，要用截法来应对，截住它、留住它，引其外出、泄其来势，不能让它再继续周流而行、留在体内为害；即便是从一处引导、疏散到另一处也不行，这样其紊乱之势未消，即便一时取效，也是局部的短时效果，还是会再作祟的。所以，此非上医之所为。导邪气外出是截法的技术，有人以为把邪气“引到别处”即是疏解病气，这就要回答“何谓病？何谓疾？所由何来？”了。病，不只是邪气所生，还有内生正气之乖违。病人就诊，首先主诉的是各种病证、不适，而各种症状因人因时因地的不同实际是千差万别、层出不穷的，我们不可能穷尽“症”的表现。但无论何症，其之所由生不过就是阴阳的失衡，任何一“症”都有阴阳两端的病因，我们不应该被表“像（症）”束缚思维，而应寻其阴阳气机之“象”，就如九方皋相马一样。所以，对于多数病证而言，不过就是异常的阴阳罢了，诊治无他，“察色按脉，先别阴阳，无问其症，以平为期”而已。

“人活一口气”，这口气的周流是目前我们能够干预的最高级别的东西了。凡是产生效应可以干预人体“一气周流”之气机的针法就已有担截法之意。虽然，我们未必明了周流的圆上是哪个弧段该干预的，但我们可以抓升降出入、开阖枢的大头，总会有一处是碰上了那个“弧”。况且，真相本来就是病家自治，这个圆中的任一弧段被改变了“ΔT 值”之后，都会引起病人气机周流的连锁反应，这就是人体的自洽作用。所以，与其说是“我们治好了病人”，不如说是“病家自医”。医者的作用，只不过是在两点之间制造了一个新的“ΔT”，从而唤醒了病人气机周流的调整而已。而在这个一气周流中，反应最迅捷、最快速的就是在皮毛的卫气，所以经言“善治者治皮毛”。

现在有不少双针、复针针法，其实就是在两针之间构建了一个气行的“回路”，实际仍然是担法的一种。不过，多数双针、复针针法还是在担法的“形”上做文章。马丹阳祖师的担截法明确说了“北斗降真机”，这大概是更高层次上的担截法，只是非至人不得其传了。天有北斗，人身亦有北斗，如果我们找不到自己身上的北斗，就不可能连接上天上北斗的能量，就会一直在病人自身气场、能量的层面上鼓捣，终究是听天由命的格局和结果。只有找到自身的北斗并连接上天上北斗的能量，才有了调复天人平衡、夺天之功而能改命的功夫了。

正是因为担截法如此要害，所以目前仅是在“形”上与之相似就已经可以取效了。做个不恰当的比喻，大海边一人拿棍子在岸边搅水，突然潮涌至岸边，这人大概以为潮水涌上来是自己的功力。因为术者本身并不明了自己手下要做什么、在哪里做，才会有“瞎猫碰到死耗子”的奇效。担截法是医道之用，只是有时用的人被外在精美的木椟迷住了，却不知道椟里还有明珠。

六、结语

针刺调的就是人体之气而已，所谓“抱元守一”，一即是气、气即是一，既是一气周流的一，又是人活一口气的一；而我们下针之处就是“奇”——有形变的地方，气行不畅、阻塞的地方，正气瘀塞、邪气出入的地方。针下是邪气我们就把它截住、导出来，是正气就让它顺流而下，使奇变的、反常的地方恢复为恒常的状态，码头交通恢复了、河道疏通了，水流、货运就可以继续运行了。因为气血的流动具有方向和路径，所以针刺的一个重要方面就是针刺的方向，要“顺流而下”、变奇为恒。而在针治实操中，针刺的方向和层次均依据四诊、寻奸、揣穴所得，是病家“自带”，而非医生的主观臆断。

王力平老师说过一句话：针下无虚实。在针下，我们只是分辨正邪，对正气迎之引之，对邪气随之导之罢了，我们并不能以针为媒向体内输注什么东西，也不能从体内引出什么东西，我们只是把其阻塞的地方疏通开，让它复原、还原回正常的状态。针下并无单纯之“虚实”（实际是实中有虚、虚中有实，两相夹杂），针下只有正气、邪气，且正气、邪气可以并存（这也是阴阳的多层性、无限可分性），我们只要调其顺逆，引正气继续流行、导邪气外出即可。有顺逆，即有方向性，故针刺方向也是由具体病人的病机决定，所谓“迎之随之”。若医者功力高超，则能“转物”，可强行改变针下气行的方向；若功力不逮，则应“顺其自然”“顺势而为”。以当前大多数医者的境界而言，手下的针刺方向其实都是由患者自身当时当下的气机顺逆决定的，并无气盛、气弱之别，故不必刻意求所谓补泻。而针刺全过程中医患又是一对“阴阳”，在下针之前，患为阳、医为阴，要顺其气机气势而动；下针之后，医为阳、患为阴，如何引之导之以令其气行之“不平（奇）”回复当下天地之“不平之平（恒）”，就在医者手下了。

也由此，我切身体会到“空中之机，清静而微”的感觉。针刺之要，在手下的清净精微、风光无限，所以手法宜轻、柔、缓、徐。我们要唤醒患者的自愈机制，需要轻柔缓的手法；同时，我们还要把针交给自己的觉知，也需要心与手的清静精微——如果“未觉”，就唤醒它。这是我们本自具足的，作为三才四大之一，岂可自轻呢？有人讲“扎哪里不重要，手法针法要轻、再轻”，从某种角度而言，这样说也是对的，我们现在大多数业者的手法、针法都有粗糙、粗暴之嫌。“清净而微”，这个微字值得多玩味。

所谓“医者意也”，我们所运用的是意念的力量去改变、改善病人的状态，那这种意是什么？不是我特别用力地去想，这样反倒着相了。在《灵枢》中说医生的神意应该似有似无、似在非在，好像抓到它了、又好像没有抓到什么，所以“言实与虚，若有若无，察后与先，若存若亡，为虚与实，若得若失。”所谓刺虚、刺实，要害在“经气已至，慎守勿失，深浅在志，远近若一，神无营于众物。”所守者，空中之机而已，以意迎之随之、导之引之罢了。

一言以概之，针刺就是找到奇变之处——奇变之处有象，我们抓住它的象，以担截的手法和技巧把它调整、恢复为正常。针治就是寻奸抓奇调恒，之所以有同病异治、异病同治之说，原因就在于病之象和机的异同。异病同治，是同一个“病机”，因人（五行特质）、因地、因时的不同而致表现在外的症候不同，但治疗是调整同一病机，故同治也。同病异治，是不同人（五行特质）、不同病机，虽表现出相似症候，但因其人之“本”、病之“机”的不同，导致治疗相异。

针治的要害在“象”，即唯象下针，有奇既有象，抓住象也就抓住了奇变所在。我们凭脉定病位之后，在奸处找到“象”，然后下针，则必然有效。只要局部“象”变了，也就是“形变”改善，必定取效。所以，具体的针下无虚实，以审察卫气运行为龙头，着眼于人体当下时空的气机运行往来、邪正，抓“奇”调“恒”，不论其虚实补泻，循其奇变的气行之势或迎之，或随之，使之回复正常之行。

针对不同层次的阴阳，古人为我们留下了记载针之道的经典，分别为《黄帝内经》《易经》《道德经》；而有关针刺具体操作的技术、技巧则记载于《针灸甲乙经》中，故有一句话说“针之道在三经，针之术在《甲乙》”。

讲完了，我所知、所学的针刺秘密都告诉大家了。

第四章　病案带教记录

前文都是在纸上演兵，我并未给大家讲具体某病证如何治疗——也真没法讲，因为我不按病治疗。我一直在讲的就是“察色按脉，先别阴阳；无问其症，以平为期”这十六个字，我想告诉大家的是面对一个病人如何思考、如何找“机”；至于在临诊实战中，大家用什么样的兵器（针具、艾灸、内治、外治）、什么样的套路（针法、刺法、手法）去临阵杀敌，全凭自愿与自便，喜欢什么、适合什么就用什么。我没有什么技法可讲、可教人的，我只有二十余年自己走过的弯路和教训，以及近八年来回归正途之后的一些感悟和体会讲给大家听。如果对大家有所启发和提示，吾之幸也。

中国有句俗语叫“光说不练假把式”，说了那么多，大家并不知道我实际是如何诊疗病人的。下面以我临床带教诊治的几个病案为例，演示给大家看我平时是如何临诊、如何遵照“察色按脉，先别阴阳；无问其症，以平为期”的原则治疗具体的病“人”的。

依据我个人二十余年的临床经验和教训，我想先阐明一个个人认识。对于慢性病的治疗，无论中医、西医，都应该细水长流，对于疾病尤其是慢性病、久病而言，不要期待针刺具有“神奇”“迅捷”的疗效，不要期待在短期内显效，甚至想毕其功于一役。这不现实，也不符合实际。罗马不是一天建成的，除急性损伤及新发病证外，任一疾病尤其是慢性病证的形成和发展都不是一朝一夕的过程，即便按照物质和能量守恒定律的原则，它的疗愈也不会是一时一刻的事，如何能盼望逆转和改善其进程会是短期的？况且，对疾病产生影响的除了治疗外，还有更多其他“不可控”因素，比如患者本人的五行体质、性格情绪，他的生活环境、人际关系，以及所处地理气候等，这些因素的影响是持续且长久的，我们给予的治疗仅仅是数日一次、一次半小时而已。我们不能超越实际幻想“神奇”，如此才能对病人及其疾病有正确的认识，才能脚踏实地、扎实稳进地对他进行诊治和调护。这其实也是由临床经验和教训得来的心得。所以，面对神奇的现象和疗效，我们应该多一分清醒、多一分思忖：我们究竟改变了什么？如何改变的？启动了什么？会有怎样的远期后果？如果这份“神奇”是以形变为基础的，或许大致可信，这是经典中所言针刺之“效如桴鼓”“如汤泼雪”的疗效，因为但凡有形变的改善，必定伴有气变和质变的改善，至少在当下，医者改变了病人的“局部天地”了。如果，看不到病人形变的改善而仅仅是他自述效果如何如何——不是病人说假，我相信病人说的是真实的体验，但医者要对这种效果有自知：这很可能是暂时的气变而已，加之患者主观的一些感受罢了。因为，气变是时时刻刻变动不拘的，我们的识神更是没有一刻的安宁，这些现象很容易被语言、主观感受等诱发出来，但“狂风不竟日，暴雨不终朝”，这样的现象很快会消失的。有时，“快”不等于“好”，因为病机的调整也需要时间，亦即功夫的。

治疗亦无一劳永逸之效，就如同我们日常使用的电脑和手机，只要运行就会产生程序垃圾，需要定期清理内存，甚至重装系统才能提高运行速度和效率。人体的生命活动是一样的道理，只要人活着，就会因时时刻刻的新陈代谢、环境变化，尤其是起居失常、饮食失节、情绪起伏等造成气机运行的失常、不循常道，出现不适，甚至是病变，所以即便经过治疗，一时缓解，甚至消除了症状，在后续的生活、工作中仍会出现病证。正如杨震心老师所说：人体从生到死，疾病的发生和发展历程就像一根链条，每一次病候都会在上面留下痕迹，成为后来问题产生的前因，治疗就是调整人体机能状态，控制和延缓疾病发展的进程。所谓“覆杯而愈”者，一者多是急病、新病、功能性疾病，二者也仅是控制和缓解症状而已。除非具有上工通透天地、“知三而神明”的功夫，否则还是要脚踏实地、实事求是地临床实践。比如这次新冠疫情期间，我的患者有不少位七月余未行针灸治疗，其中数位病人反映在维持，甚至原有药物加量治疗的前提下病情出现反复，甚至有明显进展，像帕金森病、小脑萎缩、结节性甲状腺肿、过敏性哮喘、慢性喘咳及免疫性疾病、占位性病变等，病人说："之前连续做针灸治疗，并未觉得影响有多大，现在半年未做，才发现不针灸病真的加重了。"甚至连北大医院神经科的医生都因病人的病情进展而询问病人："这段时间没有扎针灸吧？"虽说新冠病毒给所有人造成了不便和不利影响，但对于针灸人而言正好借机检验一下针灸是否有实效。上述实例是反面的反馈。

我个人临诊的全部技艺，概括而言即"三板斧"：①全息取象之刘氏头针（以对症缓解症状为主，兼以调气），②凭脉定奸之脉针（调气复常为主），③五行腹形之腹针（强化内在气机之周流）。一般情况下这三种针法会联合运用，尤其是对于慢性病、脏腑病、疑难病证；只有对症处理急性疼痛性症状时会以头针为主，或者比较单纯的内脏病证会只取四肢经穴、有时加腹针。总体思路就是寻奸，抓独，唯"象"下针。抓独是抓病机所在，即在当下的时、空、人的条件下，抓病人一气周流的闭环中某一个弧段、环节的问题所在，这还是强调三因制宜之个体化。

现在我在临床上诊治病人，甚至已经不去记忆腧穴了，我只要找到那扇门、瞄中十环，不管它叫什么名字，它就是那个"奸处"、就是那个"罪犯"，抓住它就好，不必理会它叫什么名字。因此，我治疗疾病没有固定的针方，因为我不会按病取穴。若问我某一病如何治疗、处方如何，我是没有的（无成方），我是凭脉针刺，无脉、无察我不知取何穴。比如说治疗感冒，你问我治疗感冒的处方是什么？我没有。你把这个人带到我面前，经过四诊、经过察奸，我告诉你这个人的感冒该如何治。

其实，临床上最简单，也是最难的病证之一即感冒的治疗。在业界有这样的说法：看一个医生高明与否，就看他能不能很好地治愈感冒。就像一位高明的厨师不是靠烹饪珍馐异馔来展示厨艺，而是把家常的白菜、豆腐做成人间美味才显示了他的卓绝技艺。现在无论是中医，还是西医，用药物或其他的方法去干预一个感冒，其实就是让病人回家休息、多饮水，七天左右一般可以自愈，有时反倒会越治越糟。不过从我的经验看，经针灸治疗可以缩短感冒的病程。

2017 年 11 月底，当时北京正爆发流行性感冒。一个周一，我的女儿因前日白天受寒晨起即出现低热，当天白天一直发热、未进食，到晚间已呈高热，当时她的脉是太阳脉，我就为她取了一针百会，让她做了三个太阳经的舒展动作，类似于前仰后合，未留针，针刺两个小时后孩子的体温即恢复正常了，未用任何药物处理。周一晚上针刺，周二早晨孩子就病愈寻食吃了。

但是按下葫芦浮起瓢，周二早上我要上班时，我的母亲跟我说她感觉不舒服，恶心、不欲饮食，伴头颈、肩背酸楚不舒，也是感冒症候，我切诊是太阴脉，遂察奸取了双侧列缺穴和百会穴，让她做了三四个腹侧面任脉线的伸展，之后老人说："我心里好受了，可以吃早点了。你去上班吧。"亦未留针，结束治疗，日间老人亦未再出现明显不适。

周二晚上，我自己出现了喑哑，拖延到周四就完全失声了，周五我有门诊，没有办法只好给自己用针。脉也是太阴脉，察奸取了左列缺穴、左地机穴、右三阴交穴，三穴均顺经刺，左列缺针感很快，向拇指尖扩散的酥麻感，比较舒服，左地机酸重感明显、针感遗留三两日，针毕次日门诊我已可以如常地与病人交流、完成门诊诊疗工作。

从中医和西医的常规诊疗思路来说，中医认为是外感风寒，西医认为是感染了同一类型的病毒，我们祖孙三人虽然各自症状表现不一，但治疗都是解表祛邪、治流感病毒。而实际，我用了三个不同的处方，没有用常规的疏风、散寒、解表的腧穴或成方，而是凭脉用针，解气行异常的奸邪之处，一样取得了疗效。所以，中医不是按照病名来进行诊疗的，中医是依据具体时间、空间之下的具体的人来治疗的。

在寻奸针刺时，针刺方向是依据奸处气机运行的方向确定的。如果，我们对于气行方向的判断出现失误、针刺方向正好相反，会否对病情造成负面影响？那要看针刺者针下的效力有多强，如果针刺者的念力足够强大，能够引动患者经气的运行，这一针或许能改变这一段经脉中经气运行的方向；像我们一般医者念力未到如此程度，针刺方向判断相反了，恐怕对患者的负面影响也有限。因为人体自身的气血运转机制是很强大的，对于它的正向引导可能出现四两拨千斤的放大效应，但对于它的负向引动，或许我们尚无功力对它产生很大的质的改变。自然造物是非常精妙的，我以为这种情况下我们至多治不了病人的病证而已，我们没有能力对病人造成太多恶化性的改变，除非我们运用的是对病人机体造成损伤性的处置方式，比如手术。如果没有针刺在患者的奸处的方向上，而是针在正常的方向上，它的气机运行是正常的，具有自我纠错的能力。（或许下次我们可以试一试，针刺方向相反会有怎样的结果。）

以下所举病例并非“成功案例”的汇集，更不是“神奇病案”的“显摆”；它们只是一次带教示诊中诊疗思路的讲解和演示，我不揣浅陋，记录于此，只为告诉大家我是如何按照“察色按脉，先别阴阳；无问其症，以平为期”十六字原则来进行诊察、针治的。

病例一

老年男性，69 岁，行走跛行，小便失禁，左臀及下肢持续性放射痛，伴双侧下肢肌肉无力、酸痛一年半。发病前曾有两次在寒冷的海水中游泳，每次大约游泳半小时，出水后均出现双下肢“瘫痪”症状，表现为双腿无力、不能活动，持续约 15～20 分钟，之后逐渐出现跛行、无力、疼痛、小便障碍，行走时感觉肌肉僵硬，且日渐加重，现在连续行走 1500 米已经是极限。左臀及下肢放射痛呈昼夜持续性，夜间休息时疼痛略轻。腰椎核磁片显示腰椎间盘在 3 个节段上有突出，且在腰椎 4/5 以下、脊髓马尾的位置有明显受压的征象（阅片实际也属于望诊的内容）。曾经看过神经科医生，考虑有下肢静脉的瘀堵阻塞，但相关血管检查未见异常，未给予明确诊断和治疗建议，未告知有腰椎间盘突出的问题，曾给予静脉注射激素类药物，未效，另曾口服止痛药，因药物副作用明显现未服药。

问诊，我问的是病人的最主要症状，也就是他的主诉，围绕该症状再询问发生、变化的特点，之前的诊断及治疗情况，以及他对治疗的反应等整个过程。但人是身在天地之间的人，我们要从他所处的时空点的状况来做诊断和治疗。我还要问跟他的病证有关的其他问题，因为罗马不是一天建成的，他这个病证不是那两次游泳造成的，那只是一个诱因。病人之前从事餐饮工作。因为是在山上的饭馆，所以需要自己锯木头、搬木头烧火，经常弯腰劳动。平时在餐馆每天需要工作 12 到 14 个小时。既往无糖尿病、高血压病史，亦无静脉曲张、肢体肿胀、手足发凉等情况，平时有持续性的足部麻木、蚁行感，在这次发病后明显。

我们先请病人走几步，观察他的步态。如果我是老先生的家庭医生，我不会建议他去看神经科，而是去看骨科；如果我是一个西医骨科医生，看到老先生的这个片子，我会建议他做椎间盘摘除手术。因为在我们决定做一个手术时，一定要有手术指征，病人目前已满足手术治疗的标准。很幸运，我是一个针灸医生，我会建议老先生先试试针灸治疗。但是，一个医生在接诊一位病人时，前提是要做好保护工作，自我的保护和对病人的保护，这种保护是以我对他的病情的判断为基础的。如果在我治疗的过程中老先生的症状没有缓解，反而越来越严重，甚至出现他自述的“瘫痪”的情况了，此时作为针灸医师不可以再继续保守治疗，而是一定要转到骨科。因为只有在诊断和病情判定正确的前提下，我的治疗才不会出错、处置才不会有失误。这是保护自己的前提，更是保护病人的前提，不会延误他的病情、令他产生更严重的后果、恶果。这就是诊断的重要性，也就是我前文所说“扎针很容易，往哪里扎很难”的原因。往哪里扎还包括了我们要知道病人是否适合扎针。所以，越是工作时间长、见的病人多的医生越常说一句话：“面对病人时如履薄冰、如临深渊。”

老先生的主要症状是在游泳后出现下肢行走障碍、无力、疼痛，伴小便失禁。结合核磁片，他是由一个有形病变造成的症状，这属于阴病、病的性质属于阴。他如果没有器质性改变，仅仅是功能性症状，就属于阳了。这是“先别阴阳”的一方面。如果他是阳病，是一个功能性的问题，不存在腰椎间盘的器质性形态学改变，这是容易治疗的病证，针灸调气，调他的气血流动性，很容易改善症状、缓解病情；但是他已经出现了结构上的改变，已有明显的椎间盘突出压迫征象，所以他有符合手术的指征，此时缓解他的病证最快、最有效的手段就是手术摘除病变的椎间盘，解除压迫。但手术也是有前提条件的，病人的身体状况能否承受手术，有无手术禁忌的情况，病人本人有无手术的意愿等。另外，他突出的椎间盘在腰 4/5，这个节段（脊髓圆锥）是腰骶神经根的聚集处，叫“马尾神经”，尤其他的病情呈现一个慢性过程、病程已经一年半，造成瘫痪的风险不高，但他的症状是明显的。这就留给我们针灸治疗的时间空档，我们可以尝试给他进行针灸治疗。

如果相似病变发生在腰椎以上，胸椎甚至是颈椎位置时，我建议大家不要轻易去尝试非手术的针灸、按摩、推拿、理疗等方法，因为病人存在瘫痪的风险，就是在马尾神经损伤的急性期也不要首选保守治疗。病变在腰椎以上节段时，甚至病人做咳嗽、用力排便等导致腹压增大的动作也有可能造成向后压迫增大，加重损伤；这样的情况下，即便病人天天做针灸治疗，治疗时间之外他仍要活动、正常地生活，这些动作都有造成脊髓损伤加重的可能，增加瘫痪的风险。所以，这种情况下留给我们保守治疗的余地太小了。为了病人的利益，我们要建议他转骨科治疗，此时手术创伤对他造成的损害远远小于解除瘫痪风险所获得的益处。

这位老先生还算幸运，他的病变在腰 4/5、骶 1 节段以下，所以如果他不愿意手术的话，尚留给我们一定的余地，可以试试非手术的针灸治疗。如果说手术治疗是阳、非手术的针灸治疗是阴的话，我们首先判断老先生是该用阳的治疗，还是该用阴的治疗。现在看来我们可以用“阴”试一试。

老先生是两次游泳之后出现的症状，受寒是一个非常重要的诱发因素。寒为阴邪，主收引，其性凝滞，寒还有一个特征是下行，所以老先生受寒以后引起的症状是肌肉、血管、脂肪等组织收缩，造成压迫、使局部的空间变小，加重并出现了压迫症状。因此，游泳受寒仅仅是其发病的诱因而已，他真正的病因是椎间盘突出压迫。椎间盘突出的原因是他长时间弯腰、用力，长期劳损加上近 70 岁的年龄——年老也是一个很重要的因素，肌肉力量减弱、对于骨骼的保护作用下降。所以，在同样的解剖结构情况下，一个 40 岁的人与一个 70 岁的人的症状表现是不一样的，病变程度也不一样，针对两者的治疗也应不同。40 岁的人要工作、要养家，所以要用力气；70 岁的人可以退休、休息，降低活动的强度以保护自己的腰椎。年轻人和老年人对于脊柱的使用效率、使用程度是不一样的。对于老先生，我建议他：第一，保暖；第二，休息；第三，戴一个腰围，对腰椎做一外在的物理性保护；第四，可以尝试针灸治疗。看，针灸治疗在整个处置中只占了 25%的比重，前面三个建议都是病人自己要去注意、在日常生活中做到的，而且我一定要告知老先生：一旦他的症状加重了，针灸治疗没有效果，病情恶化，要去骨科治疗。

现在并不建议他多走路，因为他行走时已经出现异常步态了，他应该休息。我们正常走路时两个髂骨、髋关节联动，就像铰链上的转轴，形成非常优美的阴阳鱼的 S 形，“上帝造人”是最完美的作品。而老先生走路，因为疼痛、因为持重的腰椎的损伤，已经出现代偿步态，他是扭着走的，这就造成腰椎承受的重力的偏歪、偏斜，他走得越多，这种偏斜会越来越严重，对他的恢复只有坏处、没有好处。

听老先生的叙述，他应该是一个很爱运动、很爱活动的人，那他现在可以做什么活动？做不负重状态下的关节、肌肉的运动，不要让上半身的重量压迫在腰椎和双下肢上，不要让作为“支撑”的髋、膝关节负荷着身体的重量去走路，可以做骑行、游泳等运动。我们骑车时，下肢关节没有受到上身的体重、下身的承重两个方向力的压迫，双腿在未负重的情况下活动，既达到了运动的目的，又没有加重负担。游泳是同样的道理，水的浮力承受了我们身体的重力，减轻了对腰椎和下肢产生的负载，但游泳最大的问题是水温。如果他仍要游泳，建议水温不要太凉，而且不要在秋冬季游泳，到夏季气温高起来、人体的阳气趋于体表固护时再去游泳，此时寒邪对人体的损伤相对比较小。

目前，老先生最忌讳、最该禁止做的动作就是腰椎前倾、搬提重物。年轻人体力很好，代偿功能也好，可以弯腰去搬提一件重物，但是他并不知道他的腰椎在“哭泣”。腰椎正常情况下是前突的，当我们弯腰搬东西时腰椎呈后突状态，椎间盘受到一个向后挤压的力，当这个力的强度超出耐受范围，就可能会造成椎间盘突出。这还仅仅是弯腰时腰椎发生的变化，当我们搬提一件重物时，腹肌也会收缩、腹压增大，又给腰椎和腰椎间盘增加了一个向后的力。临床上时常遇到患者说："我搬了一下东西，就腰疼、动不了了。"这就是其中的一种情况。我们搬东西时应该蹲下、搬起、肚子顶上去，直着腰站起来，保护好腰椎。当然最好的保护方法是不用人工、用机器去搬，或者寻求帮助，再找两个朋友来帮忙一起搬，以减轻自己腰椎的负担。

该患者已有一年半的病程，持续的无力和疼痛，他的自我保护和代偿动作也是持续存在的。人体肌肉也分阴阳，左右是对称的，当他历经一年半时间处于保护性、代偿性动作模式时，他既有的阴阳平衡打破了，造成紧的部位更紧张、被拉伸的部位更拉伸，症状持续存在。他两侧腰肌应该有一边更紧张、更僵硬一些，作为相对应的阴阳，另一侧的腹肌也会紧张。

就他的病证而言，我们治疗的首要目的是解除他一侧的紧张，恢复双侧的平衡。在他保护腰椎、保暖、休息的基础上，这样的处置对他是有益的，可以缓解症状、减轻不适的程度。

我们先察病人的腰部肌肉。检查时一定要左右双侧同时进行、对比观察，察找两侧不同之处，注意：触摸时不要很用力。他右侧腰肌明显比左侧厚而紧，再向下肢检查，两边触诊的感受也不同。所谓"不平之处"就是我们要去发现的部位、要去治疗的部位，目的是要它恢复"平（正常）"。除腰背部肌肉外，他两侧臀及双下肢的肌肉也会有紧硬的不同和不对称。核磁影像中的 L4、L5、S1 是解剖定位的部位，仅仅标示出椎间盘突出压迫的位置，并未告诉我们病人一侧肌肉旋转、一侧肌肉紧张、腰骶部肌肉双侧不对称；而中医有十二经脉循行，我们通过察到的异常部位、病人叙述的疼痛位置，可以判断出他是哪条经脉的气血运行出了问题。我们在同一经脉循行的头或足部取穴，解除其腰背部这一段的紧张、气血瘀滞。"头痛医头，脚痛医脚"的医生，只是初级医生。

我用了两种方法来对治老先生的腰痛，一种是取后顶穴搓针导气，这是王居易老师比较出名的一个治疗技巧；另一种是刘氏头针，这也是我临诊的“三板斧”之一。这套头针不是我的经验，是曾供职于美国明尼苏达大学东方医学研究中心的刘伟教授发现和推广的，称为“刘氏头针”，我以全息针法运用之，但实际其中另有发挥，有意者可以寻机缘深入。读者未必了解刘氏头针，但大家一定听说过或者运用过其他的全息针法，比如耳针的全息、手针的全息、腹针的全息、颊针的全息等等。前文我们讲过阴阳无限可分，“至大无外，至小无内”，我们的这个“人体”可以缩小为头部的小人、耳部的小人、手上的小人、颊上的小人等，找到各小人上所对应的腰腿区域，找到阳性点下针即可。

扎针就像开枪打靶，首先要瞄准，找到十环在哪里。我请老先生示意他最难受的部位，之后在其头部相应的位置取阳性点下针。在患者头部对应腰骶的位置上，右侧头皮触诊感觉更厚；再沿着头部正中线的两侧向上寻察，可以发现两边的差异，右侧头皮厚、左侧头皮薄，与触摸病人背上的感觉一致。我在他头上循摸的就是他的腰背在头上反映出来的“象”，象之所在是针灸治疗的关键处。人身有十二条正经、八条奇经八脉，三百六十多个经穴，再加上数百个经外奇穴，我们从哪里下手去针刺？一定是要找到病变经脉循行路线上的病变、有问题的那个站点，这就是“象”，找到它才是下针的点、才是十环。

此例头针针刺点是头部全息象上对应腰骶疼痛部位的对应点，正好是“头腰骶”的位置，针刺的深度是针至骨面。老先生的症状表现为左侧腰髋的疼痛，我在左侧腰髋部找到增厚的部位，以三针围刺、针到骨。进针后行针，我用的刺法是雀啄法，针刺方向是向增厚的部位多向刺，待患者有针感后留针。针感不强，可以轻轻把针提起来，围绕局部做小圈雀啄。之前我们检查他背部的肌肉发现右侧肌肉增厚紧张，我找到他头部正中线右侧增厚的头皮，于其两端各刺入一针，但这两针不针至骨面，我要松解的是其背部肌肉深度，松解其肌肉层次的紧张。实操中，针刺深度要依据患者病变在皮脉肉筋骨等组织深度的不同而定。如果我们手下做不到如此精细，有一个技巧：因为头皮很薄，针到头骨后再把针向外提一点。

这一阶段针毕，可以请老先生站起来走两步，看看哪里还不舒服。病人诉腰不疼了，感觉腿部肌肉无力、不舒服，此时我尚未处理他腿部问题。老先生是下肢外侧、后部不舒服，头针也要在对应的下肢外侧、偏表部位寻找下针点。下肢后侧是足太阳膀胱经循行部位，他现在的问题在太阳经上。太阳经主表，是护外之阳气所循行的主要区域。老先生是游泳时感受外寒所引发的症候。《伤寒论》开篇第一条即论述太阳病，外邪侵袭首中太阳经，太阳经是人体最先受邪的部位。

头部双下肢的象一定是不一样的。我们可以在增厚部位寻找其边线，一边厚一边薄，在二者的边线、边界处下针，予雀啄手法，就像啄木鸟在树上以喙啄木。使用的针的长度以一寸针为宜，比如担法，针若太短则不便于操作。单针做手法后，多数时候我们还要两针，甚至多针做手法。找到"象"下针，可以当场看效果。所以，仍是那句话，"扎针很容易，往哪里扎很难"。

关于全息针法，属于微针体系。现在的全息针法非常多，门派也很多，比如在手掌第二掌骨处也对应一个小人，我们可以在这里找老先生腰腿对应的阳性点去针刺；我们的耳朵也是一个全息象，小腿上也有一个全息象，我们学过哪种全息针法就可以用哪种，只要找到病人全息象上对应的"奸处"的点下针就可以。但是，未找到或未找准全息象上对应的点时，扎很多针也未必有效。我只是想告诉大家如何去找这个"象"，如何去找阴阳不平之处，如何找病之根本。

经头针治疗，老先生走路较之前灵活、轻松了。他的脉提示他是少阳态，手少阳经在前臂的循行位于尺桡骨之间，而我在他手少阳经循行线上察到的"象"在少阳经偏外的位置、接近太阳经循行，这也提示他现在的少阳状态是由太阳转化而来。在我要下针的地方可见一个色素沉着点。我们身体上长出的任何斑痣、脱色以及显露的小血管等都不会平白无故出现，它们都是身体告诉我们的象，是身体内里发生的变化显露于外的线索和信息。

老先生整体的起病、症状表现原是寒邪袭表、太阳（三阳）受病，病位在太阳经循行部位上，表现出太阳的开被压抑了；但我们整体诊察下来，发现他当下的问题在少阳（二阴一阳），脉象也表现出少阳态，显现的是气机运转的障碍已经由体表转入半表半里之间，“门轴”的功能不正常了，转为少阳枢机不利。所以太阳开的功能又被进一步阻遏住，打不开、不能把侵袭于体表的寒邪驱散出去，而他在游泳时遭受的水的低温也是促使他的病证发作的寒邪的一部分，可以称之为“诱因”。他的少阳问题正是由外在的太阳而来，由三阳的状态转向了二阴一阳的状态。这样我们在治疗上就不能再用解表治太阳的方法去处理了，而要用枢利少阳的方法。

仍以门之开合为例，我们看到老先生的状态是门打不开了。为什么打不开了？是门轴坏了。如果在诊疗中，我们只是看到这扇门打不开（太阳症候），想用力去推门板把它推开（解表太阳），却不去检查门打不开的原因是什么，那么这扇门大概还是打不开的。所以，我们所见是这扇门打不开，但是原因却不止一个，真正的原因是我们要诊察的。门打不开的原因是太阳开的问题（堵塞了）？是少阳枢的问题（门轴）？还是阳明阖的问题（动力不足）？

门为什么打不开或者关不上？有可能是门外或门缝下有东西挡住了（有外邪闭住了太阳之气），要加大力量把门推动或把阻塞物去掉；也有可能是门轴坏了，转不动；还有可能是门很重，推的力量不够而推不开。这就是八卦在太阳状态下的不同表现，一个是阳，外在的力量太大，我也要加强我的力量去应对，这是乾的状态；一个是阴，太阳自己向外走的力量不够，我要帮它强壮起来，这是坤卦的长养、厚藏；一个是中间的枢机不利，是巽卦出问题了，我要帮它转动起来；甚至最坏的一种情况，这扇门是向外推开的，我却用错了方向去拉它，在太阳自身力量不足时我本该帮助它向外推，我却给它一个相反的力往里拉，情况会越来越糟，这就是中医治法中的虚虚实实之弊，以寒治寒、以热治热，治反、治错了。以上即如何“先别阴阳”，察阴阳变化之所在、辨阴阳之变的状态。

在给病人诊断时，我们要四诊合参，通过望闻问切运用我们所有的感官，搜集、集中和分析所有的信息、线索。在日常的诊疗中，处理这样一个病例我大概需要 20 分钟，其中 15 分钟用于诊断、检查，5 分钟做治疗。此例我所给予的所有诊疗思路和操作，在前文中均已有讲述，借此病例，我想告诉大家我是如何思考、如何诊察、如何判断、如何治疗的，即便是头针的处置要点我也已经告诉大家了，就是全息找象。若你习惯用头针，你就用头针；习惯用耳针、用手针、用腹针……习惯用哪一种全息针法就用哪一种。我把这一类的全息针法统称为“微针针法”，以缓解症状为主，寻象下针。而我个人的诊治重心是凭脉用针，是处理患者疾病之病机、病因的理法术核心。本书的重点，我也是给大家讲如何凭脉判断病人整体气机运行的常与变、恒与奇，如何别其阴和阳。

病例二

中年女性，有双膝关节疼痛史多年，自述因产后受寒引发，伴双膝关节下蹲受限，此次因下楼过程中摔倒、右臀着地，一周后出现双持臀部、膝关节疼痛，行走跛行。从事餐饮工作，需长时间站立。

此例病证比较单纯，主症为双膝关节疼痛、伴屈伸受限，引发的原因一可能是骨骼、关节的问题，二可能是关节周围软组织的问题。从其发病的过程来看，先别阴阳，急性、外伤后引发的关节疼痛，屈伸不利，属于阳病。我们首先排除最大损害性问题，即有无骨骼的损伤，摔倒后有无骨折、关节结构的错位等情况存在。其双膝关节 X-ray 片提示没有骨骼的损伤，即无骨折，但双膝关节间隙内侧均狭窄。我们检查病人屈膝位，检查其关节动态变化中骨骼的位置关系，也提示其关节内侧间隙狭窄，所以她有下蹲受限，膝关节不能充分屈曲。但因一次外伤引发急性发作的疼痛，又是双侧对称性狭窄，这通常不是急性外伤性损伤引起的，其疼痛应该还是因外伤诱发的膝关节周围软组织紧张、痉急所致，即她的疼痛是软组织损伤，不是骨骼问题。这种关节骨质改变一般是渐进性的，不会突然出现症状，也就是说她的关节改变是一种慢性过程，已经存在较长时间，但她这次在短期内出现症状，关节结构性改变是阴、症状出现是阳，所以我们治其阳。

这位女士有长时间站立工作史，但未必是她此次病证的原因。她跌倒时右侧臀部着地，右侧臀肌受到冲击，存在痉挛、紧张，而她行走时双膝关节屈曲受限。她的主症是疼痛，我们先为她减轻疼痛，取头针的全息对应区域的阳性点。全息针法找的是膝关节的对应区域，不是点，在这个区域里找疼痛的、增厚的阳性反应点，此处才是下针点。在这个区域找压痛点，找到对应区域后可以用指尖沿其外围做一个圆周探察，找到对应其膝关节疼痛的点。围绕此区域做围刺，可以用二三颗或四颗针，区域大的做一个四点围刺，区域小的可以做三点围刺，更小的掐住两头就可以，以各点连接对局部空间进行调整。

经言“善治者治皮毛”，我们的诊察就是通过其皮肤、皮下去探察，异常处包括了皮肤的异常；而行针即是对局部异常处的空间做调整和改善，此时手下要有皮脉肉筋骨层次的区分；具体针刺手法上，可以单针做雀啄手法，也可以两针做担法，或做类似太极的手法、比如一针上挑、一针下压，还可以两针一推一拉或者同时牵拉、推压，三针以上可以做回环、回旋等等。手法的实施是一个“矢量”，有方向、有层次、有力度大小，具体操作要依据手下针尖处的感应而定，挑、压、推、拉并无定法，原则只有一个：恢复手下局部的正常空间。关于针刺手法技巧的内容见前文相关章节。

对于这位女士的膝关节疼痛、活动受限，我先在其头部膝的对应区找到痛点或阳性点，做雀啄手法，但是在臀与膝连线的区域里，我还要去找她因肌肉紧张引发的皮肤的阳性反应。她头部有一局部皮肤增厚，我要在此处再加两针。在她的膝部对应点我针了三针，这三针针刺的深度是针到骨膜上，做雀啄，她的膝关节间隙狭窄，所以要刺到骨的层次。病在骨则刺至骨，即“病骨刺骨”。其上另有纵行两针对应大腿后侧与臀部肌肉间的阳性点，因病变尚未及骨，故针刺层次亦不到骨，手法也是做小雀啄，之后两针之间做一个挑皮，两针连线的方向朝向膝的位置，连线实际是臀膝之间的力线，针尖方向要沿力线朝向膝的位置，两针之间做担法，把两颗针下的力线引向膝。

在她头部左侧，我们用同样的方法做治疗。她的左侧与右侧有一个差异，左侧从膝到臀的范围内有一长条形增厚区域，形状像一个倒置三角形，我在三角形的底线两角上各刺一针、挑起，又在顶角处针了一针，正好是膝的对应点，在此我刺至骨做了一个小范围的360°雀啄。（如图43）当这三个点的雀啄治疗均完成后，我要对此区域内的气血做一个引动。因为她的疼痛是在膝关节，我以上面两颗针作为呼应点，下面这颗针作为主动点，在①号针与②号针连线上由①向上做雀啄，之后转到①③连线、再由①向上做雀啄，①针引动同时，下压②③两针针柄、使之保持弯曲状态，把三角形区域的皮肤空间挑起来。

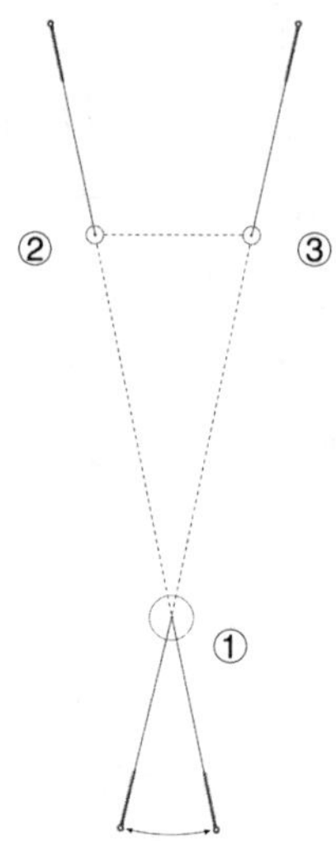

图43 针刺位置图

治疗前病人屈膝穿鞋费力，治疗后可以轻松穿鞋了，关节紧滞缓解。这时可以让她带针做动作，比如走动，做什么动作时疼痛就做什么动作，把这里的气血引下去。她针后穿鞋时不是膝后痛，是膝下承山穴附近肌肉疼痛。我在膝点向下再引一针，与膝点之间做担法。此例穿高跟鞋会对她的症状有影响，建议她穿平底鞋。

经治，病人下蹲时仍有疼痛。我察其小腿肌肉的紧张处，将其下肢摆放于髋、膝、踝关节保持在同一力线上，再行针调整对应部位的肌层，治疗后疼痛转移到小腿下方，病人感觉好多了、疼痛不是之前那种筋痛了。请病人走楼梯，诉下楼时仍膝后筋痛，位置下移了、程度稍有减轻。

我们判断不是骨关节本身问题引发病人的疼痛，在我察她的下肢时，发现沿着太阳经循行的皮部区域里皮肤和皮下肌肉都是紧张的，故治疗先要缓解这个区域内的紧张。我们正常的皮肤和皮下组织间是可以滑移的，她的皮肤和皮下紧张而没有移动，所以我刚才在她小腿部针刺两针行林氏解皮针法，是为缓解小腿部皮肤间的“粘连”。先对好下肢髋、膝、踝三个关节的力线，在这条力线上做内旋或外旋，看其皮肤向哪个方向旋转时发紧，结果发现在她小腿膀胱经第二侧线靠近少阳经部位的皮肤紧滞，故在小腿远端取一点，以针刺至肌间筋膜，之后在仍保持三个关节处于同一条力线的状态下，人为加大皮肤紧滞方向上皮肤旋转的幅度至最大且无痛的角度，在此过程中由于针对刺入的局部皮肤、皮下、筋膜的固定作用，她的皮肤、肌肉并不能同时随着远端的皮肤一起旋转。把局部皮肤转到极限之后，我将针提到皮下，松解固定的皮肤及筋膜，之后重新将针刺入肌间筋膜，再次固定局部的皮肤、皮下及筋膜，此时这条力线上的皮肤、筋膜已经被旋转至最大极限，我再松解皮部，顺着被动旋转的方向把她的皮肤从上向下再人为地加大旋转——不用力，只针对皮肤做皮肤的旋转，如此疼痛可以减轻或消失。经如此处理，这个病人表现为疼痛的位置下移。

继续检察她皮肤紧张的位置，发现在大腿的后侧、膀胱经皮部的位置存在紧张，以同样针法向相反方向松解大腿后侧的皮肤紧张。如此，她下移的疼痛点也消失了，但在负重下楼时仍有疼痛。我们再为她做下一步治疗，凭脉定经寻奸针刺。

病人脉为厥阴脉。我在她右足背肝经走行的方向上发现一条因紧张导致的棱线（有的人的棱线甚至感觉像摸在琴弦上一样），我寻察这条棱线的端头，在病人右侧足厥阴经循行线上从足趾、足背向上皮肤紧张是一致的，到踝关节处开始增厚，甚至可以肉眼看出这里的皮肤增厚，但这个增厚与足背皮肤之间是平缓过渡的，我未察及它们的分界线；察到三阴交附近这条连线突然凹陷下去，在其上部又出现棱线的紧张，呈一“哑铃形”分界，即有两条界线，一个是“哑铃”上部棱线下行的界线，一个是由足背、踝向上肿胀的界线，奸在两个交界处。在奸处下针，做傍针刺法，两针方向各向一边。

其左侧足背的皮肤隆起增厚，这就是形变，是摸出来，不是看出来的。双侧对比，左侧胫骨面上覆盖的皮肤增厚、有水肿感，伴有青紫的小血络。我们身上所有这些血络、斑痣的变化都不是平白无故出现的，别人也会有相似表现，但出现的位置每人各不相同。这就是我们要把握的“象”之一。左侧针刺一针就够了，方向是离心刺，向远心端肿胀的方向刺，即刺向形变的方向、交通阻塞的方向。把形变这一段疏解开，气血自然流行通畅，病人的针感也是下行的。这一针的层次要针在人部与地部之间，因为她的脉是沉细脉，阳气鼓动的力量出不来，所以要针到人部、地部把经气引出来。在人地部交界以意引气，以意念引导、把针下的气机引出至皮下，之后顺势卧针，沿着形变方向平刺，留针。

我们在取穴时要让病人的肢体置于其最松弛、最舒适的体位上。以上肢为例，如果让她手心朝上，她手臂内侧的皮肤、肌肉会因受到牵拉而紧张，我们再去察皮肤表面的张力就有可能出现误判。这个病人的手厥阴经稍有一点向手太阴经偏移，但这不是最主要的形变，她手臂上显露的血管是沿着厥阴经走行分布的，且颜色暗涩，又脉沉细，所以我问她有无下肢筋肉痉挛。这些象提示厥阴有寒，寒主收引，她可能会有经筋的挛急。她手厥阴经区域的筋肉紧张是从腕横纹处（大陵穴）一直延续到曲泽下。正常情况下，大小鱼际向腕部移形是平缓、没有高张的，但她由大小鱼际之间向手腕、手臂的移形处张力都是高的。我们可以在其紧韧（高张）与柔软（低张）的交界处下针，方向向心、向高张方向针刺。行针时如果对针刺深度把握不准，可以把针向外提一提，原则是宁浅勿深，我们平时针刺的深度大多偏深、刺激强度偏大，手法偏粗糙。对侧同样在大陵穴处有奸，仍是刺向张力高的方向，针感不明显可以做小幅度轻微的提插，以针尖去感受组织间张力不均匀、偏高的方向，引导针下的张力松解。行针后留针 30 分钟。

此病例经过头针治疗后平路行走疼痛减轻，上下楼时仍有疼痛；做体针治疗前是厥阴脉，针后是少阳脉，疼痛缓解了很多，且向下移至外踝处，遗留一点轻微疼痛。她走路时步态已经比较轻盈了。

这个病人的脉和经脉循行部位的表现也提示她的病位在筋，属筋病挛急。她的脉是厥阴脉，相当于处在“冬天”的位置，她身内的三个圈与天地的三个圈比较是滞后的。行针后她的脉转为少阳，转到“春天”来了。我们让她回到“春天”，但是程度还是不够，因为治疗时已经立夏了。我们给予她针刺治疗，如果从现在开始病人的脉象逐渐与季节相合，她的疼痛症状就不会很严重，无论其关节片上有多严重的影像学改变，她的脉气和天地之气相合，故她的症状不会很严重，或者她不会很难受。

但对于这位病人的预后，我们要注意：影像学检查提示她的双膝关节间隙狭窄比较明显，已经出现结构性改变（退行性变），并影响了膝关节的屈伸功能，这样的病变是保守治疗难以改善的。随着年龄增长和现有工作模式的持续，手术置换关节可能是她最后的选择。保守治疗的意义在于改善目前的症状、延缓手术时间。因当前关节置换术后维持年限有限，我们尽量延长病人的手术年龄、使人工关节可以维持病人高龄时的生活质量。

病例三

中年男性。主诉：右肩前疼痛 3 周，尤其是做某动作时呈放射性痛，沿臂至肘、达四五指，夜间亦有疼痛，诊断考虑是“肩袖炎”。夜间疼痛与姿势有关，肩部受压时疼痛明显。两年前有肩周炎病史，曾于局部注射激素治疗，肩关节活动受限，此次活动尚可、未受限。三周前疼痛无诱发因素。

这是一例神经痛，自腋下沿着尺神经分布，在中医的手少阴经循行区域呈一过性放射样疼痛，持续时间短，但程度剧烈，这是神经痛的表现。右肩疼痛，暂不考虑心脏问题，发作特征也符合神经痛的特点。这次发作没有任何可问出的诱因，考虑是否与他之前局部肌肉注射激素后遗引发有关，注射后局部非炎性的刺激引发出神经痛。病人舌体胖大，正中有纵裂，舌质偏红，苔薄黄，考虑经气循行中有郁热。在舌体前半部舌尖右侧旁开有纵行小裂纹，这是舌象上与肩部对应的位置。在他的头部正中线前部隆起，与其舌体正中的纵裂一致，这是阴虚造成的内热。我在他头部正中隆起的两端各下一针，纵裂提示脏病，故针刺的深度也是针至骨、做雀啄松解，之后两针沿其隆起的中线挑皮做担法。于他双侧头维穴前皮肤触诊做比较，发现病变侧皮肤增厚，在其患侧头皮增厚区域的边缘下针，针刺到骨再提起来、做雀啄，层次在皮肉之间。在头皮增厚区域的后侧边缘下第二针，手法同第一针，两针连线做担法。

我们在诊察病人的异常时要两侧对比来看，如此才能发现真正的异常点在哪里。在此例病人头针的手臂全息影像区，患侧是平的、对侧是轻轻隆起的，说明其患侧的气血不足。类似这样的"凹陷"、虚损，就针刺而言相对于隆起较难出现效果，因为针灸以通为补，我们并未以针向穴内注入气、血之类有形物质或能量，我们是让病人阻塞的经脉、阻塞的部位的气血流通来治疗疾病，即便是虚损之处也不过是通过疏通，使周围的气血流注过来、改善此处的气血充盈而已，所以所谓针刺"补虚"要以患者本身气血盛衰程度为基础。

在病人右侧耳根向下有一个细细的隆起，病人诉此处触摸即痛，此即为阳性点，对应四五指的位置。此处下针层次在皮下，轻轻做小雀啄，刺激强度不要大，不要让病人感觉疼痛，轻轻地刺激把气引过来，依据病人的疼痛做刺激强度的调整，如果病人感觉到疼痛，他的机体会有不自觉的应激反应，对我们针下引气会产生不利影响。之后，可以在其肩、臂、手的连线上做这几颗针下的气机联动，同时可以嘱病人活动手臂，怎么痛怎么动，做可以引发疼痛的那个动作，再依据他疼痛变化的部位做对应点针下的调整。

如此针治后，他的疼痛程度减轻，头部后仰幅度增大，但后仰到最大限度时仍觉疼痛。在他的额角处，对应疼痛部位有一条迂曲充盈的血管，我们在这条血管的两端各下一针。患者肩部疼痛已不明显，又诉肘外侧痛，这是网球肘的表现，与肩痛不是一回事。一次治疗可以较大程度缓解疼痛，但不能完全根除，因为他的问题是肌束无菌性炎症，不是粘连，是药物刺激神经根引发。此时我不再给病人行针，让他带针不用力做肩部的轻柔小幅度活动，目的是让肩部结构松动，以助气血引向局部，一会再看他遗留的最后一点疼痛情况。

反馈：这个病人病情简单，是软伤性疼痛，考虑与局部注射药物刺激有关。针刺治疗后至次日，病人诉疼痛明显缓解。他的疼痛与第一位老先生不同，他的疼痛减轻后不会像第一位病人那样再加重，会越来越轻，因为他的疼痛是外因刺激引发的。

病例四

男性，36 岁，长期失眠，伴高血压、高血糖。患者的工作长年三班倒，工作时间无规律。

这位病人如果不改变工作作息，我们的治疗效果不佳。因为他身体的节律是紊乱的，我们无法把他的外在节律调整至正常，这种病证的治疗具有难度。因为他身体里的三个圈与外面天地的三个圈已经脱离了，不是同心圆，他自己形成的节律是紊乱的，他总是在“倒时差”，所以他的治疗不是治失眠，是要去治“时差”。他的疗效的稳定要在他的生活回归正常作息之后，他自身的节律固定下来后我们才可能把他自身的三个圈向天地的三个圈调和、稳定住，否则刚拉回来、又跑掉了。

虽然我们现在调不了他的时差，但是我们可以改善他的血压、血糖情况。他的失眠是入睡困难和睡眠质量差兼而有之。在他的工作作息改变之前，我们的治疗主要是改善他的身体状况，比如因长期倒班的睡眠紊乱引起之神疲、困倦、血压波动、血糖不稳，我们先改善他的这种状态。这些表现是继发于睡眠紊乱的症状，发生的先后次序就是失眠、疲惫、血压血糖波动，如果疾病表现是一根链条的话，这些是最末端的环节，所以我们治疗可以由末端逆向干预，最后处理他的睡眠紊乱。

这个“序”字，无论是在正常生理状态，还是在异常病理状态都是非常重要的，因为序字的背后就是事物发生、发展的时间性，即他所有象的先后、连续、连贯性。正常状态下，一年、一天都是有序的，从春到冬、从0点到24点，一个一个轮回和循环，过程中不可能出现春、冬、秋、夏的乱序，否则就是大自然病了，比如像2019年就有“乱序”之象，在时已入夏的时节，却仍有冬天的气温、冬天的气象。

当这个病人的生活规律之后，对其失眠治疗的预后要有一个判断，因为惯性的作用，他生活作息节律的紊乱有一个惯性，我们帮他调回正常也是需要有治疗时长、有疗程的。失眠一症的治疗，不要期望经过一两次、几次治疗就可以好转、改善，它需要时间。但是，这种预后的判断也是随时变化的，也是“易”的，要以他对治疗的反应为基础，我们根据他自己调整的效率和时间长短来判断。此即因人而异。

他的舌体胖大、少津，在舌体的根部有一条纵行的裂纹，舌体后部两边有齿痕，舌边尖色红，他的证候有肾阴不足、脾运不化、心火偏盛之象，症见口干喜饮，食欲不振、心烦急躁不明显。我们通过望诊、问诊判定他的病位在脾肾，属脏病，先别阴阳，他是阴证。他的证候，比如血压、血糖偏高，失眠等是脾肾功能减弱引发的。而他现在气机升降出入的问题在哪里？我们凭脉来判断。脉诊见少阳脉，治疗在手足少阳经脉循行部位上取独。

这个病人的脉是少阳脉，与治疗当下的天时相应，只是他的脉气不足、跳不起来，说明他尚年轻，自身气血的运行状态尚可，和天地节律尚相合。但这个病人的舌象提示病位在脾肾，如果经过治疗，他的脉转成了太阴脉或者少阴脉，就是显现了“本病本脉”，这时我们去控制他的病情指标，比如血糖、血压就会取得更好的效果。本病本脉显现，提示的是他的症状、脉象及其病征等与其病机相合（趋向一致），也就是病情单纯化了。现在他是脾肾的病变，但脉是少阳脉，阴阳不一致，说明他的病机是多因素的，好像洋葱皮一样在外面一层一层包裹着。当他显现出太阴脉或者少阴脉——这两个脏器之间还有一个因果关系、水土关系，不要以为他的病证加重了，而是他的病情变得单纯了。

这个病人现在是少阳脉，他的身内时间与季节时间相合。但是，当他显现出真正的病象时，我们把他的脉象再转回少阳脉才是病情改善。

病例五

男性，80 岁。主诉：双膝关节疼痛一月余，在上下楼及行走时明显，蹲起时加重，静息状态下疼痛不明显。1 个月前因为蹲跪位搬运重物而引发。

从初步问诊来看，老先生应该是双膝关节退行性病变，在超过他日常负荷状态下引发膝关节功能减退，表现为疼痛和功能受限。从其发病的病程时间和原因来看，他虽然是 80 岁高龄，双膝关节有退行性改变，但尚不至于引起他日常活动中出现功能减损，他这次的疼痛经过治疗应该是可以缓解的，但是之后还是要劝老人不要再做类似的超重的、造成双膝关节负荷过重的动作。他的表现是在上下楼和负重行动过程中疼痛明显，诊疗中可以参考其双膝关节影像片结果，如果影像结果提示他的关节间隙变窄或者骨质增生的程度比较严重的话，这一次的病证可能会成为持续性的症状，表现为间断发作、时有疼痛等状态。从他目前的状态看，虽然年逾八旬，但是颜面气血充盈、润泽，又是一个短期病程，对于这一次疼痛而言，应该有比较好的疗效，不影响他之后的日常活动。

我们诊察老先生双膝疼痛的位置和关节活动的情况。在负重时疼痛，如果其双膝关节退行性病变比较严重的话，会表现出关节的屈伸受限，此例病患双膝关节的屈伸基本在正常范围内，病情严重程度应该比病例二的女病人轻。疼痛位置在双膝的内侧缘，是发生在胫骨平台关节间隙因负重容易出现变窄的地方。此例治疗可以运用全息的针法，在头部找到膝关节对应的区域，察到有阳性改变的点，针刺以雀啄手法，刺至骨，还是考虑因骨关节本身的病变在负重诱因下引起的关节及其周围软组织疼痛，同时让患者做膝关节的屈伸活动。这是“动针针法”，以动针引气、导气，依据患者疼痛和功能情况的变化调整针刺的方向和强度。

行针之后，病人膝关节的疼痛由屈曲活动时出现，改变为屈曲至最大程度时疼痛，说明针刺松解了膝关节内侧前部软组织的紧张、挛急，但是未能完全松解，在他的关节屈伸至极限时疼痛又出现了，接下来把针刺方向向膝关节对应的后部位置调整，使得膝关节后部紧张的软组织松解开。调整右侧针刺后，患者右膝关节疼痛几乎没有了。左侧疼痛亦位于膝关节内侧缘。头两侧局部阳性变化比较，右侧是有条索样改变，左侧触诊时手下有增厚感、面积较右侧稍大一点。

在三两个学员察完患者左侧阳性点后，病人诉左膝疼痛已不明显。所以，不仅针可以治病，我们的手一样可以治病。王居易老师是非常注重经络诊察的，我们几个学生轮流给一位病人做经络诊察时，有时候最后的学生就察不到阳性变化了，因为前面学生的诊察已经把病人“治疗”好了。

患者左膝疼痛的面积比右膝的大，所以，在左膝对应点做一个扇形的雀啄手法，针刺层次仍及骨，最后挑皮。治疗后请患者屈伸、蹲起，疼痛消失，患者说“效果像做魔术一样，很开心”。此时，应该让患者带针活动一会儿，5～10 分钟即可，为的是在活动中进一步激发局部气血运行，巩固疗效。

我个人习惯于用头针，大家习惯用哪种全息针法就用哪种，只要找到病人膝关节的象、膝关节对应的阳性点，再用针就可以了。唯一要注意的是：行针时要知道具体病人需要的针刺层次、深度在哪里，病人的病位在皮脉肉筋骨哪一层次，手中的针就要刺到哪一层次。

比如本例，以双膝骨性关节炎疼痛为主要表现，对他的治疗，我一未看舌，二未凭脉，因为他的整体状态已经告诉我们他的气血虚损的程度不是很严重，老先生身体整体状态比较平衡，但毕竟已八十高龄，他在负重、劳累之后出现症状，是由于经气行于表层时出现了问题，并不是内在脏腑功能紊乱导致的症状，所以治疗、调整他的经气就够了。老先生是一个阳性病证，病程短，病变的层次是在五体、未到内脏，表现症状单一，相对来说对他的治疗比其他的涉及内里病证的病人要简单。如果我四针刺完，他的症状没有缓解，我就要看舌脉了——毕竟已经 80 岁了，要诊察他有无内气，比如肾气或者阳明经气血运行不足之处，这种情况下我需要把其内脏精气调运到膝周，要做精气、经脉的“调平”了。

但对于这位病人，我们只能帮他缓解疼痛，不要以为我们这次给他治疗后他的疼痛就不会加重或者越来越好。他的疼痛是由于他的生活状态、动作模式引发的，所以这次只是给他减轻疼痛；如果他继续目前这样一种双膝的负荷动作，他的疼痛还会反复。也就是说，这位病人要长期与他的病证在缓解-加重-缓解-加重的过程中相伴而行……这属于“生活方式致病”。另外还有一个因素，就是老年。随着年龄的增长，膝关节的退化、退变也会加重病证。

病例六

女性，31 岁。诊断为克罗恩病，病程 10 余年，19 岁发病，以腹泻、腹痛、关节痛为主要症状，一直服西药治疗，近一年发作了四五次，每次持续三周左右，腹痛、黏液便。当前刚刚出院。

克罗恩病是一种原因不明的消化道炎症性疾病，可能与感染、体液免疫或细胞免疫有关，病理变化是贯穿肠壁各层的增殖性病变，可侵犯肠系膜和局部淋巴结，按病理变化可分为急性炎症期、溃疡形成期、狭窄期和瘘管形成期，消化系统症状可见腹痛、腹泻、腹部包块等，全身及肠外症状可见发热、营养障碍及视觉、关节、皮肤等受累表现，多见于年轻人。

免疫性疾病的特点是发作期-缓解期交替。她的病程有十多年了，而且每年有三四次、持续三周左右的发作，她的治疗可能没有达到预期的效果。不管西医如何诊断和治疗，这属于中医的“痢症”，表现特点是腹泻、里急后重、赤白脓血，这是主症。痢，初期是归属于痢疾的范畴，只是现在按照西医学机制划分不是因饮食不当、感冒瘴气等引发，而是因病人自身免疫机能异常导致的。凡是免疫性疾病，无论西医还是中医，都认为是体质性疾病，是病人本身内里的紊乱引发的，西医讲是免疫功能紊乱、自我攻击所致，中医讲是内里脏腑功能失调引起的病证，无论是先天因素还是后天因素都是因自身内在功能紊乱导致，中医多数归结于脾肾二者的功能失常。

中医讲人是一个整体，我们并不能脱离她这个人把她的脾或肾孤立出来考虑或者治疗，尤其她的病程十余年了，其他脏器的功能多多少少也会有一些异常或者改变，这是由五行之间的生克关系引发的。针对她的治疗，我们就奉行急则治标、缓则治本的原则，如果她现在正处于急性发作期，出现了腹痛、腹泻、甚至下痢脓血，我们以治疗标症止泻、止血为主；如果她处于缓解期，我们就以脾肾功能紊乱的调整、复原为治疗的重点。

这种疾病多迁延反复，治疗并无特效的方案，不易根治，而中医治疗有一定效果，尤其是在西药控制并不理想的情况下，中西医同时并进，病人会获得最大的收益。

此例病人刚刚度过发作期，经治疗出院，这时我们要注意病人之前有持续三周的腹泻症状，要注意她的营养状况，看看有无贫血等。她可能总体偏虚弱一些，这次腹泻应该出血情况不是很重，可能会表现出腹泻、黏液便，腹痛大概也不会太严重，只是腹泻次数多一些，但出血不会很多。判断依据是她双手的温度尚可，没有明显的四末冰凉，手指爪甲的颜色也尚可，这说明她阳脱、气虚、中气下陷、脾不统血的症候不明显，主要是气机紊乱、升降失常引起腹泻。是否如此，我们可以再通过问诊获取答案。

（病人回答：确实是，确诊后一直在治疗，有症状就会服药治疗，这次病证平稳，但尚未恢复正常生活。）

这位病人必须凭脉治疗。像之前软组织损伤的病人，对症治疗缓解疼痛即可，这个病人必须调本、治本，而且要全般武艺一起用。我临床治疗一般就是“三板斧”，头针对症处理，凭脉调其气机，腹针巩固脏腑功能。此例我三种针法都会用到。

在新疆云游途中，王力平老师讲过治疗免疫性疾病，处置重点在腰骶八髎穴区域，因为它投射的对应区域是人体小腹生命之源，“一源而三歧”，是人体经脉、尤其是奇经八脉中督、任、冲脉的起源之地。我取其头针的腰骶头八髎穴，这是偷懒取巧了，取其腰骶部八髎穴针刺更直接。

她的舌象还好，舌体稍稍胖大，在舌根部有白腻苔，舌尖略红，可能她有一点心烦、多梦，但主要问题是下焦湿滞，舌象提示是水湿、水气停结。我会在她头部对应的腰骶位置、脾肾位置找阳性点做头针，用其他全息针法的话也可以在相应的部位找阳性点下针。在这位病人的百会穴后部有一块黄豆大区域头皮增厚、有压痛，此处正好对应头针的小腹、腰骶部位，这就是她的象。正常情况下，百会穴向后可触及一个凹陷，是后囟门的位置，她此处是一个隆起，类似一个菱形的形状。我在三个箭头处下针就可以了，因为另一角向前就是脾肾的位置，我会再调脾肾，这三颗针就卡住了“象”的边界，上端的边界与脾肾相交。针刺手法是雀啄至骨。此处是生命原气起源之处，我们在此做调整，要把这里的气血激发起来，它才能再向上供应到五脏六腑。

触诊可见她头部中线左侧的头皮增厚，说明她的气机是升发不足，有气陷的趋向，与她的病证是相合的。此时取穴在其头部中线左侧。这种感觉有时很细微。针刺时可以把增厚区域的头尾掐住，但是人体气机升降有阴有阳，所以在对侧（右）再引一针（见图 44）。

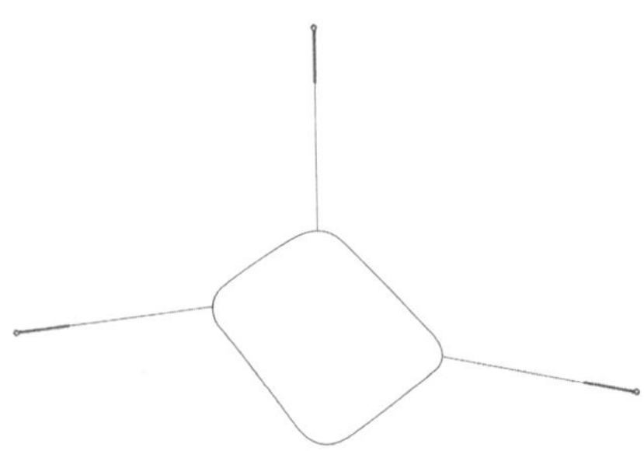

图 44　针刺位置示意图

这例病案中病人当下是阳明脉，于其肘膝以下手足阳明经循行部位察奸、取穴、针刺（具体过程略）。如果经过一段时间治疗后她的脉转为阴脉，为其本病本脉，后续仍是同样处理。因为“扎哪里”不是我决定的，是病人“告诉”我扎哪里。怎么扎都是一样的，差别只在“扎哪里”。现在这个病人是虚实夹杂，所以她显出阳脉阴病的象。

关于本病本脉之变，举例说明如下。我的门诊中有一位病程三十年的类风湿关节炎病人，2017 年 8 月来诊，坚持针灸治疗两年余，之前曾每年因肺部感染数次住院治疗，针灸治疗后未再住过院。她的脉一直是太阴脉、阳明脉交替变化，表现的症状是气短、喘憋、胃肠道不适和周身疼痛、关节屈伸不利，她双手的指间关节、掌指关节已经变形，手指曾像天鹅颈样扭曲，腕关节已融合僵直、无明显关节活动度，脊柱侧曲、弯腰驼背。现在她的手指已经可以伸直了，除了双手拇指还有畸形的改变，其他手指已经明显变直，腕关节也有了近 45° 的屈伸，病人自承已经可以拿铲子炒菜、做一些力所能及的家务了，之前炒菜只能用筷子扒拉。2013 年复查胸部 CT 即提示有毛玻璃样变、肺空洞，后多次复查仍如是；2018 年 4 月复查胸部 CT 显示未见毛玻璃样变、未见肺空洞。自 2018 年夏季开始，她的主诉已不再是气促、身痛，而是脘腹不适为主了，因为长期口服抗风湿药物、激素及非甾体消炎药，对胃肠刺激大。那时她的脉还是太阴、阳明交替，间或见太阳脉，尚未出现过少阴脉。所以，当 2019 年 3 月她的脉数次呈现少阴态时，我对病人说：“你的风湿病情稳定了。”结果病人告诉我，她刚刚复查血沉指标，数值是 12mm/hr。该病人病程三十年，血沉值一直在 50mm/hr、60mm/hr 以上，最高时可达 100mm/hr，这次复查降至 12mm/hr，提示她的风湿病情稳定。少阴脉是她的本病本脉，当她的病情稳定时，少阴脉也是稳定的。之前因主病引发的其他系统并发症均已平稳，链条中的继发环节已经控制，所以我以为她此时出现本病本脉是好现象，说明病情变得单一、显现主病相貌了。只是，这是一例病程长、病情重、受累系统多的病例，疗效不会短期显现，需要假以时日，但可以改善症状和一些指标，甚至如上述“不可逆病理改变”的反转。我可以控制、改善她的症状和指标，但我没有办法把风湿病从她身上去除，风湿病在她脉上表现出来的就是少阴脉，见到稳定的少阴脉说明她的病情平稳、单纯，没有牵扯其他脏腑的症候。在病人见到稳定的少阴脉后，我告诉她：我要试试让她

"长个儿"。现在，病人确实已可以挺起腰背、较前挺拔，躯干侧弯的程度也有所缓解，身高也增长了。

类风湿关节炎患者，疾病往往会累及到呼吸道、胃肠道和关节，出现相应的病证，此时少阴脉少见，可见到太阴脉、阳明脉，外感时还可见到太阳脉，这都是病情复杂、兼有其他症候的表现。当病人见到了少阴脉，说明病情变得相对单纯，表现出风湿本病的病证；但见到少阴脉，病人的病情是平稳、还是进展恶化，还要看脉势脉神的情况。如果脉势下沉，就像前面脉法中讲的第四种情况，提示病情进展、甚至恶化；如果脉势和缓从容，说明病情稳定；如果脉势浮越在外，说明病邪要向外透出，症状有可能会更明显一些。这样，通过对脉势阴阳趋势的辨别，又可以对病情及预后做出判断和预测。

至于风湿病见少阴脉是否就是本病本脉，需要具体病人、具体病情具体分析。上例病案是借用西医的病名，我们去对应分析，并没有固定的套路。类风湿关节炎最终会累及骨与关节，发生骨质的融合。而骨为肾所主，骨病责之于肾。这个病人已经置换了双膝关节，双腕已经强直，也已经达到置换的标准，只是病人未再接受手术，双手指间关节、掌指关节也已变形，这些都是骨的病变，责于肾。我们去观察大多数风湿免疫性疾病的发病和表现，会发现多为皮脉肉筋骨受累，五体为五脏所主、又多位于中下焦肝脾肾。再以另一免疫性疾病系统性红斑狼疮（SLE）为例，它的本病本脉就很有可能是太阴脉——我未言"肯定是"，因为它很大比例表现出皮肤和呼吸系统的损伤。对于狼疮而言，它的症候以皮损、肺部出血症状为主时，太阴脉是其主脉；如果它表现出狼疮脑、狼疮肾的症状，少阴脉就应该是其主脉了。所以，中医是没有套路的，一定是根据具体病人的具体情况，加上时间、地点三因来辨析和判断疾病的诊断、治疗、预后。

病例七

女性，46 岁，职员。形体中等，精神可，性格开朗。近四年余出现胃脘痞满、呈持续性，食则犯逆、泛酸，甚则呕食、约三四日一作。不伴脐下腹胀腹痛等症。夜寐尚可、有时多梦。溲调，便如常、偶有不畅。曾数次就医，考虑肝郁脾虚、胃气上逆等证，服相应中药未效。首诊为阳明脉，二、三、四诊均为太阴脉，舌体略胖大，苔白、薄腻。

诊断考虑胃痞证，病机为脾胃斡旋失司，升降失常。治疗于肘膝以下手足同名经皮部诊察“奸”处下针，得气后行皮下合谷刺法，配合腹部同名经循行处异常穴针刺，每诊均4加1～2穴。首诊治后症即减五成以上；二诊后因自行进食冷藏西瓜、又出现一次呕吐，但吐后无不适；三诊后未再发作上述症状，自觉无不适。四诊为腰腿痛就医。前两诊相隔一周，二、三、四诊每周一、五治疗。告知病人，无不适可继观、无需再诊，四次治疗后停针。

此例合脾胃斡旋失司、气机升降失常的病机。胃气以降为顺，胃气不降、浊气在上，故见诸症；实为脾气升清不利，阴阳反作、出入乖离。治疗以调升降、和出入为法，正中其病，重新恢复其气机升降，升其清阳、降其浊阴，则出入吐纳的新陈代谢自然复原。人体气机升降失常有升降不及、升降太过、升降反作等几种情况，彼此相互联系、相互影响，又可相互转化、相互错杂，临床诊治时需辨明阴阳间的主次因果，方有满意疗效。

病例八

女性，41岁，有子宫肌瘤（6.0^{+}cm）、甲状腺功能减退症（2001年行甲状腺肿物切除术，2008年诊断甲减、一直口服优甲乐治疗）病史，妇科意见其肌瘤位置不易自然受孕，建议行肌瘤切除和体外受精胚胎移植术（试管婴儿）。为非手术治疗及备孕求诊。体胖，面色晦暗，舌胖暗、有瘀斑及明显肝线。

2017年9月首诊，因工作及家事原因，至2018年1月共针灸治疗三次，肌瘤减小1.0^{+}cm。之后每月治疗1～3次。面色转润，舌质变淡、肝线消失。2018 年 4 月中旬因停经四十余日复检发现已孕（末次月经 2 月 28 日），肌瘤大小为 10^{+}cm。遂 1～2 周针灸一次保胎治疗。

整体孕程中患者一般情况好，无明显孕期反应。各次产检胎儿均发育正常，发现肌瘤逐次缩小（10^{+}cm 减至 8.9 cm、7.7 cm），相关资料被产科医生留存。孕中后期曾出现血糖、血压升高，产科医生要求患者住院治疗，患者未住院、坚持于门诊针灸，各项指标控制达标，后足月顺利生产。孩子发育良好，性格开朗、乖巧，养育过程相对顺利。两年后患者二次妊娠（43 岁），中期再次出现血糖、血压偏高，伴腰骶部酸痛、不耐平卧及行走时明显，坚持不用药物、凭针刺保守治疗，经治三周许再次达标，腰骶酸痛经头针一次治疗大减、二次治疗后未再发作；现已顺利生产，母子体健。

这位孕妇的整个治疗过程均是凭脉定经、寻奸下针，其以厥阴脉居多，有过阳明、少阳脉。每次四肢肘膝以下各一针，有时配合头针，偶有配合腹部 1～2 针者。分享此例，并非要显示本人诊疗如何“高明”。我本人实际是一个二十年的“伪中医”，刚刚扳正方向八年，近五六年才上道、敢说一句“现在啥病都敢接手试试”而已。但个人体会：上道之后，真的可以时不时见到既往所未见的疗效，且很多时候可以“心中有数”，能预料到患者病情有何种改变或进退……凭脉亦可以“料知”一些患者未诉情由。

第五章　中医思维

一、中医核心

中医的核心就是八个字：天人合一，阴阳五行。

天人合一是中医理论中的明珠之一，它涵括了三层含义，即天人同构、天人同律、天人交感。我们人在天地之间与自然的节律相合，表现出来的规律就是阴阳五行的变动趋势。而阴阳五行变动的规律就是“易”，是事物之间彼此的关系、属性及运动形式，是在此变化中不变的东西和因之而改变的东西。我们如何做到天人合一？就是道法自然，以自然规律为法则，效法、遵守自然的规律，遵循它、模拟它、仿照它。

天地相合，天地合气而成人，所谓“人以天地之气生，四时之法成”，人的生命活动也跟随天地变化而有五种形式和属性的变化，称为阴阳五行人，五行人各自的特点是金方、木长、土肥、火尖、水厚。这就是五行的“象”，是五行的特殊性。但是我们并不是单纯的五行，会出现复合型，每一行除本行外还有四变，$5\times5=25$，五行共有二十五变，故有阴阳二十五人之谓。无论是哪一行，我们找到它的共性，在此基础上依照每个人各自的个性发现他的个体差异，找到他个人的序、个人的律，就可以调整他、治疗他。就像自然界有生态平衡一样，每一个人也有自己的生态平衡，我们找到每个人生态失衡的地方，帮他回复生态平衡，这就是中医讲的治疗。

西医学注重的是实体，中医学注重的是关系，即阴阳。阴阳学说讲述的就是事物之间、事物本身各部之间的关系，也是物质系统产生、发展、壮大、衰退、灭亡的规律性，即太易、太始、太初、太素的四变过程。而五行并不是五种本质不同的实体物质或元素，它们是具有相同、相似属性的五类物质总称和五种不同运动趋向与形式。世间事物的发生、发展、衰落等具有系统的规律性，中国古圣称之为“道”，故“道体无处不在”，甚至庄子说“道在屎尿中”；而“道用”千变万化、层出不穷，构成了大千世界的缤纷百态，也尽显运用者个人之识见的浅深、境界。

以医学的基本问题为例，何为病？何为疾？所由何来？所谓疾病，其实就是我们生命链条上产生的一些异常变动和变化，对于生命而言，只是整个链条中的一环，而生命之链上环与环之间有因果、承继的联系，每一次疾病都会在我们的生命历程中留下印记，是我们的生命向“老、已”的结局推进的累加因素。有人说“疾病有可能是曾经的创伤”，包括物理的、心理的，而我们的身体记载着过往，当我们读懂自己、洞悉身体的智慧后，就会发现每一个疾病背后的真相。这是医疗实践者的睿智之语。我们的身体会记住既往所经历过的所有场景，包括行为、心理、情绪等。这就是“身体的记忆”，比如，我从一地去另一地，我的意识并不知道途中我走过了多少步，但我的身体会记住我曾经走了多少步、上了多少级台阶；而经过训练或者其他某种方式（比如催眠，或者再次遭遇相似的场景等），我们的身体和意识会回忆起曾经的经历。疾病也如是，它是我们生命链条上曾经经历过的事件的痕迹，我们经历过了身体就记住了，只是我们的意识可能忘记了而已，在某种机缘下会被重新记起。当我们唤醒自己身体的觉知和自愈力、甚至也把“疾病”唤醒之后，或许我们会对疾病有全新的认识，从而收获身心的健康。

从中医学的角度而言，疾病每一种变化、每一种结果的产生都是有原因的，我们找到引发变化的原因，就找到了对治的方法。所谓“病有千般，不离阴阳”，即便有千万种病证，都是因阴阳变化的异常而来。道，本“一”而已，道体无处不在，道用千差万别，但万变不离其宗，即阴阳之变。而阴阳之变就是四太之变，其最根本的变动就是气形质之变，即阴阳运行的关系变化，由此产生了阴阳之变的正常或异常，决定我们是健康、还是疾病。所以，中医不该纠缠于某些具体病证的诊治，而是要“别其阴阳，以平为期”，学会面对一个病人该如何思考、如何去寻机调平。

中医讲病有无病、未病、将病、已病等四种变动，分别处于气变、气动的不同阶段，即在升降出入、开阖枢过程中的某一环节出现了问题。用“四变”的理论框架来诊断，要比单纯以症状或疾病诊断简明、精准得多，出现疾病、出现症状已经到了最后的质变阶段。在此之前，未见气时人健康无病，无论什么诊断方法都能证明我们很健康。气始动时是无形之变，此时仅气动而尚未成形、是未病阶段，即罹病之前、尚未出现病证。若气动而滞，此时是亚健康状态、将病阶段，身体上就可能有不舒服或痛楚的地方，某一局部已经有问题了。当已成形、且有形变时，是“形变而常”，即已经形成一个常态，此时是已病阶段，有了诊察得到的症状、病候。如果已经出现了质变，“质变而生患”，这时即是真正生病、有了形质之病。这就是人从生至死的进程中疾病发生、发展的基本规律。故由上可知，无病、未病、将病与已病是气、形、质之间的转化启承。

那医生治疗的是什么？哪个阶段？治的是未病还是已病？我们要如何治疗病人的四太之病？四太之治各自为何？在“未病”和“有病”之间到底如何划分？未病先治，此时无病，治的是什么？而且，未病是治？还是调养？医治的作用和目的是从整体去调整和改变人体，调控人体的机能状态，控制和延缓疾病的进程。所以，治疗就是抓住阴阳气动之变，也因此，医疗的目的不是去治疗疾病的症状，而是从一个人所处的时间和空间的整体、从其身心的整体、最后是从人与天地的整体上去调整和改变这个人不合律与序的方面，使其气机、阴阳的变动符合当时当地的天地运行。故，中医不是治疗病证，而是治疗人。如果有人问我高血压怎么治、糖尿病怎么治、某个病证怎么治，我真的不会治，你把这个人带过来，我来治这个人。治疗的真相就是先找到一气周流的圆圈中哪个弧段出现了问题，调整它、把它归于常恒的气机升降出入就好，即“无问其症，以平为期”，治人就好，不治其病。

因此，真正的中医治疗不应该专注于病人的症状，而应该关注于病人的整体身体状态、关注于疾病的“生存环境”，就像针灸，针在“奸”处，其实都不必如何行针，真的就是“唤醒”，病人的气机会自然、自动流转。所以，诚如杨震心老师所言：医生要改变疾病赖以存在的“水温”、而不是去捞病证的“水藻”。改变疾病生长的环境和条件，“从本(因)”治之，而非“治症”，这也是中西医治疗理念的差异处，我们尽可以真正地进行了中西医结合。

另一方面，从医疗本质而言，我们是治疗疾病、还是预防疾病？所谓“临渴穿井，斗而铸锥，不亦晚乎”？如果我们把对疾病的干预点前移，会如何？此即“上工不治已病治未病”，不让他在形上、质上发生病患，在此之前就已经帮他调整好，让他回复于阴阳的平衡中。从我个人的临床经历和经验而言，因为一直以老年病尤其是中风病诊治为主，所以在我初入临床时就曾惊心、痛惜于失能失智的病人不得不长期卧床、需要全时护理的低质量生命状态，随着从业时间延长，这种现象见得更多、感受更多。

在《黄帝内经》中，下工才是治病的，中工治人，上工治国。而三工对阴阳的把握又有不同层次的区别，对应于精气神的不同层面。所谓下工，在精的层面，要知阴阳、懂阴阳、通阴阳；中工，在气的层面，要知鬼神、懂鬼神、通鬼神；上工，在神的层面，要知天地、懂天地、通天地。所谓鬼神即是阴阳，其中阳气“导物而生，谓之神”，具有输导、转化、生新的作用；阴气“逆物而归，谓之鬼”，具有逆物、反向、回归的作用。我们如果能转换阴阳，就是下工；如果能转换鬼神，就是中工；如果能够知道天地的变动，就是上工。三工在精气神的不同层面，各自应对不同层次的阴阳，阴阳无限可分，不同的层次都有阴阳，我们在不同层次对阴阳的认知决定了我们能够处置哪个层面的阴阳之变。

医生者，医“生”也，不是仅仅面对一个疾病、一组症候群，而是面对一个活生生、有血有肉、有爱有恨、有喜怒哀乐的生命体、大活人。现在都在呼吁“医学要回归人文”，那么当我们面对病患时，除了关注其病情，是否还应该关注他的心理情绪、了解他的生活工作状况？有无设身处地、换位感受他的痛苦？在《黄帝内经》中早已写明的“五过四失”，我们是否一再重蹈？

而实际，我们治人也好、治病也罢，所治者不过是把病人的自愈力唤醒，让他自己治自己。故，所谓医者，实质是自医。道家认为人无病的标准是五脏无虚损，六腑无衰败，即脏腑无功能紊乱；气血无紊乱，运行正常；神气无涣散，收敛于内，身心统一，不会神思散乱、一会想这个、一会想那个，把自己分裂开来。所以，当我们的身心均是安宁安定的、气血运行均遵循原本的秩序时，我们就是健康、无病的。而这种状态本是我们在出生时就具备的，只是被我们后天的欲望、不良的作息把它搞紊乱了；我们回复、唤醒、焕发原有的秩序，就会无病了。正所谓“精神内守，形与神俱”，当身心两安时自然就会恢复原本的序，从而达到“真人合于道，德全不危”的境地。

概言之，中医的内核以八个字概括就是“阴阳五行，天人合一”，其中天人合一是目标、是理想；以四个字概括就是“道法自然”，两个字概括就是“阴阳”，一个字概括就是“易”，易是阴阳之道、不测之神、神用无方。而其实，“道”并不是玄虚不可知的东西——它是我们日用而须臾不离的。所谓“一阴一阳之谓道”，阴阳是一种关系，是所有事物都具有的或内在、或外在的相互关系。所以，阴阳是对万事万物发生、发展、演进的高度概括，也是作为一个中医所要知晓和运用的基础认知。

而中医之魂是道法自然，以大自然为师，这是根本。所以，我们为人处事要顺势而为，顺应天地自然运行的规律和节律，与其调频共振，通过人天合一的手段和途径，学习自然、效法自然，将道用贯穿于日常的饮食起居、生产生活，做到有节有常、不妄作劳，既知其用、又知其然，还知其所以然，如此则可以达至天人合一的理想和目标。如果仍有疑惑，就到天地之间，看看大自然的运转吧，会豁然开朗的。

人天合一与天人合一虽然仅仅是两字的字序之差，但意义和内涵截然不同。人天合一，自下而上，体现人的主观能动性，属“人道”范畴；天人合一，自上而下，体现天地造化的客观性，属“天道”范畴。

由人天合一而至天人合一的方法是“法天则地”“观而证之”，即道法自然。舍此不得。

二、中医思维

我们以象观道、以象言事，例如单就医术而言，分诊治两端，又诊在治先，而所谓诊者亦即四诊合参、一物四象而已。所以，唯象思维是中医临床实践的核心。

那么，什么是中医？中医首先是一种思维模式，是对天地、对自我的认知智慧，其次才是技术、技巧、方法，如此我们对中医的概括就是“道理法方术（药）器”。在学习中医初期要筑基，掌握基础知识和基础理论；在实战运用阶段，一定是“圆机活法”，遵循三因制宜的原则进行诊疗。人，是活人；法，是活法；机，乃圆机。医疗是一件完全个体化的手艺活儿，三因制宜是该遵行不悖的真理。

在《易经》中称为“一阴一阳之谓道”“阴阳不测谓之神”，故“神用无方谓之圣”（《素问・天元纪大论第六十六》）。道有天道、有地道、有人道，人是在具体时空之下的人，人生天地之间，要与天地节律相和谐，所谓“德”就是遵道而行、合于天地之道的意思，如此则“天道无亲，常与善人”。故再次强调，中医之道就是阴阳之道，中医治疗就是时空治疗，空间是天地、内外、表里、人的上下左右前后，时间是事物运转的先后次序、运行的节律和频率。所以，我们调节我们的频率、扩充我们的容量，让我们的秩序与天地的秩序相一致，这就是天人合一。所谓“道体无处不在，道用千差万别”，如此才造就是千姿百态的大千世界。

《黄帝内经》中说了那么多关于诊断和治疗的内容，其实就是“察色按脉，先别阴阳；无问其症，以平为期”这十六个字，这也是针灸诊断和治疗的核心内容和方法，是这本书中我想阐述的内容。

中医既简单又复杂，它所追求的、所观察的是这个世界全然的真实，中医根植于中华的古老文明，从未改其素朴、真实、清明的质地。中医不应该是神奇的，“神奇”只是中医的平常，“神奇卓异非至人，至人只是常”。因为当我知道他为什么会有这样的问题、他会如何演变时，我是可以预知到将达到的效果的。我都知道结果会如何了，还有什么可神奇的呢？所谓知其然，亦知其所以然，无论一个病人有多么复杂的病证，我们能以阴阳的思想删繁就简地抓住他的问题的核心时，我们就有了中医的思维。而阴阳的变化是无穷的，它的特征是“易”，总是在变化、变动，如果我们能不被招式化、不被书本上的五行生克、阴阳处方限定住时，就可以因应不同病人的病情变化而做出不同的处置；而阴阳之用变化无穷，我们还可以预知能达到的效果。这就是中医之至简至繁。

“化繁为简”，不失为我们在当今这个信息和知识爆炸的时代可持有的定足之策。万事万物，不过是“一阴一阳”“一亢进一抑制”罢了。古人坐地观天，了知了一些我们现在不知道的东西。那么，我们也可以效法古人：观察自然每时每刻的更替，从中明了人之生、长、壮、老的变化。毕竟，人是自然的产物，不可能违背自然的运行法则。而大道至简、简于阴阳，阴阳又无限可分、其中复有阴阳，妙用无穷。我们对外在事物、对自身的认知大多会经历一个由简单到复杂、再由复杂回复简单的过程，这就完成了螺旋式上升的升华。就像禅宗故事所讲的，从看山是山、到看山不是山、再到看山仍是山，眼光已提升，境界已不同。这句话用于诊治上，其实就是个性-共性-个性的关系。诊断与治疗相比较，更加重要，只有诊断正确，治疗才有效果的保证。诊断更偏重于医者对于疾病、对于人、对于天地的认知；而治疗效果更偏重于医者个人功力、能力的高低。看山是山，是看“个性”，是看到一个具体病人，对他的外表、病证、体征等信息的了解和掌握；看山不是山，是看“共性”，是对于疾病的病因、病机、发展、预后等机制、因果的认知；看山还是山，又是看“个性”，是依据对这个病人的疾病、个体、所处时空等等的认知和把握，对其进行个体化治疗。

由简至繁易，由繁至简难，将繁杂的事情回归到简单需要智慧、能力和坚持。好在我们的祖先早已为我们留下了蕴含深邃智慧的探索过程和“实验记录”，为我们留下了他们行走过的足印，我们踏迹前行、追寻他们的脚步就好，终有与先贤相遇的机会。

简而言之，化繁为简就是勘破表象、洞见事物本质的能力，能把复杂问题简单化。把事情看得越单纯，就越接近真相、也越接近真理。因此，抓住复杂现象背后单纯的本质，这样一种思考方式极为重要。所谓“透过现象看本质”，就像心理学上的踢猫效应：老板因为工作问题责骂了员工，员工很生气，回家跟妻子发火，妻子又跟孩子发火，孩子拿家里的猫出气、踢了猫，猫冲到街上撞上一辆车，司机为了避让猫而撞到了旁边的路人。我们看到的是车祸中受伤的人，但其中的因果溯源要追寻到员工因工作问题被老板责骂。那么对于临床诊疗而言，我们把工作做好，不让老板骂我，也就不会发生后续的一系列事件，这就是治病求本。我们是看到了路人受伤的“像”，还是看到了整个事件的“象”与“相”？是仅仅看到了发生的结果，还是追查到了整个事件发生的原因？这就是一般医生与高明医生的差别。希望大家都是高明的医生。

以《黄帝内经》这样的经典为指针建立的中医思维，才是中医学术的本来面目，以之指导临床实践，才能充分发挥中医诊治疾病的优势和长处；而中医以天人合一、阴阳五行之变为理论核心来指导临床应用中的“道法术”理论体系，这既是中医教育和学术发展的正途，也是中医服务大众、自身立足的根本所在，更是我们中医人所肩负的使命、追求的理想。

《黄帝内经》的实质就是古人的一部“人体实验记录”，只不过，古人是以身家性命做的人体内证实验。所谓“和于术数”，《易经》《黄帝内经》都在讲“数”，只是《易经》笼而统之，《黄帝内经》讲人之生老病死的数。我们可以专心读《黄帝内经》，因为它摸得着。“三生万物”，自三之后世界就五彩缤纷了；但要想接近真相本源，还得要返本还原，归于“简”“素”“一”。《黄帝内经》讲的是“三”之后的世界；《易经》讲的是“二”的阴阳世界（只有黑白二色，没有五色斑斓了）；《道德经》讲的是“一”之前的“空”“无”境界。三经讲的是同一个东西，即事物发生、发展的过程，但视角不同。《黄帝内经》告诉我们的是人的具体、具象的生理、病理现象和变化；《易经》告诉我们的是阴阳变化的道理，把阴阳之道从具体变为抽象；而《道德经》告诉我们的是整个宇宙、世界、生命诞生从无到有的过程，上升到了无象的境界。针之道也在这三部经典中，针之术在《针灸甲乙经》中。《黄帝内经》中讲了那么多内容，最后告诉我们“言不可治者，未得其术”；中国道家说“我命在我不在天”，我们可以掌握自身的阴阳变化；佛家说“一灯能除千年暗”，当黑暗的屋子中有一盏灯的时候，光明可以充满整个空间、消除屋中长久的黑暗；当我们的智慧开发出来，就能够明白整个世界变化的道理了。

三、中医之道体用

2017 年 1 月，我问过王力平老师三个问题：医道核心是什么？医道之体是什么？医道之用是什么？王老师就给我们讲了阴阳的四变（四太），这是医道的核心，虽然其中还有很多我们目前尚未知的内容和领域。而后面两个问题，答案就在我们自己身上，以针灸为例，“我”为体，“针”为用。诚如王老师所说“你就是医道之体”，而我的诊疗行为就是医道之用。所以，当我认明病人病证的阴阳之变时，我用我的手中针、我的感知、我的意念去调整他阴阳变化的异常，这就是医道在整个诊疗过程中的体现和运用。故先贤有“医者意也”之谓，但现在此“意”有被误读、曲解的趋向，竟至有成“臆想”之臆的危险。臆字很害人，误己、更误人，会引人误入歧途而不自知。这是“闻道大笑之”的下士之所为。

所谓病者，即变也、奇也；常者，正也、恒也；奇恒之变，蕴于常。这是中医之治的关键所在。如果我们能做到对病人的阴阳之变显而易见、清晰明了，就已经是明医。

传统中医传承数千年，是中华文明之“道体”的最佳实践运用之一，施惠于历代中国人，现在也使越来越多的西方人受益。中医是以中华“道”学为根基，基于对人自身生命过程、生理病理的认识，和对人与所生存的天地自然、日月星辰之间关系的认识而产生的一门实用学科。传统中医既包含可复制、可操作的实用技术，更独具指导这些技术应用的“法”“理”“道”。因此，中医不仅仅是一门实用的技术、技巧，更是一种思维模式、认知智慧；学习中医，不仅仅要得到“一条鱼”，更要学会如何自己“捕鱼”；中医治疗的不是单独的“症状”和“疾病”，而是调治生病的“人”。

中医以象观道、以象言事，故唯象思维是中医的特征。就医道、医术而言，中医之诊要别阴阳、辨五行；中医之治，要定其位、合其时(序)。位，在皮脉肉筋骨、络经腑脏、卫气营血；时，乃四季寒暑、昼夜温凉、六经升降开阖。中医的整体观是天人合一的整体观，用于临床则应四诊合参、一物四象；技巧上四诊各自对应神圣工巧，对我们而言暂且用巧就好，从观天地自然到看日月之位、之时，汲取天地能量，调整人体时空与天地相合。

最后送大家两句话，第一句是吕洞宾祖师所说：万事万物“体用不出于阴阳，造化皆因于交媾”，所有事物的变化都是阴阳之变引发的，所有生命、事物的诞生都由阴阳相会、相交、相依、相抱而产生。第二句是一联古诗：“纸上得来终觉浅，绝知此事要躬行”，学了这么多、说了这么多，我们不在手上去实践、去运用，还是什么都没有得到。

这本小书中讲了那么多内容，如果大家读毕什么都忘记了，只记住了“阴阳变化”四个字，也就足够了。

自跋：今生未曾错过

本书成稿于2020年9月，几经删改，至今付梓出版，算是本人于中医学习、实践途中一个小小的阶段总结。圣人曰："五十而知天命。"在半百之际，我亦知"命"矣。此生别无所长，我喜做的、能做的也就是悬壶救疾而已。这本小书，就算是知命、履命的第一步吧……

本书的写作，其实并非主动而为，是在几位同窗好友的一再"怂恿""催逼"下启动的。她们曾数次在我的门诊上考察过我的诊察、治疗，也亲自体验或尝试过我的针刺诊治，觉得尚可公之于众，故一再催促我将之成书。我本性懒散，且自觉初入正道，时机还未成熟，就一直拖延着。在庚子大疫期间，闲来无事，且又被催促，就终于坐下来动笔了。

当本书完稿时，我感觉自己已经被掏空了，同窗说"可以写系列"，我止不住心中腹诽："哪里还有啥可以接续的呢？只不过就剩下'来，我做给你看'罢了。"待到再次去上饶上课，第一天上午听讲完，已然知道：这本书稿被秒成了渣，就如同在幼儿园里仰望巨擘的天空……不过，巨匠也是从幼儿园的大门起步的，我们，就一直坚持着走下去吧。

同时，也知道，本书的2.0版又有了新内容。不过，后面的内容丰富而深奥，已要渐渐登堂入奥了，不知自己接不接得下来……好在，我们有的是时间，不急，未来就在眼前，我们慢慢品、渐次玩……尤其，王力平老师在看过我的初稿后，并未因内容的肤浅错漏而批评我，仍旧鼓励我说"写得挺好"，之后还过问"出版没有"。

本书和大家聊的是阴阳及其在诊疗中的运用；那第二部，咱们就从五行的体用、五行的夫妻母子说起，聊聊五行的有形之象、无形之象，五行的先天后天之变。有关五行之用，荐读《医道还元》第五卷《五气心法》。诚如先贤所言："内藏生克，克处自是逢生；外多合离，离时依然求合。"

我在书中反复念叨："中医是医人的，不仅仅是治病的……"比如，我门诊有一女性病人，42岁，阳木行人，因多发子宫肌瘤、肝囊肿就医，脉一直以少阳脉为主。每每给她调整少阳后，再次就诊仍会见少阳脉。

她是"急性子"，遇事应对以迅疾为特征，快人快语；而当她遇到慢性子的人，二者频段不相合，自己的速度、脾性被阻滞、压抑，就难免会出现"不平"。这就是她少阳不枢的原因所在。如果她能扩容增频，遇快则快、遇慢则慢，那么她的少阳脉也就可以调"平"了。对她的治疗，不仅仅是把她当下的少阳脉调平（恢复到正常阈值范围内），还要助她扩容，把她的"少阳"路径拓宽，这样再遇到慢性子的人，她也能正常应对，不会出现少阳之不平。

此，谓"医人"，但确实比较难，因为要改变一个人与生俱来的五行特性，对医者水平的要求很高。即俗语所谓"江山易改，本性难移"之意也。所以，先贤有言：人唯自医。诚如《解剖列车》的作者梅耶·托马斯所谓："走出治疗室，治疗才开始。"治疗一个症状，其实并不难；难的是消除和改变产生这一病证的原因。这就涵括一个人的生活习惯、性格脾气，甚至是修养修为……外在的自然环境和社会环境也是重要因素，只是这些就是更广范畴的问题了。

当下，业界和病患都有一种追求"速效""神效"，甚至"神奇"疗效的趋势和心理，连专业的课程宣传都是在发布某位"大师"、某种技法如何如何"神奇"……其实，我个人对此是不以为然的。因为，这违背了疾病发生、发展、转归的真实状况。即便我们解除了病人当下的某一个症状，但是我们并未能改变他的生命模式，他在之后仍是会再次发作相同或相似的问题。这也是《内经》中言"下医医病"之意。

我的针灸启蒙老师杨震心先生对不同医学对疾病的认识和处理，有一个很形象的比喻：如同处理湖水中的水藻，是一味地去"捞水藻（捞之不尽复又生）"，还是"降水温"不使其再生？为医者，尤其是中医，更要警惕我们在实践中是仅仅去“捞水藻”，还是能够“降水温”。

如古语所云：“神奇卓异非至人，至人只是常。”“神效”不应该是我们追求的目标，医道、医理的明晰才是。这样，即便一时“医术”尚浅，终究有大成之时。所谓“有道无术，术尚可求；有术无道，止于术”。如果一味追求炫目、唬人的“奇效”，自误误人矣。辜负了今生与中医的相遇。

医者，是天下最紧要、最关乎“性命”的职业……任重而道远啊！但凡挟私，哪怕无意识地被名利所缚，都会偏离正道。岂能不慎之又慎，日日自察自省之？

本书是经由各位师长、前辈、师兄们的提携、教导，在他们和各位同道、同修、同窗的鼓励与帮扶下完成的，我不过是一个“记录者”。故，谨以此书致敬经典，致谢吾师，致意未来，并特向王力平老师、沈志刚老师、王丽平教授、王居易教授、梁晓春教授、王发渭教授、杨震心老师、杜晓军老师、林两传老师、刘伟老师、李晔老师、郑海霖师兄、邓同安师兄、满春师兄、胡乔师兄、高劲松师兄及陈兆学教授、郑丽艳同学、包艳燕同学、李玮同学等师长、挚友，以及我的患者朋友们致以诚挚的感谢！尤其要向吴任重师弟致谢，感谢他在本书的写作过程中，对相关绘图所给予的热情、无私的鼎力扶助和支持！

一切过往，皆为序曲。我曾经痛憾、痛惜、痛悔于自己“身入宝山，空手而回”的种种顽劣；而今，一点一滴的所得所益，让自己完成了破茧归正的蜕变。在我学医、临床、修行的历程和记忆里，有多少五味杂陈，有多少喜乐悲欢，有多少感恩感念……幸甚！漫漫征程，吾道不孤，感恩路上有明师引领，有道友偕行，有天地泽被，我，今生未曾错过……

姜　楠

壬寅虎年上元节于北京